최강 동안 조영선의
베이근 트레이닝

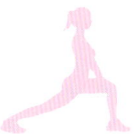

최강 동안 조영선의

베이근 트레이닝

조영선 지음

북스토리

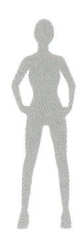

내게 고등학교 2학년, 초등학교 6학년 두 아들이 있다고 이야기하면 사람들은 깜짝 놀란다. 밖에 나가면 '최강 동안'이다, '베이근녀'다 멋진 수식어를 붙여주어 참 감사하지만, 나도 집에선 평범한 여느 엄마들과 똑같다. 아이들 밥 챙기고, 공부 봐주고, 틈틈이 청소, 빨래, 설거지 같은 집안일도 아무렇지 않게 척척 해내야 하는 나도 아줌마다!

사람들에게 운동을 가르치는 일이 직업이다 보니 어떤 때에는 하루 12시간 넘게 개인 트레이닝 스케줄이 꽉 차서 하루 일과가 끝나고 나면 녹초가 되어버리기도 한다. 그런 때는 나도 힘들고 때로 꾀가 난다. 하지만 그럼에도 바쁜 일상이 얼마나 감사한지도 나는 잘 안다. 바쁘지만 내 삶에 최선을 다하고 있을 때 내 몸에서 나를 나답게 지탱해주는 에너지가 항상 충전되기 때문이다.

남편, 아이들과 부대끼는 일상이 즐겁고, 회원들을 만나서 운동을 가르치는 일에 그 어느 때보다 보람을 느낀다. 내가 지금처럼 활기차게 지낼 수 있는 건 모두 운동 덕분이다.

한때 나는 75kg에 육박하는 뚱뚱한 몸매의 아줌마였다. 둘째를 낳고 불어난 살이 빠지지 않더니 이어서 여러 가지 병과 통증까지 겪으며 인생의 혹한기를 지나야 했다. 그 짧지 않은 어두운 터널에서 빠져나올 수 있던 계기가 된 것이 바로 운동이다. 몸이 너무 아파 지푸라기라도 잡는 심정으로 시작했는데 막상 운동을 시작하자 내 인생은 몰라보게 달라졌다. 몸무게가 20kg 가까이 빠지고 건강해졌을 뿐만 아니라, 삶이 달라지면서 웃으면서 가족을 대하기 시작했고 내 주위는 항상 활력이 넘쳤다.

내 몸 구석구석의 변화를 느끼게 되니 음식도 가려 먹게 되고 자연스럽게 다이어트가 되어 몸매까지 달라진 것은 물론이다. 결혼 전 47kg으로 제법 날씬했던 나였지만, 지금은 남편으로부터 20대 때보다 청바지가 더 잘 어울린다는 칭찬을 듣는다. 그냥 마른 몸이 아니라

Prologue

탄력 있고 균형 잡힌 예쁜 몸이 된 것이다. 몸에 대한 자신감이 커지면서 자존감 또한 젊었을 때보다 훨씬 높아졌다.

살이 찌고 몸이 아플 때에는 집 밖으로 한 발짝도 나가기 싫을 만큼 우울증도 심했는데, 운동을 시작하면서 사람들을 만나고 굳게 닫혔던 마음의 문도 서서히 열리기 시작했다. 그리고 지금 내가 겪고 있는 고통이나 어려움이 나만의 문제가 아니라는, 나와 같은 상황에 있는 사람들이 참 많다는 것도 알게 되었다. 그것이 내게는 큰 위안이 되었다. 그리고 내 몸이 좋아지면서 주변에 나와 비슷한 경험을 겪고 다른 사람들을 도와주고 싶다는 꿈도 생겼다. 그 꿈을 향해 한 발, 한 발 노력하면서 상상조차 해보지 못한 제2의 인생이 새롭게 열렸다. 서른여섯의 늦은 나이에 시작했지만 운동을 통해 새로운 모습의 나를 꿈꾸고, 다른 사람들을 도와주며 보람을 느끼는 일까지 얻게 되었다.

내게 운동은 건강과 활력을 되찾아준 인생의 구원투수와 같다. 인생이 바뀌어버린 내게 사람들은 묻는다. 어떻게 하면 젊고 활기차게 살 수 있는지, 어떻게 하면 더 예쁘고 탄탄한 몸매를 만들 수 있는지. 이제 이 책에서 보다 많은 분들에게 나와 같이 평범한 아줌마도 운동을 통해 건강하고 예뻐질 수 있다는 것을 보여드리고 알려드리고 싶다.

이 책에서 말하고 싶은 것은 단지 살을 '몇 kg 뺄 수 있다'는 다이어트 광고 문구가 아니다. 내가 경험했듯이 다이어트를 통해 '나를 나답게' '나를 특별하게' 만들어가는 과정에 대해 이야기하고 싶다. 나를 사랑하는 일의 시작은 바로 내 몸을 아끼고 건강하게 만드는 데서부터 출발하기 때문이다.

우리 엄마들은 하루 일과가 바쁘다. 그래서 운동을 권하면 가장 많이 돌아오는 대답이 '시간 없어서 못 한다'이다. 그러면 난 시간을 내서라도 꼭 해보라고 말씀드린다. 그만큼 더 멋진 시간을 보상해주기 때문에 오히려 시간을 버는 일이기도 하다. 운동을 해서 체력이 길러지면 두 시간 걸릴 집안일이 한 시간이면 끝나기도 한다. 또 운동으로 생활이 활기차지면 가족들 또한 두 배, 세 배 더 행복해진다. 과연 그 행복을 돈으로 살 수 있을까.

이 책에서 나와 함께하는 다이어트는 시간과 돈을 들여 헬스클럽으로 갈 것 없이 집에서 할 수 있는 간단한 운동 프로그램이다. 그것도 하루에 단 '50

분'만 시간을 내면 된다. 이 50분이 몸의 독소를 빼고 건강해지는 시간이다. 하루에 50분씩 일주일에 세 번만 내 몸에 투자한다면 당신은 상상하는 것 이상의 큰 변화를 경험하게 될 것이다. 그리고 꾸준히 3개월을 지속한다면 반드시 몰라보게 달라진 몸매와 활기로 가득한 일상을 경험하게 될 것이다.

자신을 위해 꿈을 꾸고, 그것을 실천하는 데 주저하지 말기를 바란다.

남편의 박스티와 임신 때 입던 고무줄 바지를 그대로 입고 두문불출하던 나도 사람들 앞에서 몸매가 드러난 옷을 입고 다이어트 비법과 운동을 가르치는 트레이너가 되었다. 지금의 열정적인 삶이 꿈만 같던 시절이 있었기에 감히 말할 수 있다. 당신도 꿈을 꾸고 실천할 권리가 있다고. 그리고 아직도 늦지 않았다고.

뚱뚱한 게 죄는 아니지만 주체할 수 없는 몸으로 사소한 일에도 쉽게 화내고 짜증을 내던 나를 생각하면 그 불똥이 튀었을 아이들, 가족에게 한없이 미안하다. 아들은 옛날 무기력하게 방에만 누워 있던 때와는 달리 활기차게 변한 지금의 내 모습을 매우 자랑스러워하고 좋아한다. 운동을 하면서 자신감을 얻고, 대인관계도 넓어지고, 긍정적인 마인드로 바뀌며 성격도 훨씬 밝아졌다. 내가 얻은 이 모든 것은 특별한 사람만이 가질 수 있는 것이 아니다. 누구나 마음만 먹으면 갖게 될 것들, 당신의 것이기도 하다.

누구보다 평범했던 아줌마인 내가 운동을 통해 제2의 인생을 맞이했듯, 당신의 인생에도 틀림없이 새로운 봄날이 올 것을 믿는다.

건강하게 예뻐지는
조영선의 다이어트 원칙

1. 건강하고 멋진 몸매의 롤 모델을 만들어라.

지속적인 다이어트에는 동기부여가 중요하다. 연예인이든 다른 건강한 사람이든, 그를 롤 모델로 삼고 운동한다면 나도 모르는 사이에 그를 닮아가게 된다. 닮고 싶다는 생각은 나도 그처럼 되고 싶다는 뜻. 건강한 몸과 멋진 몸매를 꿈꾼다면 그들처럼 운동하라.

2. 다이어트 지금 당장 시작하라.

다이어트 기회가 언제나 올 거라 생각하지 마라. 큰돈을 들여야만 살을 뺄 수 있고 예뻐질 수 있다는 생각도 내려놓길 바란다. 지금이 인생의 마지막 기회라 생각하고 시작하자. 노력하지 않으면 살은 저절로 빠지지 않는다.

3. 운동 시간을 정해놓는다.

하루 스케줄을 정리하고 운동 시간을 따로 빼놓는다. 그동안 운동할 수 없었던 이유는 시간이 없었던 게 아니라 시간을 잘못 쓰고 있었기 때문이다. 쓸데없이 버려지는 시간을 추려보고 토막 시간을 잘 활용해서 일상으로 연결시켜 운동하자.

4. 일주일에 적어도 세 번 이상 운동한다.

일주일에 두 번 운동은 몸만 힘들 뿐 효과는 없다. 시간이 없어도 적어도 일주일에 세 번은 해야 운동이 된다. 만약 매일 한다면 일주일에 한 번 정도는 반드시 쉬어준다.

5. 운동을 일상으로 만든다.

자가용 이용은 될 수 있으면 멀리하고 일상생활에서 많이 걸을 수 있도록 동선을 잘 활용하도록 한다. 걸어 다닐 시간이 없다면 엘리베이터를 이용하지 않고 계단을 이용한다. 일할 때는 상황에 맞게 틈새 운동도 활용하자.

6. 물을 많이 마시고 굶지 않는다.

물을 많이 마시면 체지방은 빠지고 근육량은 늘면서 몸속 노폐물이 빠져나간다. 양질의 단백질과 채소를 많이 섭취하고, 탄수화물과 동물성 지방 섭취는 줄인다. 식사는 되도록 제때에 하도록 하고 굶는 다이어트는 요요의 지름길임을 잊지 말자.

7. 운동 파트너를 만든다.

운동하다 힘들고 지칠 때 서로 격려하고 운동에 필요한 좋은 정보를 나누기 위해서도 운동 파트너는 반드시 필요하다. 이 책이 운동 파트너 역할을 대신 해줄 것이다.

8. 아침마다 탈의하고 전신 거울을 보라.

체중계보다 정확한 것이 바로 나의 눈 저울이다. 어제보다 배가 들어가고 있는지, 허벅지살이 빠지고 있는지 매일매일 눈으로 체크하며 과식하지 않는 습관을 들인다.

9. 운동을 내 몸에 적응시키고 취미로 삼아라.

운동만큼 좋은 취미는 없다. 날 건강하게 해주고 멋진 몸매를 만들어준다. 내 삶까지도 변화시킬 수 있는 것이 운동이다. 나는 운동을 통해 사람들을 돕고 있으니 나에게는 없어서는 안 되는 것이다.

10. 다이어트 후에는 유지하기 위해 살라.

다이어트의 가장 중요한 원칙은 먹는 양과 운동량의 적절한 균형이다. 건강하고 멋진 몸매를 유지하기 위해서는 이 원칙을 명심해야 한다. 수시로 거울을 보며 얼굴이 커지지 않았는지, 몸의 비율이 나빠지지 않았는지, 몸 비율이 개선되고 있는지 등을 정기적으로 확인하고 꾸준히 운동해야 요요가 평생 오지 않는다.

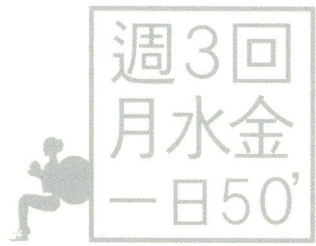

contents

Part 1 다이어트, 나를 사랑하는 가장 쉬운 방법

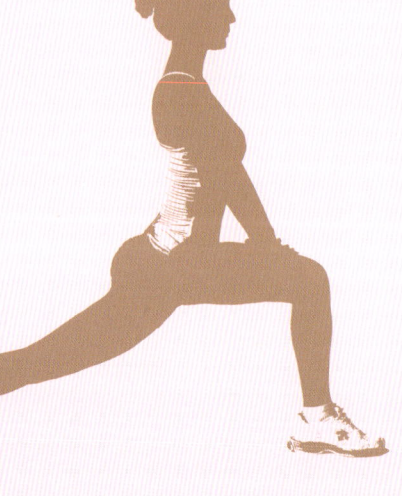

Part 2 내 몸에 맞는 다이어트는 따로 있다!

Part 3 다이어트를 통해 변화되는 삶을 즐겨라

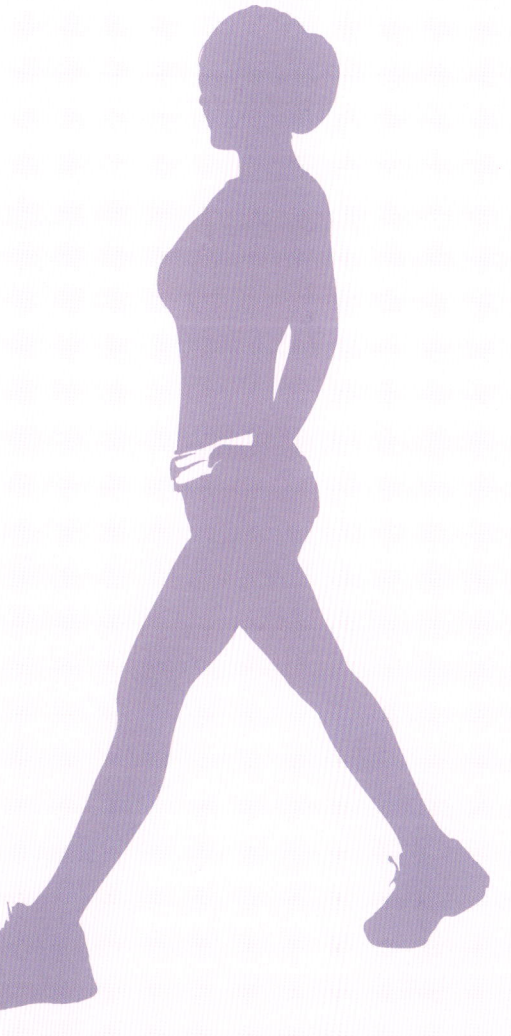

Cho

Young

Sun

Diet

1Day
50min

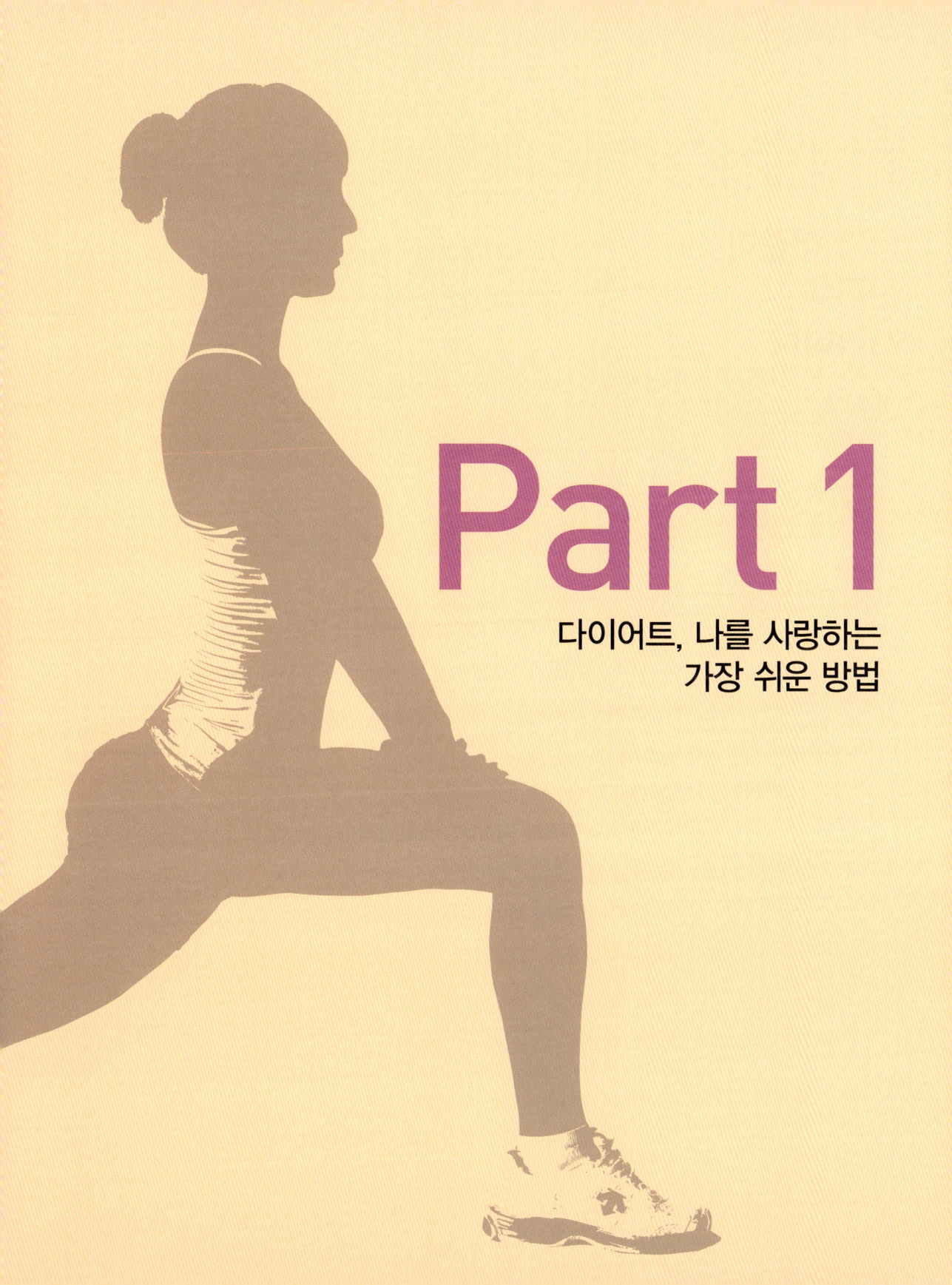

Part 1

다이어트, 나를 사랑하는
가장 쉬운 방법

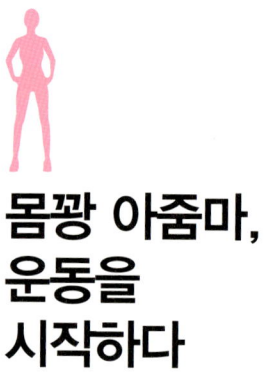

몸짱 아줌마,
운동을
시작하다

'베이근녀'의 뚱뚱했던 과거지사

지금이야 '김구라보다 어린 동안 아줌마' '베이근녀'라고 멋진 이름들을 붙여주니 원래부터 내가 동안이고 날씬하고 건강했다고 생각하는 사람들이 많은데, 그렇지 않답니다. 결혼 전 163cm에 47kg으로 꽤 호리호리한 편이었지만 결혼하고 둘째를 임신한 후 몸무게가 75kg까지 늘었습니다. 문제는 임신 중 늘어난 몸무게가 출산 후 전혀 빠질 기미를 보이지 않았던 거였죠.

살이 찌면서 허리 통증과 팔 저림 증상이 나타났습니다. 어깨는 돌덩어리를 올려놓은 듯했고 뼈 마디마디가 아파서 일어서기도, 앉아 있기도 힘들었지요. 출산 후유증인가 싶어 두 달 동안 친정에 머물며 산후 조리를 했는데도 몸은 전혀 회복되지 않더군요.

첫애 출산 때와는 몸 상태가 확연히 달랐습니다. 그때는 몸에서 기가 빠져나가는 것 같은 느낌은 있었지만 몸무게도 어느 정도 회복되었고 특별히 아픈 곳이 없었기 때문에 둘째를 낳고 닥친 현실에 많이 당황했습니다.

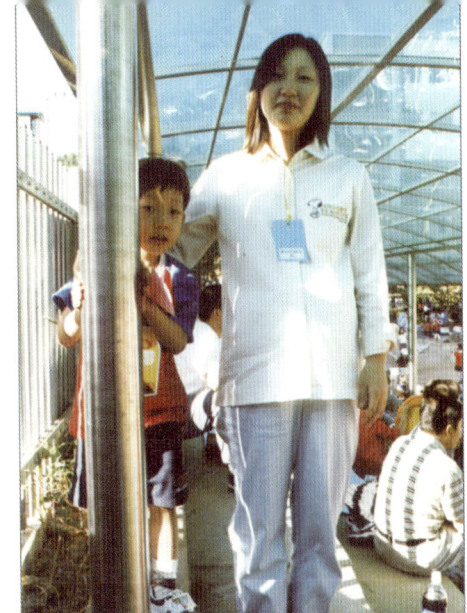

둘째를 낳고 75kg이 나가던 시절

　몸이 좋지 않으니 남편과 관계도 좋지 않았습니다. 마주치면 짜증을 내기 일쑤였죠. 남편도 마냥 이해해주는 스타일은 아니다 보니 싸움도 잦았습니다. 아픈 게 길어지니까 도리어 차가워지고, '알아서 관리라도 좀 하지'라고 속으로 타박이라도 하는 것 같았습니다.

　어느 날은 누워 있는데 몸을 일으켜 세울 수조차 없이 아프더군요. 몸을 앞으로 숙이는 동작을 하면 극심한 통증이 생겨 설거지나 청소 같은 집안일은 엄두도 낼 수 없었습니다. 집안은 난장판인데 아파 움직일 수는 없고 싱크대에는 설거지 거리가 쌓여 냄새가 폴폴 나고 있었죠. 할 수 없이 어린 아들에게 설거지를 부탁했습니다. 아이는 기특하게도 디딤대를 가져다 놓고 올라가서 설거지를 했습니다. 일곱 살짜리 꼬마가 설거지를 하고 있는 모습이라니. 지금 생각하면 어이가 없어 웃으며 이야기하지만 당시에는 정말 심각한 상황이었던 거죠.

　출산 후 몸이 따라주지 않으니 둘째를 돌보는 것도 버거웠습니다. 아기가 우는데 제대로 안아주고 업어주질 못하니 육아가 힘들고 무력감에 우울해지기까지 했습니다. 엄마 노릇, 아내 노릇도 못하면서 살만 뒤룩뒤룩 찌는 나 자신이 한심하게까지 느껴졌습니다. 점차 사람들 만나는 것도 피하며 집 안에 틀어박혀 지냈습니다. 자연히 마음의 문도 닫혀갔습니다. 지금 생각해보면 그때 우울증도 심각했던 것 같습니다.

그러던 어느 날 정신이 번쩍 들더군요. '내가 건강하지 않으면 아이들도 돌보지 못하겠구나' 하는 생각에 뭐라도 해서 일어나야겠다고 생각했습니다. 어린 둘째를 어린이집에 맡기고 뒤돌아서면서 마음을 독하게 먹었습니다.

그렇게 내 나이 서른여섯, 평생 처음으로 운동을 시작했습니다. 지푸라기라도 잡는 심정으로 선택한 것이 바로 운동이었습니다.

근육이 없어서 오는 병

당시 동네 한의원에서는 내 증상을 보고 산후 '허증(虛症)' 때문에 근육이 약해지고 뼈가 뒤틀려 통증이 오는 것이라며 추나요법으로 뼈를 정돈하고 운동으로 근육을 키워야 한다고 했습니다. 겉으로 보기에는 덩치가 크니 뭐가 문제가 있겠나 했지만 속은 텅 비어 있었던 거죠.

양방의 진단도 비슷했습니다. 목디스크, 허리디스크에 골수염 진단까지 받았는데, 담당 의사는 몸에 근육이 너무 없어서 오는 병이라며 운동을 하라고 권했습니다. 산후 우울증을 극복하기 위해서도 운동이 꼭 필요하다고 덧붙였습니다.

운동을 하라는 권유를 받았지만 막상 시작하려니 뭐부터 어떻게 해야 할지 몰라 집에서 간단한 스트레칭을 시작했습니다. 그러나 그것만으로는 차도를 느낄 수 없었죠. 마음먹기가 어려웠지 결심하고 나니 하루빨리 내가 건강하게 일어나야 아이들을 돌볼 수 있다, 그러자면 시행착오 시간을 줄이자는 생각에 마음이 급해졌습니다. 서점에 가서 운동에 관한 책을 모조리 사서 무작정 읽기 시작했고, 그걸 읽고 보니 뭔가 공통점이 보이기 시작하더군요.

제대로 운동 효과를 보기 위해서는 스트레칭, 근력 운동, 유산소 운동, 이 세 가지를 꼭 병행해야 합니다. 그리고 어지간한 통증들은 대부분 근력 운동을 하지 않아서 오는 것이고, 내가 겪고 있는 통증 또한 근력 운동을 하지 않아서 오는 증상이라는 걸 알 수 있었습니다. 의사가 왜 나에게 헬스(웨이트 트레이닝)를 하라고 했는지 그제야 알 것 같았습니다.

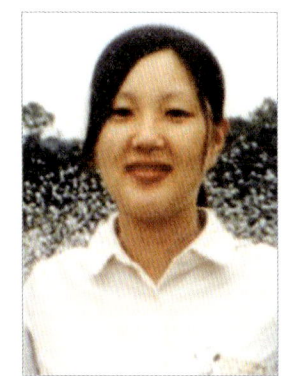

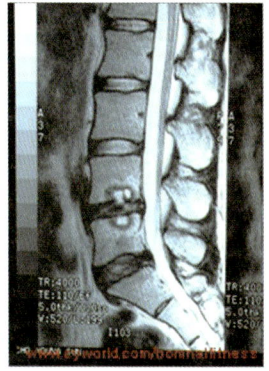

출산후 허증으로 뼈가 뒤틀린 모습

통증 치료를 위해 시작한 운동

앞서 말한 것처럼 나에게 운동의 시작은 체중 감량이 아닌 통증 치료를 위한 것이었습니다. 시작하면서 어떤 일이 있어도 하루 두 시간 이상 운동을 하겠다는 원칙을 세웠습니다.

피트니스 클럽에서 만난 트레이너는 스트레칭과 걷기부터 시켰습니다. 시속 4~5km의 느린 속도에도 처음엔 숨이 가빴지만, 이를 악물고 매일 두 시간을 채웠습니다. 처음엔 운동을 할수록 통증이 오히려 더 심해져 집에 돌아와선 "아이고~" 소리를 연발했습니다.

그런데 두 달쯤 지나자 호흡이 좋아졌고 몸도 약간 가벼워졌습니다. 어깨와 허리 통증도 견딜 수 있을 만큼 약해졌고, 석 달쯤 후부터는 그동안 나를 괴롭혀왔던 통증이 거짓말처럼 사라졌습니다. 덤으로 살도 쑥쑥 빠지기 시작하더군요. 내친김에 처녀 때 몸매를 되찾아보자는 새로운 욕심도 생겼습니다.

그래서 이후부터는 음식도 가려 먹고 체계적으로 운동법을 공부한 결과 대성공! 운동 시작 일 년쯤 뒤에는 55kg까지 줄었고, 다시 3~4개월이 지나 목표체중 50kg에 도달했습니다. 예전에 거울을 보면 배는 볼록하게 나오고 엉덩이가 축 늘어진 아줌마가 우스꽝스럽게 서 있었는데, 이제는 거울을 보며 삶의 의미와 활력을 찾게 되었습니다.

달라진 것은 몸무게만이 아니었습니다. 우울증에 문밖으로 한 발짝 나가는 것조차 꺼리던 내게 자신감과 긍정적인 태도는 내 인생에 있어 가장 큰 선물입니다. 눈에 띄게 달라진 내 모습에 사람들은 너도나도 묻기 시작했습니다. "어떻게 하면 그렇게 살이 빠지고 예뻐지는 거야?" 나는 입이 근질근질했고, 나와 같은 경험을 했을 엄마들에게 마구 이야기해주고 싶은 마음이 솟구쳤습니다.

"운동하세요. 운동하면 건강해지고 새로운 인생이 열리더라고요."

그렇게 난 운동 전도사가 되었습니다.

운동할 시간이 없다고요?

운동을 시작하자 살도 조금씩 빠지며 몸이 건강해졌고, 그러다 보니 굳게 닫혔던 마음의 여유가 생겼습니다. 그제야 주변 사람들이 보이더군요. 나와 비슷한 사연으로 고생하고 아파하고 있는 사람들이 너무나 많다는 걸 알고 깜짝 놀랐습니다. 듣고 보니 모두 내 이야기였으니까요. 그러니 만나는 사람들마다 운동을 권하는 운동 전도사가 될 수밖에 없었지요.

하지만 막상 운동을 권하면 대부분 시간이 없다는 답변이 돌아옵니다. 살림하고 애 키우고 일할 시간도 빠듯한데 무슨 운동할 시간이 있겠느냐는 이야기지요.

사실 많은 여성들의 하루가 녹록치 않습니다. 주부라면 눈 뜨자마자 식구들 밥 챙기고 집안 청소와 빨래, 장보기, 은행 잡무 등을 챙기고 나면 이내 아이들과 남편이 돌아올 시간. 저녁 식사 준비하고 뒷정리를 하다 보면 하루가 다 갑니다. 눈에 보이는 일만 해도 식구들이 잠들 때까지 한 시간도 온전히 내 시간을 갖기가 힘듭니다. 이런 상황에서 운동을 위해 규칙적인 시간을 낸다는 것이 꽤나 부담스럽게 여겨지는 겁니다.

그런데 하루 종일 집안일은 집안일대로 시달리면서 제대로 여유 한번 가져볼 틈이 없는데, 살은 왜 찌는 걸까요? 실제 가사 노동은 체력 소모가 많은 일입니다. 예를 들어 (30분 기준으로) 청소기 돌리는데 60kcal, 다림질 60kcal, 식사 준비와 설거지에 69kcal, 빨래 널기 90kcal, 걸레질하는 데 120kcal, 화장실 청소에만 120kcal가 소모된다고 합니다. 집안일은 이처럼 체력 소모가 많은 일이기는 하지만, 운동과는 전혀 차원이 다릅니다.

운동은 우리 몸 전체 근육을 골고루 균형 있게 사용하면서 체지방을 분해시키고 근력을 키우는 일입니다. 반면 집안일은 대부분 특정 부위의 작은 근육이나 관절만 집중적으로 사용하게 되어 있어 피로만 따르고 운동은 전혀되지 않으면서 자칫 몸에 무리가 갈 수 있습니다. 또한 집안일 자체가 주는 정신적, 육체적 스트레스가 작용하여 더 힘이 듭니다. 일이 운동이 될 수는 없겠지요. 따라서 살을 빼려면 반드시 하루 중 일정한 시간을 내어 집중력 있게 움직여야 합니다.

엄마가 달라지니 행복 에너지 UP!

뚱뚱했을 때는 일단 내 몸이 아프니까 주위 사람들에게 늘 짜증을 냈고, 그런 제 자신이 싫어지기까지 하더군요. 그런데 살을 빼면서 점점 밝은 모습을 되찾아갔고 자신감을 회복했습니다. 지금 이렇게 나만의 꿈과 보람된 일을 찾기도 했지요. 내가 행복해지니 가족들과 주변 사람들에게도 행복 바이러스가 전파되더군요. 나를 위해 시작한 것이 내 미래를 바꾸고, 내 주변의 다른 사람들까지 변화시키게 되었습니다.

운동을 시작하고 난 이후로는 운동을 전혀 하지 않던 시절보다 집안일도 더 쉬워지고 즐거워졌습니다. 운동을 하면서 체력이 길러지고 몸에 에너지와 활력이 생겨 그렇습니다. 행동도 민첩해지기 때문에 청소와 설거지 같은 반복적인 집안일도 훨씬 가볍게 느껴집니다.

엄마가 행복해야 아이들도 행복합니다. 그리고 엄마의 모습을 보고 아이들도 건강한 생활 습관과 체력을 키워갈 수 있습니다. 아이들이 건강하게 자라기 위해서도 엄마인 내가 건강해야 합니다.

여러분도 활력 다이어트로 달라질 수 있습니다. 일주일에 세 번, 하루 50분. 변화를 가져오는 첫 시작은 어렵지 않습니다.

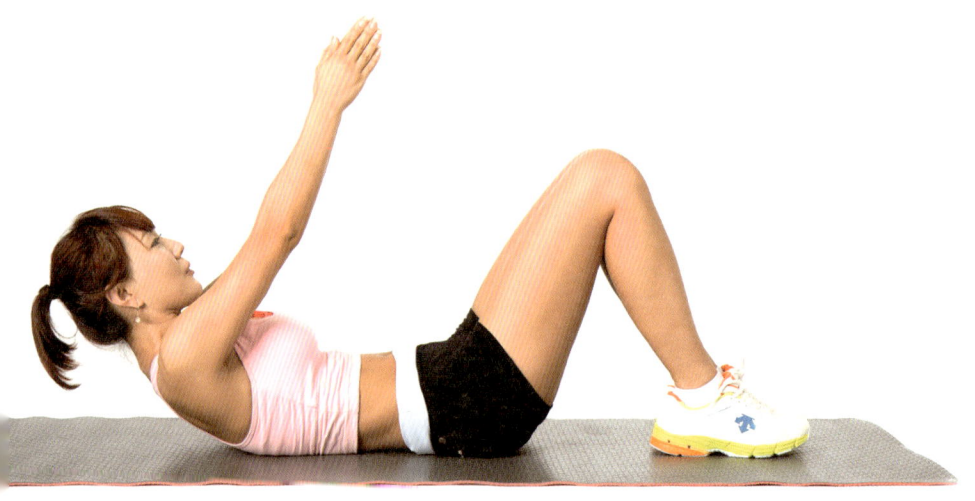

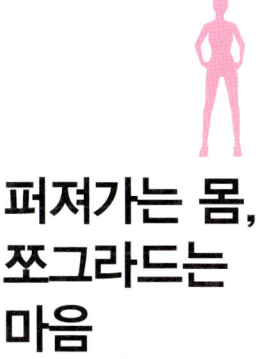

퍼져가는 몸,
쪼그라드는
마음

살이야 빼면 되지, 뭐

오늘도 TV에선 예쁘고 날씬한 연예인들이 나옵니다. 늘씬하다 못해 가느다란 몸매에 생기가 넘치는 아이돌까지는 말도 안 하렵니다. 결혼하고 애 낳고 살림하는 아줌마가 되었다면서 여전히 날씬하고 화려한 외모로 TV에 나오는 사람들은 도대체 화성에서 떨어진 걸까요?

넋을 놓고 TV를 보다가 갑자기 추리닝 바람에 구부정하게 목을 빼고 앉아 있는 내 모습이 화면에 비치면 화들짝 놀라고 맙니다. 그리고 갑자기 내가, 내 인생이 한심하게 여겨지기 시작하죠.

'자신만만한 저 여자들은 뭐람, 축 처진 김치처럼 늘어져 있는 나는 여기서 뭘 하고 있는 거지?'

물론 토끼 같은 아이들 키우는 재미가 쏠쏠하고 행복한 가정을 꾸리고 있다는 걸 보람 삼아 위안해봅니다. 하지만 육아와 집안일에 쫓겨 살면서 몸은 점점 퍼져가고 마음은 점점 쪼그라드는 것 같은 상실감은 감출 수 없습니다.

아줌마들의 일상이란 하루 종일 육아와 가사, 식구들 뒤치다꺼리에 쫓기며 나를 돌볼 틈 없이 지나갑니다. 처녀 때에 비해 몸은 불고 체형도 변해 퍼져 있는데 반 포기 상태로 박스티로 대충 가리고 하루하루 지내기 일쑤입니다.

"나도 날씬할 때가 있었지."

"살이야 언젠가 빼면 되지, 뭐."

겉으로야 아무렇지 않게 외쳐도, 마음은 거짓말을 못 합니다. 조금씩 가슴 한쪽이 휑해지는 걸 뒤늦게 깨닫게 되니 말이에요. 거울을 보며, 옛날 입었던 옷들을 꺼내 걸쳐보는데 허리 단추가 채워지지 않습니다. 엉덩이도 옛날 엉덩이가 아니고 가슴도 옛날 가슴이 아닙니다. 몸무게는 별 차이 없는 것 같은데 확연하게 변해버린 아줌마 체형. 오랜만에 거울을 보며 '이제 내 인생의 봄날은 갔구나' 탄식하고 체념하게 됩니다.

어느새 그런 몸과 마음은 건강까지 갉아먹습니다. 아이 한둘 낳고 나니 여기저기 아프고 쑤시고, 어깨, 허리, 엉덩이, 허벅지에 뭉친 살들이 몸에 독소가 되어 붙어 있습니다. 몸이 아프고 활력이 없으니 마음에까지 무거운 짐을 얹은 듯하고 우울증까지 오는 것이 당연한 것인지도 모릅니다.

개구리가 누워 자는 것 같다고?

"너 꼭 개구리가 누워 자는 것 같더라."

둘째 아이 낳고 한창 살이 쪘을 즈음, 애랑 종일 씨름하다 지쳐 누워 잠이 들었는데 그걸 본 남편이 한마디 툭 던지고 갑니다. 배가 불룩 나오니 누우면 자연스럽게 다리가 벌어지고, 그 상태로 팔다리를 뻗고 자고 있는 모습이 마치 개구리같이 보였던 겁니다. 남편은 지나가는 말로 얘기했는지 모르겠지만 그 말을 들은 저는 돌 맞은 개구리가 된 것처럼 가슴속이 철렁하더니, 순간 얼굴이 화끈거리더군요. 그땐 정말 그랬어요. 살찌고 배가 나오면서 체형이 변해 누워도 옷이 배를 다 덮지 못해 걸쳐지는 정도로 딸려 올라갔죠. 그 모습이 남편이 보기에도 너무나 한심했나 봅니다.

저, 원래 이런 사람 아니었습니다. 결혼 전에는 정말 예쁘게 꾸미는 걸 좋아했어요. 밥도 굶다시피 하며 항상 힐을 신고 무릎 위로 올라오는 짧은 스커트 아니면 쳐다보지도 않으며 거리를 활보했었습니다. 유행하는 신상은 꼭 한 번 걸쳐봐야 직성이 풀렸죠. 옷이나 패션, 주변을 챙기는 데 난 꽤 센스 있는 여자였습니다. 그런데 개구리라니요. 이건 내가 꿈꿨던 모습이 아니었습니다.

'그 옛날 나는 어디로 간 걸까?'

사랑하는 남자를 만나 열심히 연애하고 결혼해 토끼 같은 아이들도 낳았는데, 뒤룩뒤룩 찐 살며, 불어난 배와 엉덩이 살을 가리겠다고 남편 박스티만 빌려 입고, 눈 뜨자마자 밥하고 설거지하고 애들 어린이집, 유치원 보내고 집안일 하고 한숨 돌리고 나면 다시 아이들 올 시간. 씻기고 밥 먹이고 저녁 설거지를 끝내고 재우면서 같이 곯아떨어져 버리는 일과. 몸이 아픈 것도 아픈 거지만 이런 상실감은 저를 더 자신 없고 우울한 사람으로 만들었습니다.

"이렇게 뚱뚱한 몸으로 어떻게 사람을 만날 수 있겠어……."

집 밖으로 한 발짝 나가기가 두렵더군요. '과연 옛날처럼 예쁘게 차려입고 밖에 나가 사람들을 만날 수나 있을까.' 당시엔 아무리 생각해도 도무지 다시 돌아갈 수 없을 것 같았습니다. 이러던 내가 운동을 시작하고 불과 일 년 사이에 20여 킬로그램의 살을 빼고 몸매뿐 아니라 에너지 가득한 활기찬 모습으로 변신했습니다. 저도 놀랐지만, 저뿐 아니라 주변 사람들도 깜짝 놀란 것이 당연합니다.

운동은 당신의 삶을 변화시킵니다. 운동은 사람을 건강하게, 아름답게, 행복하게 만들어줍니다. 성격도 달라집니다. 매사 자신감이 넘치고 적극적으로 변합니다. 먹는 걸로 풀던 스트레스, 이제 운동하면서 푸는 게 습관이 되니 복잡하고 화나는 문제가 생겨도 대범하게 지나게 됩니다. 운동으로 얻는 또 다른 소득입니다.

나이는 점점 드는데 몸 구석구석 안 아픈 데가 없고, 아이 낳고 입을 옷이 없어 옷장 앞에서 머뭇거리고, 여자로서 자신이 없고, 남편과도 서먹하고……. 그렇다면 당신도 운동을 시작해보세요.

내 몸을 점검하라

다이어트는 내 몸에 대한 관심과 나에 대한 사랑에서 시작합니다. 그 첫 단계, 바로 내 몸을 바로 아는 것입니다.

여성들은 20대 후반부터 서서히 노화가 시작되지요. 30대에 접어들면 인생의 중요한 결혼과 출산을 겪게 되고, 40대에는 호르몬의 변화가 요동치는 갱년기를 맞이하고, 이후 50대는 폐경기를 겪으며 기초대사가 현저히 떨어지게 됩니다.

체지방률은 30대 이후부터 크게 늘기 시작합니다. 이는 쉽게 살이 찔 수밖에 없는 구조로 몸이 변화한다는 이야기입니다. 20대 때는 기초대사가 활발해 가만히 있어도 에너지가 어느 정도 소비되는 데 반해, 나이가 들면서 기초대사가 둔해져 에너지 소모는 줄어들고 남는 에너지가 곧바로 지방으로 축적되는 것입니다. 그러니까 20대와 똑같이 먹고 활동하더라도 더 살이 찌기 쉬운 거죠. 나이가 들수록 더 관리하고 운동을 해야 하는 이유입니다.

내 몸 상태를 체크한 후 나이와 체력을 고려해 몸에 맞는 운동을 하는 것이 중요합니다. 특히 출산을 겪고 나면 여성의 몸에는 여러 가지 변화가 옵니다. 또 오랜 기간 육아와 가사노동으로 인해 엄마들이라면 누구나 어깨 통증, 근육통, 요통, 무릎 통증 등 하나씩 아픈 곳을 가지고 있습니다. 이렇게 관절 뼈마디가 약해진 상태에서 과하게 걷거나 뛸 경우 무리가 갈 수 있습니다. 나이가 들어가면서 고혈압이나 당뇨 등의 지병이 생긴 경우라면 의사에게 보이고 건강 상태가 양호한지 확인을 받은 후 적절한 방법으로 천천히 시작해야 합니다.

출산 후, 연령대, 기본 체력에 따라 내 몸에 맞는 운동법을 찾아가는 것이 중요하다는 점 꼭 기억하세요. 내 몸과 체력을 가장 잘 아는 사람은 바로 나 자신입니다. 스스로 점검하고 확인하는 자세가 필요합니다.

연령에 따른 여성 몸의 변화

그렇다면 연령대별로 여성의 몸의 특징에 대해 알아볼까요?

20대 : 예쁜 옷 입고 날씬해지고 싶은 욕심에 쉽게 굶고 다니는 경우가 많습니다. 그래서 겉으로는 날씬해 보이지만 속을 보면 근육은 없는 허약체질인 경우가 다반사입니다. 요즘 20대 골다공증이 문제가 되기도 하는데 그만큼 속건강은 위험스런 수준인 경우가 많다고 봐야 합니다. 그대로 방치하다가 30대에 임신과 출산과 같은 급격한 몸의 변화를 겪게 되면 그 후유증이 한꺼번에 밀려오기 쉽습니다. 젊음을 믿고 지나치게 무리한 다이어트는 삼가는 게 좋습니다.

살을 빼고자 한다면 무조건 굶는 것이 아니라, 적당한 운동을 하는 것이 중요합니다. 기본적으로 20대는 기초대사량이 높고 신진대사가 빠르기 때문에 운동을 하면 효과가 크게 나타납니다. 다만 친구들과의 잦은 만남이나 음식에 대한 유혹으로 식이 조절이 힘들 수 있습니다. 강박적으로 먹고 싶은 욕구를 억누르기보다는 일주일에 한 번 정도는 맛있는 것을 먹으며 스트레스를 풀어주는 것이 필요합니다. 다만, 그만큼 운동은 더 열심히 해야겠죠?

30대 : 30대에 들어서면 기초대사량도 감소하고 본격적인 노화가 시작됩니다. 어느 날부터인가 얼굴에 주름이 늘어나는 것 같아 신경 쓰이고, 복부·허리·엉덩이·팔 등에도 군살이 늘면서 체형이 변화하는 것을 느끼기 시작합니다.

특히 임신과 출산을 겪으며 여성의 몸은 그 어느 때보다도 커다란 변화를 겪게 됩니다. 하지만 육아와 가사, 사회생활 등이 왕성한 시기로 많은 이들이 내 몸에 신경 쓸 겨를이 없이 바쁘게 지냅니다. 하지만 바쁘고, 아직 젊다는 이유로 이 시기에 건강 관리에 소홀하면 40대에 들어 갱년기 증상과 함께 다양한 질병에 노출될 수 있습니다.

30대는 아직 기초대사량이 높은 편입니다. 그러니 기초대사량을 늘리는 데 초점을 맞추어 자투리 시간을 이용해 효과가 높은 운동을 하는 게 좋습니다. 일상생활 속에서는 아파트 계단 오르기, 대중교통 이용, 걸어서 장보러 가기 등을 습관화하는 것도 좋습니다. 무엇보다 시간을 정해놓고 규칙적으로 꾸준히 운동을 하는 것이 필요합니다.

40대 : 살이 처지고 주름도 급격히 늘고 여성으로서 자신감을 잃을 것 같은 두려움이 엄습합니다. 반면에 사회적으로는 어느 정도 안정되면서 자신을 돌아볼 여유를 갖게 됩니다.

40대에 접어들면 여성호르몬 분비가 급격히 줄면서 갱년기 증상을 겪게 됩니다. 여성호르몬인 에스트로겐은 여성의 아름다움, 노화와 관련 있는 호르몬입니다. 대사 기능도 점차 떨어져 복부와 등 쪽을 중심으로 피하지방은 더 늘어나게 됩니다. 체중이 느는 데 반해 관절 기능이나 하체 근력은 약해지면서 올챙이 체형이 되기 쉽습니다.

40대는 영양 섭취에 신경을 쓰면서 유산소 운동, 웨이트 트레이닝을 규칙적으로 해주어야 합니다. 단백질, 지방, 미네랄, 탄수화물 등 호르몬 형성에 도움이 되는 각종 영양소를 골고루 섭취하고, 여성호르몬과 유사한 천연 호르몬이 함유된 콩 등을 챙겨 먹으며 골다공증을 예방할 수 있는 칼슘 섭취에도 신경을 씁니다.

자신 있는 몸매를 만들어 예쁜 옷을 입고 여성으로서 자신감을 가져볼 수 있는 마지막 기회이기도 합니다. 40대의 다이어트는 여성으로서의 자신감을 회복시켜줄 좋은 기회가 될 수 있습니다.

50대 : 여성호르몬의 분비가 멈추고 폐경을 겪으며 대부분의 여성들이 여러 가지 몸의 변화를 겪게 됩니다. 말초혈관 장애로 인한 안면홍조, 손과 발에 땀이 자주 나고, 불면증과 기억력 저하, 집중력 감소 등의 증상을 호소합니다. 여기저기 쑤시고 아픈 곳도 많아지고 심리적으로도 예민해집니다.

몸의 신진대사 기능은 더 떨어져 근육량은 더 적어지고 체지방은 더 늘어납니다. 특히 복부와 내장지방이 늘어날 수 있습니다. 관절 기능의 약화로 무릎과 허리 통증도 늘어나고 골다공증이나 디스크, 퇴행성 관절염 등의 질환을 겪게 되기도 합니다.

50대에는 이후 노년기를 대비하여 건강한 몸을 만드는 것이 중요합니다. 몸에 부담을 주지 않을 정도로 움직이면서 기본적인 신체 기능을 회복시키기 위해 꾸준히 몸을 움직여주는 것이 중요합니다. 여성호르몬 대체 역할을 해주는 콩이나 석류, 과일 같은 식품들을 충분히 챙겨 먹고, 골다공증 예방을 위해 칼슘 섭취에도 신경 씁니다.

60대 : 사실상 노년기의 시작이라고 볼 수 있습니다. 신체 기능이 급속히 약화되고 신체 활동량도 감소하면서 활동에 어느 정도 제약이 따릅니다. 근육량도 감소하고 관절이 약화되면서 퇴행성 질환의 발생률도 높아집니다. 여생을 아프지 않고 건강하게 내가 하고 싶은 활동을 하며 살 수 있는 상태를 유지하는 것이 이 시기 여성들의 바람입니다.

이때에는 운동을 할 때에도 근육량을 증가시키기보다는 근육량을 유지시키는 데 초점을 맞추게 되며, 단순히 운동의 양이나 신체활동보다는 심리적·육체적으로 두루 안정될 수 있는 상태의 안전한 운동이 권장됩니다.

요즘 '100세 시대'라고들 하지요? 100세 시대에 40, 50세이면 이제 겨우 반도 못 산 셈입니다. 따지고 보면 보험 몇 개 더 드는 것보다 미리미리 내 몸을 점검하고 챙기는 일이 더 중요하고 꼭 해야 할 일입니다. 병이 난 뒤 병원비 받으며 위안하는 것보다 그 나이를 어떻게 건강하게 사느냐 하는 것이 더 중요하잖아요.

처음 운동을 시작하던 때 내 신체 나이는 70대였습니다. 곧 오십을 바라보는 현재는 신체 나이가 20대 초반 정도 됩니다.

사람에게는 실제 나이와 함께 정신의 나이가 있는 것 같아요. 얼마나 젊고 즐겁게 사는가 하는 것은 체력적으로 건강하고 활기차며 긍정적인 태도로 어떤 일이든 적극적으로 하는 태도에서 옵니다. 이러한 젊음은 바로 긍정적인 마음과 함께 육체적·체력적인 건강이 뒷받침되어야만 생기는 것입니다.

제 몸을 돌보지 않고 먹고 싶은 대로 먹고 여기저기 아프다고 하소연만 하면서 운동도 하지 않은 채 의욕 없이 사는 사람보다는, 시간에 쫓기고 일상이 바쁘더라도 짬을 내서라도 운동을 하며 내 몸을 챙기고 적극적이고 생기 있게 사는 사람이 더 환영받는 것은 당연합니다. 이런 분들이 나이와 상관없이 동안이 되고, 탄력 있는 건강한 몸매를 갖게 되는 겁니다.

특명, 기초대사량을 늘려라

똑같은 음식을 먹어도 어떤 사람은 살이 찌고, 어떤 사람은 살이 찌지 않는 것은 왜일까요? 바로 기초대사량이 다르기 때문입니다.

기초대사량은 생명 유지에 필요한 최소한의 에너지입니다. 우리 몸은 살아 있는 상태를 유지하기 위해 호흡이나 소화, 체온 유지 등을 위해 에너지를 필요로 하지요. 기초대사량이 높다는 말은 생명 유지를 위해 몸속 기관이 움직이는 과정인 신진대사 기능이 좋다는 뜻입니다. 인체 기능이 향상되면 자연스럽게 기초대사량도 증가합니다.

기초대사량은 사람, 성별, 나이, 식습관이나 활동량에 따라 달라집니다. 보통 성인의 경우 하루 소모하는 기초대사량은 1,200~1,500kcal로, 나이가 들고 노화가 시작되면서 몸의 기초대사량은 매년 10퍼센트씩 감소합니다.

기초대사량이 높으면 높은 칼로리의 음식을 먹어도 몸의 기본적인 대사 활동으로 소비되는 칼로리가 많아 살이 잘 찌지 않습니다. 그러니 기초대사량을 높이면 다이어트도 되고 건강해질 수 있겠지요. 하지만 기초대사량은 단기간에 높아지는 것이 아닙니다. 일상생활에서 좋은 습관을 꾸준히 유지하는 것이 중요합니다. 그렇다면 기초대사량 높이기 위한 방법을 알아볼까요? 여기에도 운동이 필수입니다.

우리 신체 중 기초대사 에너지를 많이 사용하는 부위는 바로 근육입니다. 전체의 약 38퍼센트 정도 소비한다고 합니다. 이에 따르면 몸에 근육이 많은 사람은 그렇지 않은 사람에 비해 가만히 있어도 그냥 소모되는 에너지양이 많은 것입니다.

근육량을 늘리면 기초대사량이 자연히 증가할 것이고 살도 더 잘 빠질 것입니다. 그러니 이를 위해 운동을 규칙적으로 꾸준히 하는 것이 기초대사량을 늘리는 데 매우 중요하지요. 생활 속에서도 몸을 많이 움직이는 것이 좋습니다. 대중교통을 이용하고, 엘리베이터보다 계단을 이용하고, 가까운 거리는 걷는 습관을 들이면 아무래도 소모되는 칼로리가 늘어나고 운동 효과도 늘게 됩니다.

발 마사지를 하거나 족욕, 반신욕 등 온욕을 하는 것도 기초대사량을 높이는 방법입니다. 혈액순환과 노폐물 배설이 촉진되어 신진대사가 원활해지기 때문입니다. 단, 찜질방이나 사우나에서 지나치게 땀을 빼는 경우는, 오히려 갈증과 배고픔으로 음식이나 음료를 더 먹게 되는 경우가 있어 주의해야 합니다.

숙면도 중요합니다. 짧은 시간이라도 깊은 잠을 자면 성장호르몬 분비가 촉진되는데, 이 성장호르몬은 피부 세포나 근육의 합성을 촉진합니다. 또 자율신경의 균형이 잘 맞아 다음 날 대사량이 높아지게 됩니다.

고단백질 식사도 필요합니다. 식물성 단백질이나 닭가슴살, 생선, 순살코기 등을 먹고 운동을 하면 대사량이 30퍼센트 증가한다고 합니다. 비타민과 미네랄 등 미량영양소도 충분히 섭취합니다. 미량영양소는 인체 내 대사과정에 도움을 주는 성분들로 에너지를 태우는 데 필수 역할을 합니다.

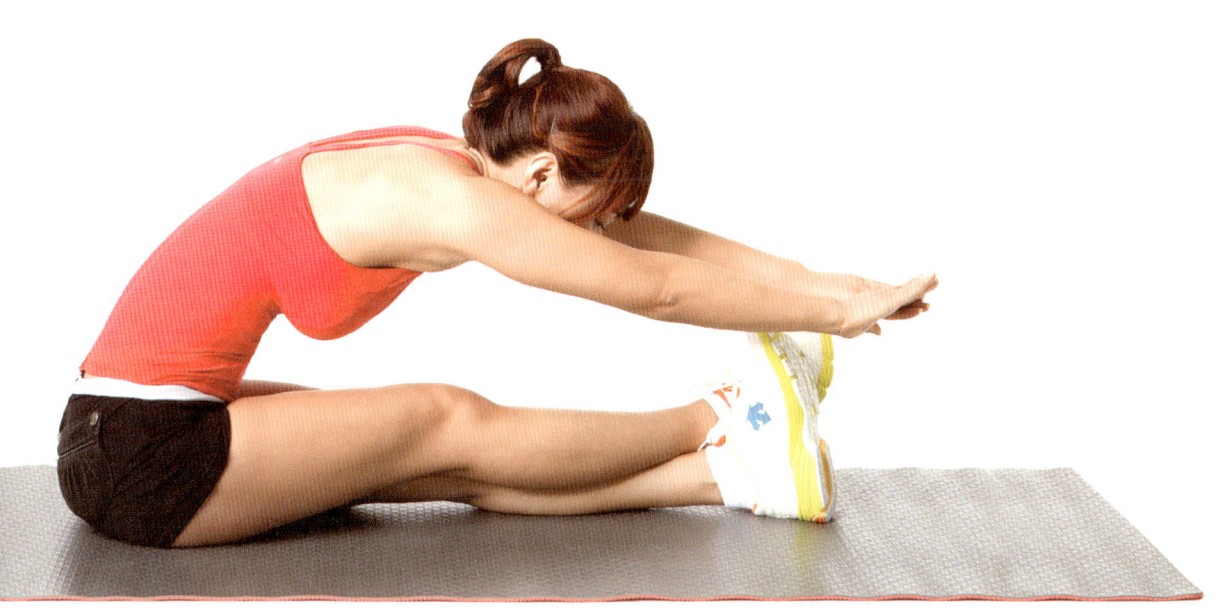

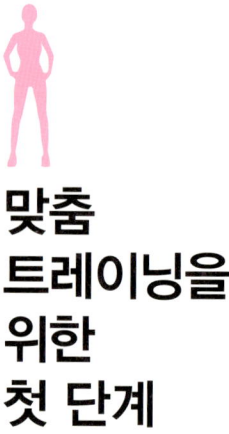

맞춤
트레이닝을
위한
첫 단계

연예인은 되고, 나는 안 된다고?

"어떻게 하면 선생님처럼 동안이 되나요?"

"운동하세요~."

"에이, 뭐 다른 특별한 비법 없어요?"

"운동하면 진짜 동안 됩니다. 몸이 늙지 않는 것처럼 얼굴도 늙지 않을 수 있어요."

동네에서 마주치는 동생 같은 엄마들, 피트니스센터에서 만나는 회원분들, 많은 분들이 내게 묻습니다. 어떻게 하면 어려 보이고, 예쁜 몸매를 가질 수 있느냐고요. 제가 특별한 사람이 아니기에 전 자신 있게 말씀드립니다. 운동하시라고요. 운동하면 건강해지고, 몸매도 예뻐질 뿐만 아니라 혈액순환이 잘되고 생기가 돌아 얼굴도 어려 보입니다.

40대가 되면 그냥 포기하는 분들이 많아요. 어깨, 등살이 딱딱하게 뭉쳐 있고 여기저기 쑤시고 아프지만 '이 나이에 무슨 다이어트······'라며 애써 피하는 분도 있습니다. 하지만 이런 분들이야말로 운동이 꼭 필요한 분이거든요.

TV에 나오는 연예인들이 다이어트에 쉽게 성공하고, 항상 늘씬하고 예쁜 모습만 비치는 데에는 다 이유가 있어요. 그들에게는 주치의와 트레이너, 영양사까지 있어 곁에서 다이어트의 성공을 도와줍니다. 또한 직업적 특성 때문에 강한 동기를 갖고 참여하는 것이 성공 요인이기도 합니다.

우리도 현명한 조언자를 두고 나만의 동기부여를 한다면 다이어트, 충분히 성공할 수 있습니다. 사실 다이어트는 혼자서 끙끙대며 며칠 먹는 것 참는다고 되는 것이 아니거든요. 적절한 식이요법과 과학적인 체지방 감량 등 기본적인 원칙과 일상에서 내게 맞는 방법들을 적절히 조언해줄 맞춤 트레이닝이 꼭 필요하답니다.

지금부터 조영선과 함께 3개월 다이어트 여정을 시작합시다. 제가 옆에 있다고 생각하고 책을 읽어주세요. 그리고 천천히 자신의 몸과 마음을 들여다보며 나에게 필요한 것이 무엇인지 떠올려보세요. 허리, 어깨 통증 없는 가뿐한 일상? 저질 체력에서 벗어나기? 휴가 때 입을 비키니? 예쁜 옷 잘 받는 몸매 만들기? 바쁜 일상 속에 오아시스 같은 나만의 활력소? 그것이 무엇이든 다이어트를 시작하는 이유가 될 수 있습니다. 내 인생이라는 드라마 속에서 나만의 강한 동기를 만드세요.

살이 찌는 사람들의 생활 습관

먼저 내가 왜 다이어트에 자꾸 실패하는지, 다이어트가 왜 어려운지 점검하고 정확하게 원인을 알 필요가 있습니다.

사실 살이 찐 사람들의 생활 습관은 따로 있습니다. 무엇보다 많이 먹습니다. 내 몸이 필요로 하는 열량보다 더 많이 먹는 거지요.

"난 밥 정말 조금 먹는데, 이유 없이 살이 쪄요."

지금 이렇게 얘기하는 분이 있을지 모르겠네요. 그분들 하루 종일 먹은 것을 자세히 들여다보면 밥 이외의 간식이나 주전부리를 자기도 모르게 먹고 있는 경우가 많습니다. TV 보며 과자 한 봉지를 다 먹어치우거나, 떡이나 빵을 좋아해서 '한두 개쯤이야' 하고 먹거나, 당분과 첨가물이 들어간 청량음료를 수시로 마시는데, 이게 다 살이 찌는 식습관이거든요.

명절 기간 지나면 갑자기 몇 킬로그램씩 늘어나는 경우도 많죠. 주로 우리 주부들이 기름진 음식을 만들면서 자꾸 손이 가서 더부룩해도 입이 당기는 대로 계속 먹게 됩니다.

주부들은 또 남편과 아이들의 식사를 차리면서 나도 모르게 과식하게 되는 경우가 많습니다. 간 보며 수시로 음식을 입에 대고, 거기다 식구들이 남긴 음식을 먹어치우게 되는 경우가 다반사죠.

평소 음식 간을 너무 짜게 먹거나 자극적인 것을 좋아하는지도 살펴보세요. 기름을 사용하는 조리법을 즐겨 사용하는지도 꼼꼼히 따져보세요. 이게 다 일상에서 살이 찌는 나쁜 습관들입니다.

저도 한때 배달음식 마니아였어요. 임신했을 때 어찌나 식욕이 당기던지 당기는 대로 수시로 먹어댔더니 몸무게가 75kg까지 늘었습니다. 문제는 아이 낳고서도 그 식욕과 몸무게가 그대로 유지됐다는 겁니다. 그후에는 몸이

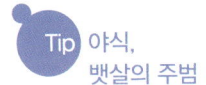
아프니 집안일은 못 하겠고 설거지 거리가 나오지 않는 배달음식을 자주 시켜먹었던 겁니다. 그런데 배달음식들이 대체로 간이 세고 자극적인 것들이 많죠. 무엇보다 늦은 시간, 야식으로 시켜먹다 보니 뱃살의 주범이 되었죠. 밤에 먹는 음식은 모두 뱃살로 간다고 보면 됩니다. 다이어트를 위해서는 배달음식도 줄여야 합니다.

그리고 혹시 살을 빼준다고 유혹하는 약이나 식품 등을 먹어본 경우도 있나요? 요즘 많이들 먹는 듯합니다. 그러나 겉으로는 금방 빠지는 것 같아도, 그게 근력이 쪽 빠져서 매가리가 없는 체질로 변하는 경우가 흔해요. 그리고 요요현상도 쉽게 와서 금방 다시 살이 찌는 경우가 많습니다. 억지로 다이어트를 했다가 건강을 잃는 경우입니다. 젊어서도 그렇지만 특히 나이 들어서 하는 다이어트는 약이나 특정 식품보다 영양을 먼저 생각해야 합니다.

나를 알아야 바꿀 수 있다

다이어트는 변화와 유지를 반복합니다. 변화하고자 한다면 현재의 나를 제대로 알아야겠지요. 평소 내가 무엇을, 어떻게, 얼마나 먹는지, 얼마나 움직이고 운동하며 에너지를 소모하는지를 파악하는 것이 중요합니다. 근본적으로 다이어트를 위해서는 내가 먹고 움직이는 일상생활이 변화해야 하거든요.

나의 하루 일과나 라이프 스타일, 일거수일투족을 기록해보세요. 우선 일주일 동안 매일 내가 먹은 것을 일일이 기록해보세요. 나의 살찌는 습관이 무엇인지, 다이어트를 방해하는 요소는 무엇인지, 나의 생활을 객관적으로 보는 데 도움이 됩니다. 이걸 바탕으로 규칙적으로 운동을 하면서 식습관이나 생활 습관을 조금씩 고쳐나갑니다. 이것이 다이어트의 기본입니다.

현재 자신의 상태를 점검했으면, 이제 다이어트의 목표를 잡습니다. 성공적인 다이어트를 위해서는 실현 가능한 목표를 잡는 것이 좋겠지요. 일단 비만도 측정법에 따라 비만 정도를 알아보고, 앞으로 3개월 동안 얼마나 감량할 것인지 목표를 정합니다. 단, 다이어트 목표를 세울 때에는 현재 나의 체력과 동기에 따라 '천천히 가는 다이어트'를 할 것인지 '빨리 가는 다이어트'를 할 것인지 결정해야 합니다.

여름 휴가나 결혼식, 중요한 촬영 등을 위해 단기간 내에 살을 빼고자 하는 경우가 있습니다. 이때에는 식이요법도 철저히 지키면서 운동의 강도도 밀도 있게 짜서 짧은 시간 동안 다이어트 효과가 드러나도록 집중해야 합니다. 단, 이때에도 목표 감량 체중은 한 달에 5kg을 넘지 않도록 해야 합니다. 지나치게 급작스럽게 살을 뺄 경우 탄력이 떨어지고 자칫 건강을 해치는 결과를 초래할 수 있기 때문입니다.

천천히 가는 다이어트 vs 빨리 가는 다이어트

실패하지 않으려면 욕심을 너무 많이 내지 않는 것이 좋습니다. 이에 따라 '천천히 가는 다이어트'가 나에게 맞겠다고 생각했다면 한 달에 2~3kg 감량을 목표로 정하세요.

천천히 가는 다이어트를 할 때는 식이에 대한 강박보다 즐기면서 운동하는 데 방점을 찍으세요. 다이어트 기간 동안 주말에 먹고 싶은 음식을 먹었다고 해서 지나치게 죄책감을 느낄 필요는 없습니다. 지속성 있게, 재미있게 운동해나가는 '천천히 가는 다이어트'가 요요현상도 덜 오게 됩니다.

저는 짧은 시간 동안 한꺼번에 살을 빼는 것보다 천천히 즐기면서 하는 다이어트를 권장합니다. 경험상 봤을 때 지속성도 좋고 본인 만족도도 훨씬 높았습니다. 갑자기 살을 뺐다가 얼굴살까지 빠져서 고민하는 분들을 자주 봅니다. 천천히 살을 빼는 것이 몸의 탄력을 유지하는 데도 더 도움이 된답니다.

또한 최종 목표가 꼭 체중 감량일 필요는 없습니다. 평소 운동을 전혀 하지 않던 사람은 기초체력이 없어 갑자기 무리하면 몸이 힘들어 포기하기 쉽습니다. 활력을 갖고 체력 키우기를 원하는 분이라면 더 천천히 간다 생각하고 다이어트에 임하세요.

다이어트는 긴 시간 자신과 싸워야 하는 쉽지 않은 도전입니다. 중도에 포기하면 오히려 하지 않았을 때보다 체중이 늘어나기도 하죠. 운동의 강도를 조절하면서 무리하지 않게 하는 것이 좋아요. 조금씩 운동이 재미있어지면 체력도 늘고 자신감도 생겨서 언제라도 운동의 강도를 높여갈 수 있으니, 조급하게 생각하지 마세요.

다이어트는 때로 지루하기도 하고 기다려야 하기도 해요. 이때 동기가 확실하면 작은 슬럼프를 슬기롭게 넘길 수 있어요.

먼저 다이어트 시작 전에 비포(before) 사진을 찍어두세요. 그리고 나는 왜 다이어트를 하고 싶은지, 어떤 몸이 되었으면 좋겠다고 생각하는지, 체중을 줄이고 건강하고 활기 넘치는 몸이 되면 무엇을 하고 싶은지 구체적으로 상상하고 적어보세요.

다이어트는 자신과의 싸움이라서, 때로 외롭기도 합니다. 혼자서 지쳐 포기하기 쉬울 때 함께 운동하는 사람들이 있으면 서로 격려하고 용기를 줄 수 있어 큰 힘이 됩니다. 이를 위해 가족이나 가까운 친구들을 지지자로 만드세요. 잘하고 있는지 체크해주고 응원해줄 주변 사람들을 만드는 것이 다이어트에 효과적입니다. 단, 파트너가 먹는 것을 유난히 좋아하는 사람이라면 다이어트 기간 잦은 만남은 주의하는 것이 좋겠죠?

먹어도 살이 안 찌는, 자다가도 살이 빠지는 체질로 바꾸자

평소 먹는 것과 움직이는 것의 밸런스가 맞는다면 우리가 매일 일상에서 움직이는 것이 운동이 될 수 있을 것입니다. 그런데 실상 우리가 일상에서 움직이는 일들은 근육은 많이 쓰지 않고 관절만 쓰는 일들입니다. 근육을 많이 써야 근육의 대사가 활발해져 관절 주변 근육이 튼튼해지고 관절도 오래 쓸 수 있지요. 그래서 따로 운동을 해야만 합니다. 만약 평소 근육을 많이 쓰는 일상이라면 신진대사가 활발해져 건강해지고 체지방이 쌓일 틈이 없는 몸이 될 것입니다.

그런데 현대인들은 시간도 없고 돈도 없다고 합니다. 그래서 운동 시간도 길지 않으면서 최대한 효과를 낼 수 있는 것이 좋습니다. 운동은 무조건 많이 한다 해서 원하는 건강과 몸매가 얻어지는 것은 아닙니다. 무리해서 할 경우 오히려 몸에 좋지 않습니다. 그렇다면 일주일에 몇 번, 하루에 얼마나 운동하는 것이 좋을까요?

현대인들은 많은 시간을 할애해서 운동할 수 없기 때문에 적게 먹고 집중력을 갖고 운동한다면 건강과 다이어트 두 마리의 토끼를 잡을 수 있습니다.

우리가 함께할 50분 운동은 근육을 증가시키고, 심폐력을 향상시키고, 유연성까지 높일 수 있는 운동 프로그램입니다. 일주일에 세 번, '월·수·금' 또는 '화·목·토' 요일을 정하세요.

이처럼 하루 운동하고 그 다음 날 휴식하는 이유는 계속해서 운동하면 몸의 피로도가 높아지기 때문입니다. 또 하루 휴식하는 동안 근육이 자랄 수 있는 시간을 주는 것이기도 합니다. 하루 운동 시간은 타이트하게 50분을 넘기지 않도록 합니다. 너무 오랜 시간 운동하면 근육도 잃고 쉽게 질려 운동을 지속하기 어려울 수도 있습니다.

간혹 뛰거나 걷는 유산소 운동만 하는 분들도 있는데, 운동도 편식해서는 안 됩니다. 저와 함께하는 50분 운동에는 스트레칭, 유산소 운동, 근력 운동이 골고루 들어 있습니다.

먼저 준비 스트레칭을 한 후 유산소 운동으로 체온과 호흡수를 올려놓고 세트 사이에 짧게 휴식하면서 근력 운동 20~30분을 하게 되면 몸속에 근육이 생기면서 노폐물과 체지방을 밀어낼 준비를 합니다. 그리고 근력 운동 후 유산소로 마무리하게 되면 노폐물과 체지방이 땀을 통해 몸 밖으로 배출됩니다. 운동 후에도 기초대사량이 높아져 한동안은 일상생활을 하더라도 체지방은 계속 연소됩니다.

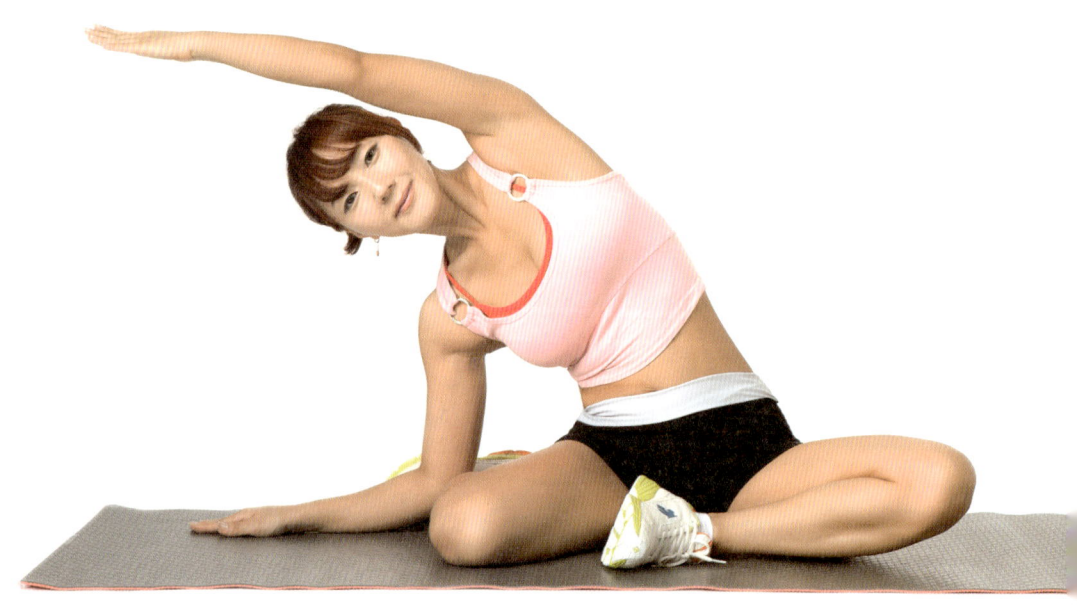

　이 책에서 안내하는 12주 다이어트 프로그램을 따라 하게 되면 어느새 기초대사량이 훌쩍 높아져 있어 먹어도 살이 잘 안 찌고, 자다가도 살이 빠지는 체질이 되어 있을 것입니다.

　처음 운동을 하기 위해 무작정 집 앞 헬스클럽에 등록을 하고 난 후 막막했던 기억이 납니다. 덤벨이나 수많은 헬스 기구들을 보면서 나오는 상관없는 딴 세상 같아 러닝머신에서 걷다가 자전거만 타고는 쌜쭉하니 집으로 돌아왔죠.

　저는 혼자였지만 당신에게는 트레이너 조영선이 있습니다. 피트니스센터에서 직접 마주하고 있는 것은 아니지만, 책을 통해 최대한 개인 트레이너로서 그동안 축적한 노하우와 생생한 경험을 전해드리겠습니다. 3개월 동안 저와 지속적으로 만나고 있다고 생각하고 따라와 주세요.

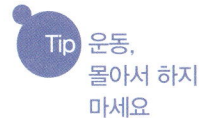

주중에는 시간이 없어 주말에 등산 한 번으로 일주일치 운동을 다 했다고 생각하는 분들 있지요. 등산의 경우는 신선한 공기를 마시며 할 수 있는 매우 좋은 레저 활동입니다만 괜히 무리해서 하다가 관절에 무리가 가기 쉽습니다. 특히 산에서 내려오면서 관절 통증을 호소하는 경우가 많아요.

과도한 운동을 한꺼번에 하는 것은 건강에 좋지 않습니다. 짧은 시간이라도 평소에 규칙적으로 꾸준히 해주는 것이 더 좋습니다. 등산은 좋은 공기 마시고 탁 트인 곳에서 즐기고 오는 활동으로 생각하고 절대 무리하지 마세요.

하체나 허리운동을 하기 위한 것이라면 차라리 평소에 계단을 오르세요. 그리고 계단을 내려올 때에는 엘리베이터를 이용하세요. 다만 여성들은 계단 오르기를 너무 많이 할 경우 종아리에 근육이 생길 수 있으니, 적당히 양을 조절하세요.

週3回
月水金
一日50'

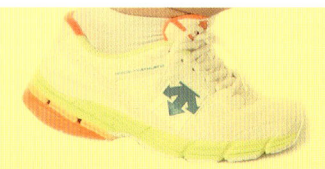

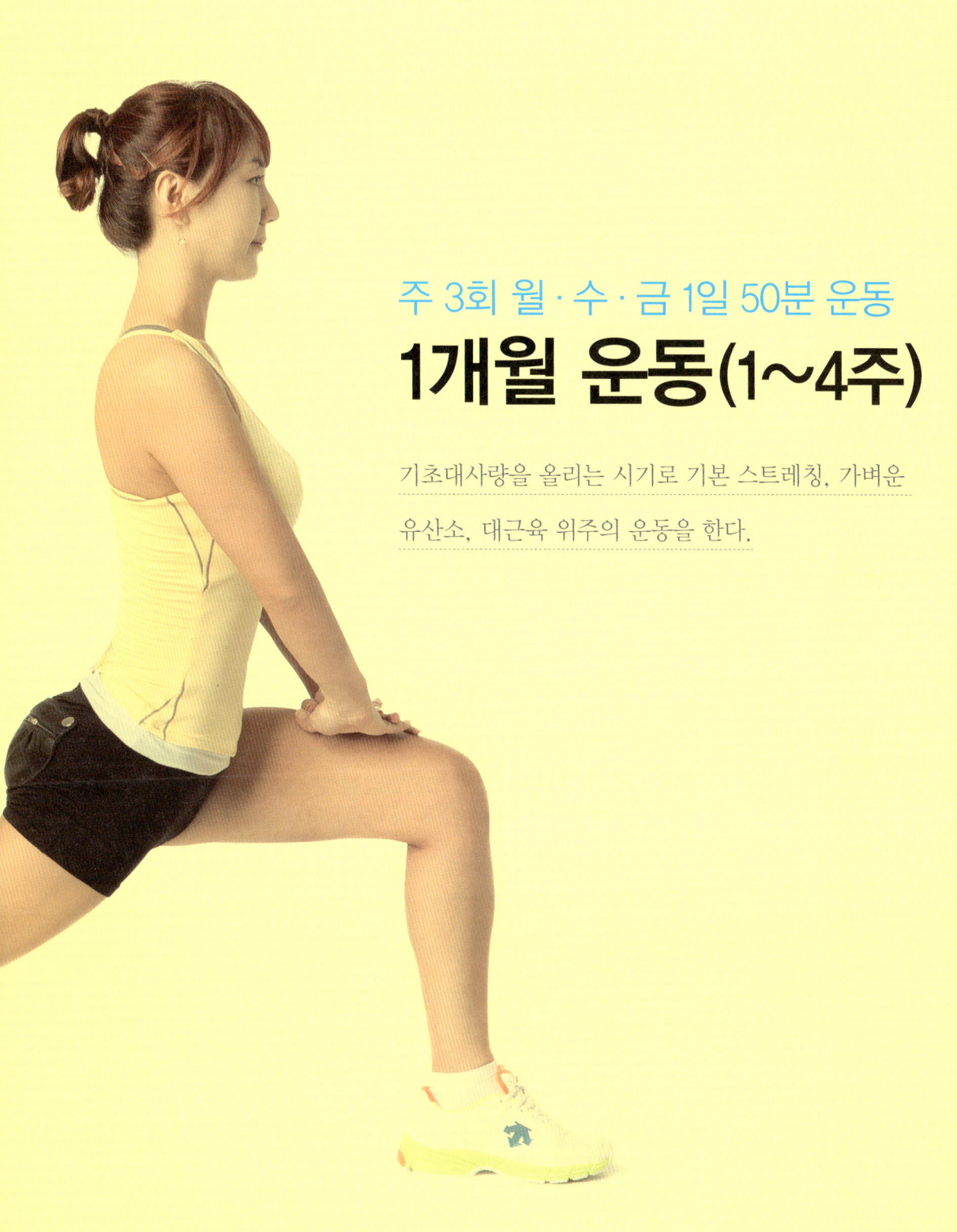

주 3회 월·수·금 1일 50분 운동

1개월 운동(1~4주)

기초대사량을 올리는 시기로 기본 스트레칭, 가벼운
유산소, 대근육 위주의 운동을 한다.

기본 체력을 길러주는
운동의 첫 단계

▶▶ 1~4주 운동 프로그램

목 표 : 기초대사량 올리기, 기본 스트레칭, 가벼운 유산소 운동, 대근육 위주 근력 운동
준비물 : 편안한 복장, 매트, 운동화(집 안에서 할 때에도 발목 관절 보호를 위해 반드시 운동화
         를 착용하세요)

가정을 돌보고, 또 직장생활까지 하느라 운동을 위해 따로 시간 낸다는 게 버거운 분들이 많습니다. 헬스클럽에 가서 직접 트레이너와 만나 운동을 하는 것이 가장 이상적이겠지만, 따로 시간과 돈을 들여야 하는 단점이 있지요. 이제 하루에 '50분', 일주일에 세 번만 시간을 내세요. 돈 들이지 않고도 살을 빼고 건강도 찾게 될 것입니다. 3개월 후 몰라보게 달라진 몸을 만나게 될 거예요.

자, 이제 본격적으로 운동을 시작할까요? 우리는 각자 편안한 장소(대부분 집이 될 테지요)에서 운동을 할 겁니다. 하루에 50분, 일주일에 세 번만 시간을 내면 됩니다. 체지방을 빼고 근육을 만들어 아름다운 몸매를 만들어주기 위해서는 스트레칭과 유산소 운동, 근력 운동이 적절하게 병행되어야 합니다.

스트레칭은 운동 전후에 몸의 긴장을 풀어주고 운동을 마무리할 때 근육을 정리해줍니다. 유산소 운동은 심폐기능을 강화시키면서 체지방을 연소하는 기능을 합니다. 근력 운동은 근육을 키워주는 운동입니다. 이제부터 함께

할 50분 프로그램에는 이 세 가지 운동이 적절하게 혼합되어 있습니다.

첫 달에는 맨손 운동부터 시작해요. 맨손 운동이라고 만만하게 보면 안 됩니다. 최적의 다이어트를 할 수 있는 과학적으로 완결된 프로그램이랍니다. 정확한 동작을 익히고 체력에 맞게 횟수와 강도를 조절하는 것이 첫달의 목표입니다. 프로그램만 잘 따라 해도 몸이 전보다 훨씬 가벼워지고 살이 빠지는 걸 느낄 수 있습니다.

본격적인 운동 전에 본인의 근력과 유연성을 테스트해보세요. 본인의 기본 체력을 알고 있어야, 적당한 운동 강도나 횟수를 스스로 조절할 수 있습니다.

다음으로 어디 아픈 곳이 없는지 확인하세요. 지병이 있는 경우에는 반드시 의사에게 소견을 구하고 운동을 시작하도록 합니다. 간혹 고혈압이 있는 분이 무리해서 운동하다가 갑자기 쓰러지는 경우도 보았습니다. 자신의 건강 상태나 체력 상태에 비해 너무 과하지 않게 운동해야 합니다.

만약 운동을 하다가 통증이 있는 경우는 어떤 종류의 통증인지 잘 살펴보아야 합니다. 운동을 처음 시작하고 나면 한동안 근육통이 온답니다. 몸이 구석구석 쑤시고 꼼짝할 수 없을 만큼 아프기도 하지요. 운동으로 인한 근육통은 대개 3~4일 지나면 서서히 사라지는 것이 일반적입니다. 그리고 근육통의 경우 통증이 와도 운동을 규칙적으로 계속해야 제대로 운동 효과를 볼 수 있습니다.

그러나 병으로 인한 통증은 운동으로 인한 근육통과는 다릅니다. 만약 통증이 오랫동안 지속되거나 갑자기 심해질 경우 몸에 이상이 있어서 그런 것은 아닌지 잘 살펴보고 의사에게 보이는 것이 필요합니다. 운동을 하는 기간 중에 통증이 심해질 경우에는 잠시 쉬었다가 다시 도전해보는 것도 방법입니다.

간혹 기초대사량이 현저하게 떨어지는 분들이 있어요. 흔히 '저질 체력'이라고 하죠? 기본 체력이 워낙 없어서 갑자기 시작하는 운동이 버거운 분들입니다. 이런 분들은 무리해서 운동을 따라 하기보다는 먹는 것, 그러니까 식이요법을 적절히 고려하여 칼로리를 줄이고 영양을 높이는 식단을 짜서 실천하면서 서서히 운동을 병행하는 것이 낫습니다.

처음부터 운동에 욕심내지 마세요. 1, 2주 정도 지나면 몸이 좋아지는 것이 서서히 느껴질 겁니다. 체력이 좋아지면 그때부터 운동의 강도를 조금씩 높여가도 괜찮습니다. 사람마다 체력도 다르고 그에 따른 운동의 강도도 달라요. 그러니 운동을 하면서 몸의 변화를 잘 들여다보고 느낌을 잘 관찰하세요. 간혹 체력이 좋아서 맨손 프로그램이 운동 효과가 부족하다고 느끼는 분들이라면 가벼운 덤벨을 들고 하는 것은 괜찮습니다.

첫 1주는 정확한 동작을 익히는 데 주력합니다. 운동은 얼마나 많이, 얼마나 오래 하느냐보다 얼마나 바른 자세로 정확한 동작을 하느냐가 매우 중요합니다. 그러니 첫 1, 2주는 횟수와 강도에 연연하기보다는 정확한 자세인지 주의를 기울이며 운동하세요. 정확한 자세를 취하고 아랫배에 힘을 주어 복부를 조인 상태에서 하는 것이 운동 효과가 좋습니다.

2주째 들어서면 이제 내 체력에 맞는 적당한 동작 횟수와 세트에 대한 감이 오게 됩니다. 체력에 따라 횟수와 세트 수도 조정합니다. 3, 4주에는 운동 사이사이 쉬는 간격을 적절하게 조절해보세요. 보통은 동작과 동작 사이에 쉬는 간격이 40초~1분 정도입니다. 그런데 내가 힘들다고 느껴진다면 조금 더 쉬어도 됩니다.

그럼, 어떤 옷을 입고 운동할까요? 운동복은 몸을 자유롭게 움직일 수 있도록 가볍고 편안한 것이 좋습니다. 길이는 상관없습니다. 단 몸에 딱 붙는 옷을 입고 운동하세요. 그래야 운동 중 자세가 바른지, 동작의 균형이 이루어졌는지, 내 몸이 어떻게 변화하는지 제대로 확인하며 운동할 수 있습니다.

집에서 운동할 때에도 발목 관절 보호를 위해 반드시 실내용 운동화를 신고 운동하세요. 가볍고 쿠션이 좋아 충격을 흡수하고 발을 보호할 수 있는 것, 미끄러지지 않도록 바닥은 고무 소재로 된 것, 발에 꼭 맞는 것이 좋습니다.

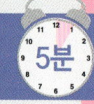

5분 워밍업
스트레칭

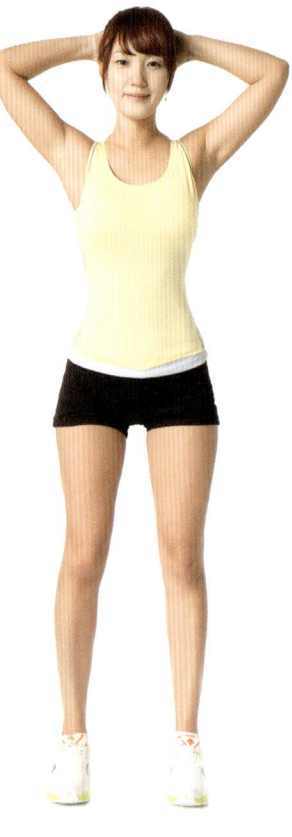

1

발은 어깨 넓이로 벌린다.
두 손은 깍지 껴 머리 뒤에 둔다.

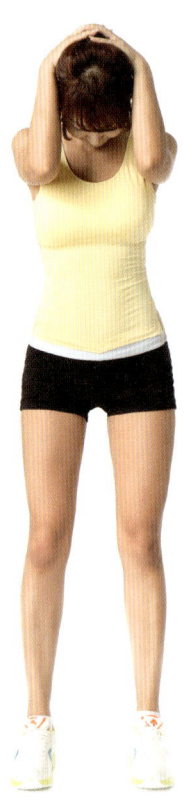

2

호흡을 들이마시고 내쉬면서 팔꿈치를 모아
고개를 숙인다. 이때 어깨가 앞으로 쏠리지
않게 한다. 10초간 유지한다.

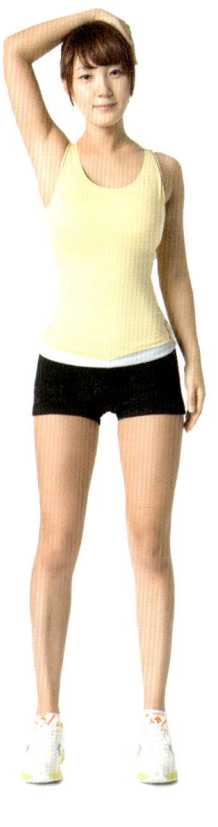

1 오른손은 왼쪽 귀에 댄다.

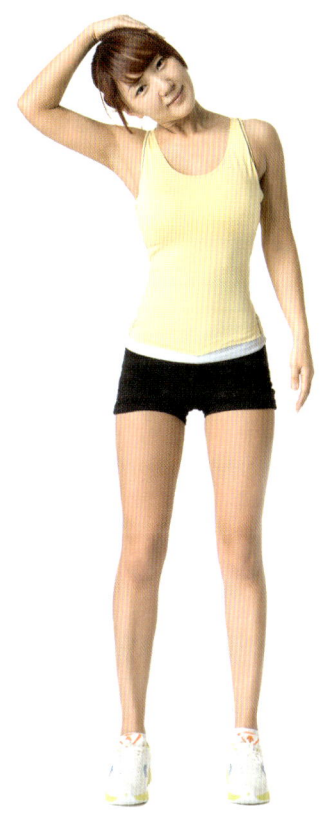

2 호흡을 들이마시고 내쉬면서 고개를 오른쪽으로 내린다. 이때 오른쪽 어깨가 솟지 않게 한다. 10초간 유지한다.

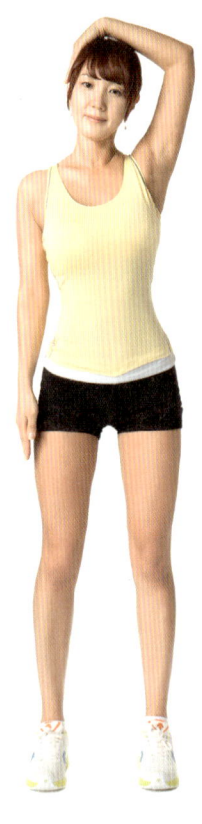

1 왼손은 오른쪽 귀에 댄다.

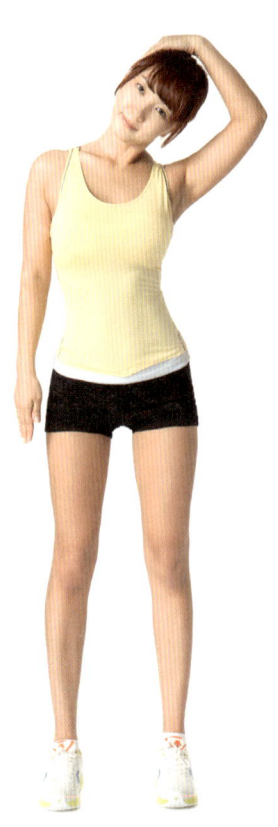

2 호흡을 들이마시고 내쉬면서 고개를 왼쪽으로 내린다. 이때 왼쪽 어깨가 솟지 않게 한다. 10초간 유지한다.

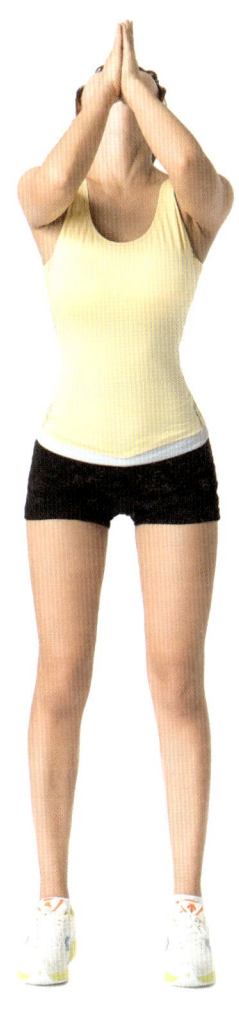

1 두 손은 겹치고 호흡을 들이마시고 내쉬면서 엄지
손가락을 턱 앞쪽에 댄다. 그리고 엄지손가락으로
턱 앞을 밀어준다. 10초간 유지한다.

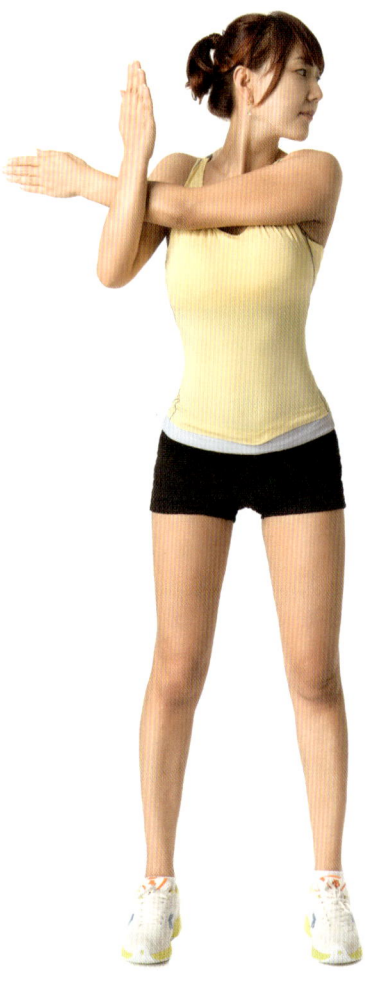

1

몸 앞쪽에서 호흡을 들이마시고 내쉬면서 왼팔을 몸
쪽으로 당긴다. 왼팔은 바닥과 수평으로 펴준다.
10초간 유지한다.

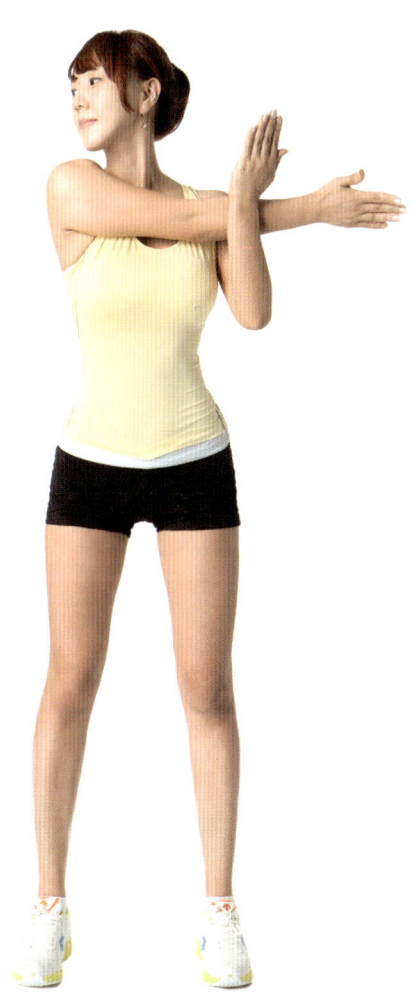

1

몸 앞쪽에서 호흡을 들이마시고 내쉬면서 오른팔을
몸 쪽으로 당긴다. 오른팔은 바닥과 수평으로 펴준
다. 10초간 유지한다.

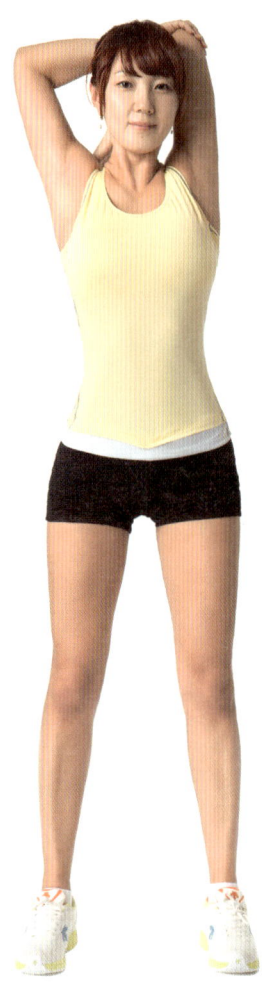

1

왼팔을 위로 올린다. 위팔을 직각으로 세우고 아래팔을 접어 머리
뒤로 내린다. 호흡을 들이마시고 내쉬면서 팔꿈치를 오른손으로
당겨준다. 10초간 유지한다.

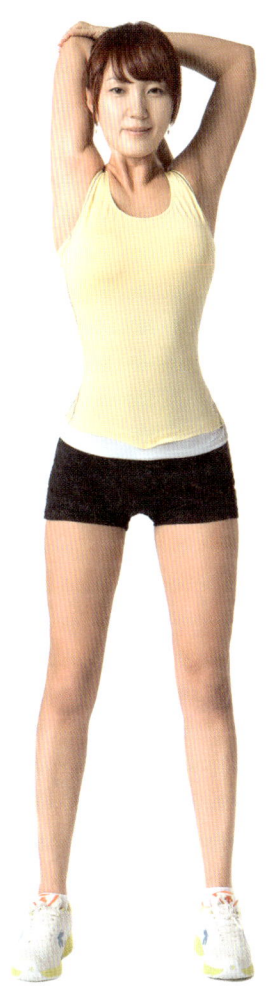

1

오른팔을 위로 올린다. 위팔을 직각으로 세우고 아래팔을 접어 머리 뒤로 내린다. 호흡을 들이마시고 내쉬면서 팔꿈치를 왼손으로 당겨준다. 10초간 유지한다.

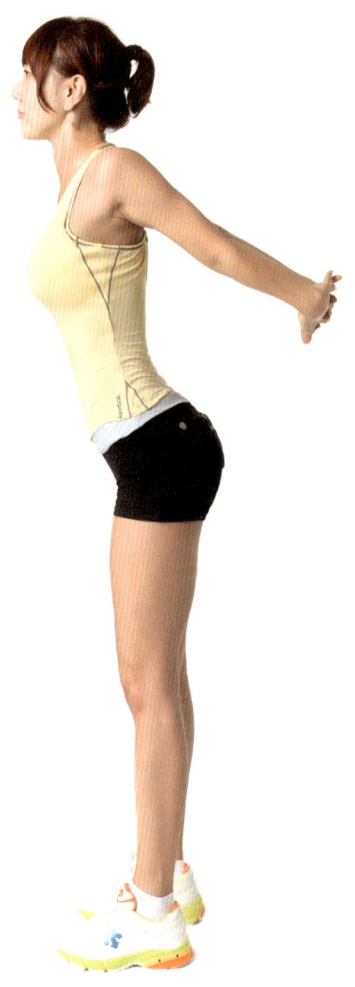

1 손은 등 뒤에서 깍지 낀다. 팔꿈치는 펴고 호흡을 들이마시고 내쉬면서 팔을 최대한 위로 들어 올린다. 허리를 편 채 동작을 시행한다. 10초간 유지한다.

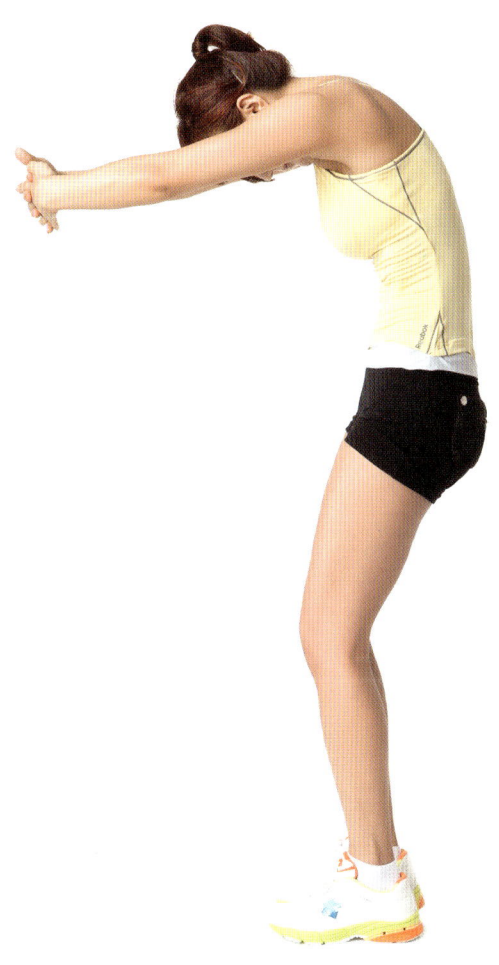

1

손은 몸 앞쪽에 두고 팔을 편다. 호흡을 들이마시고 내쉬면서 등을 최대한 동그랗게 말아준다. 이때 고개를 최대한 숙여 목 뒤까지 늘려준다. 10초간 유지한다.

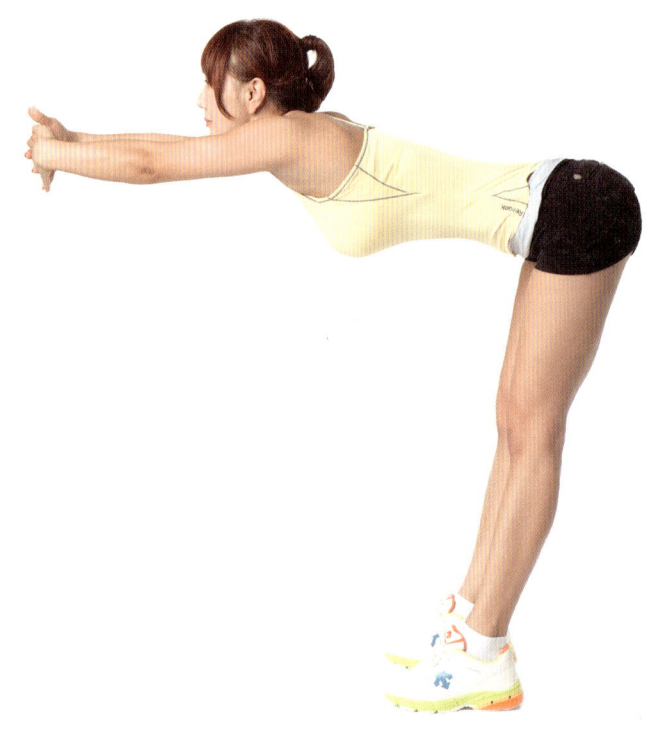

1

손은 깍지 끼고 등을 편 채 상체를 90도로 굽혀 허리를
늘려준다. 이때 손등을 앞으로 쭉 밀어주며 등은 굽히지
않는다. 10초간 유지한다.

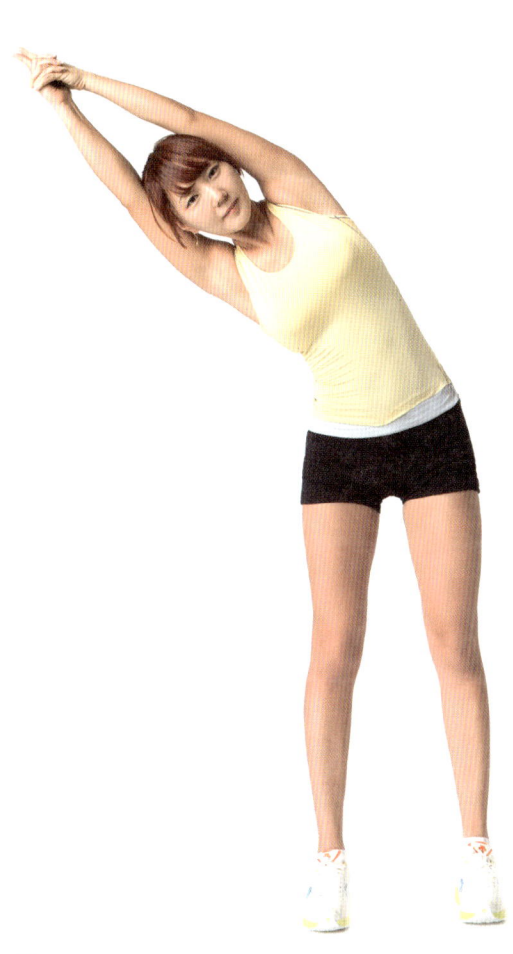

1

머리 위로 팔을 올려 손바닥을 겹친다. 팔꿈치는 펴고 검지는
천장 쪽으로 쭉 올린다. 오른쪽으로 상체를 굽혀준다. 이때 왼쪽
골반을 왼쪽으로 충분히 밀어준다. 10초간 유지한다.

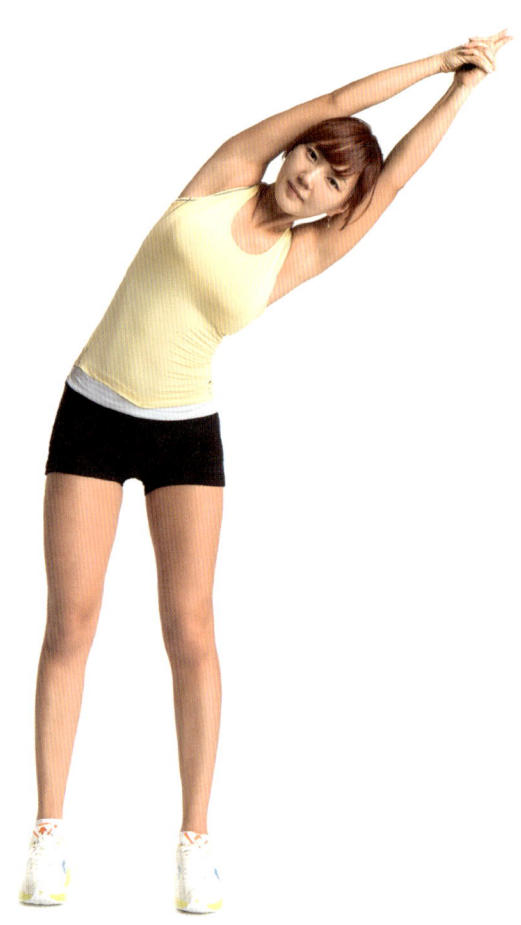

1

머리 위로 팔을 올려 손바닥을 겹친다. 팔꿈치는 펴고 검지는 천장
쪽으로 쭉 올린다. 왼쪽으로 상체를 굽혀준다. 이때 오른쪽 골반을
오른쪽으로 충분히 밀어준다. 10초간 유지한다.

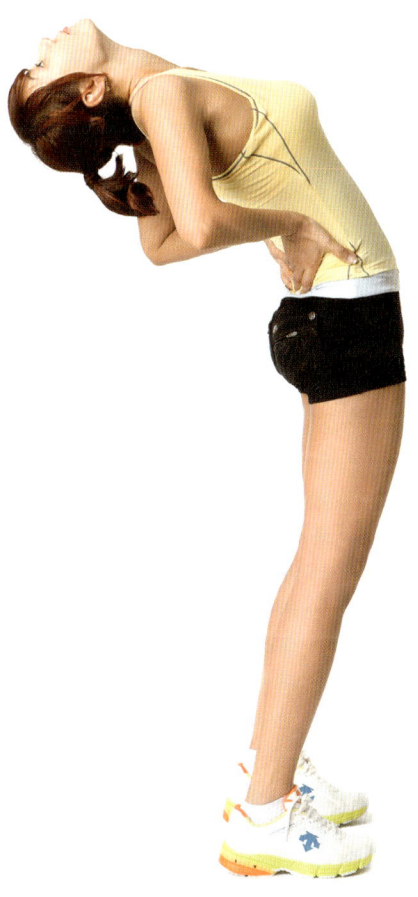

1

뒤쪽 골반 위에 두 손을 얹는다. 호흡을 들이마시고 내쉬면서
상체와 고개를 충분히 뒤로 젖혀준다. 어깨와 머리의 힘을 뺀
다. 10초간 유지한다.

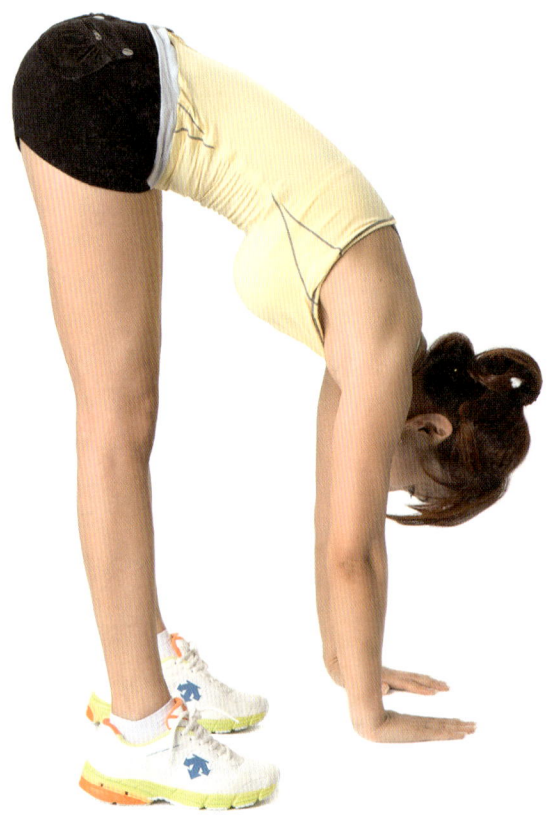

1

양발은 어깨 넓이로 벌린다. 호흡을 들이마시고 내쉬면서
상체를 깊숙이 숙여 손바닥이 바닥에 닿도록 한다. 이때
무릎은 펴준다. 10초간 유지한다.

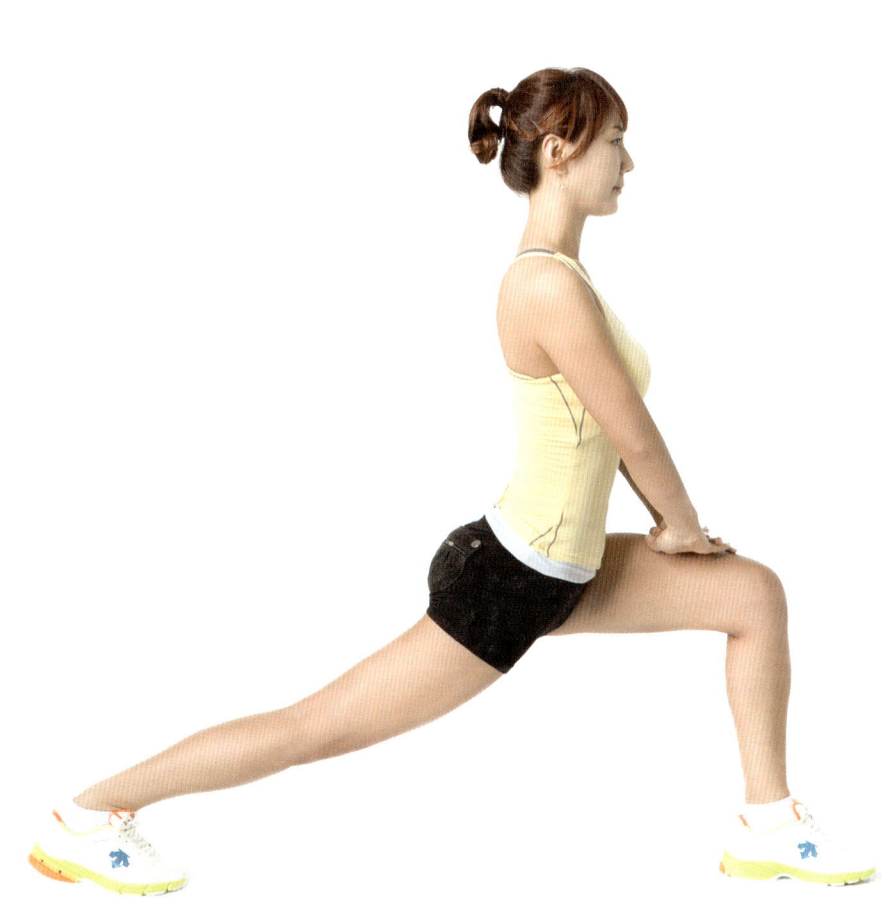

1

발 넓이는 앞뒤로 넓게 벌린다. 왼쪽 다리 각도는 90도, 오른쪽
다리는 뒤꿈치를 든다. 호흡을 들이마시고 내쉬면서 다리를 펴주
고 두 손은 깍지 껴 허벅지 위에 올려놓는다. 10초간 유지한다.
반대편 왼쪽 종아리도 같은 방법으로 시행해준다.

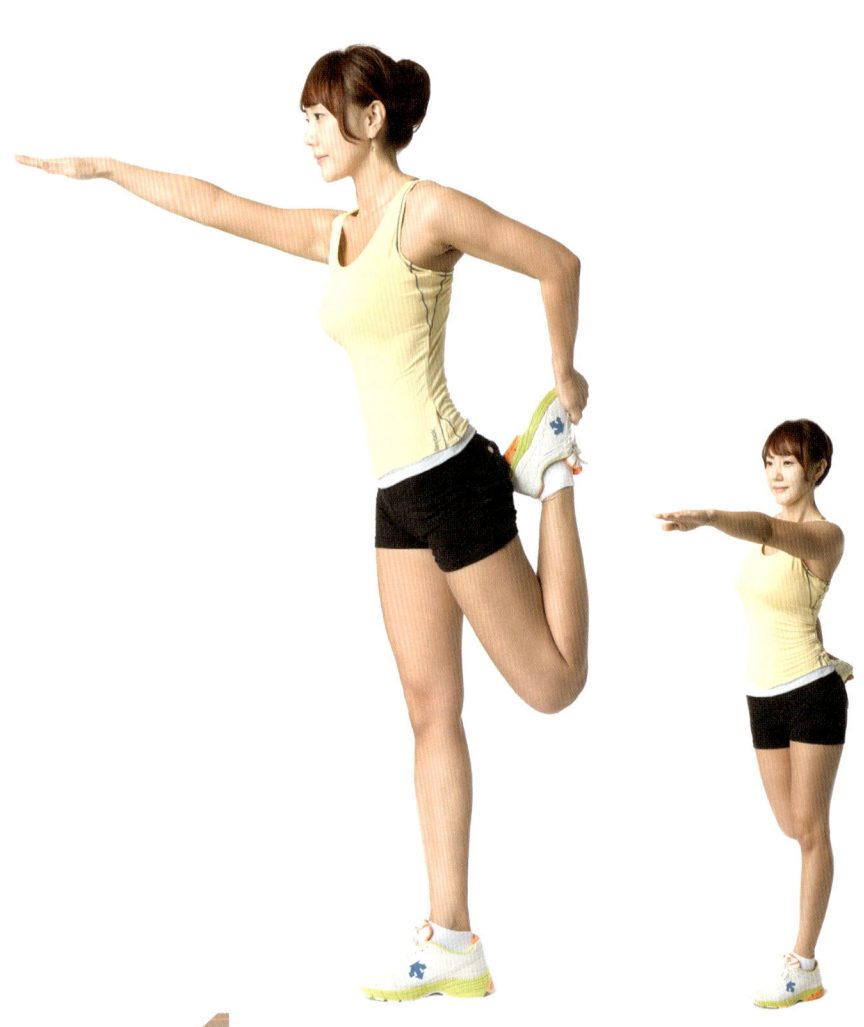

1 다리를 뒤로 접는다. 호흡을 들이마시고 내쉬면서 발끝을 왼손으로 잡아 엉덩이 쪽으로 당겨준다. 이때 오른팔은 앞으로 펴서 몸의 중심을 잡아준다. 10초간 유지한다. 반대편 오른쪽도 똑같은 방법으로 시행해준다.

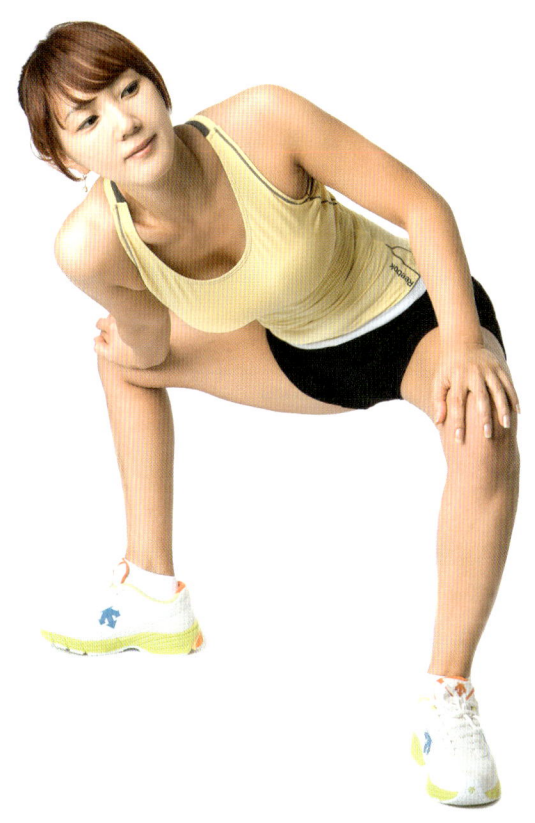

1 발은 넓게 벌려 선다. 발끝 방향이 45도 바깥쪽으로 향하게 한다. 그리고 다리 각도는 90도로 앉는다. 호흡을 들이마시고 내쉬면서 오른쪽 어깨를 틀고 오른손으로 오른쪽 무릎 안쪽에서 바깥쪽으로 밀어준다. 10초간 유지한다. 반대편 왼쪽도 똑같은 방법으로 시행해준다.

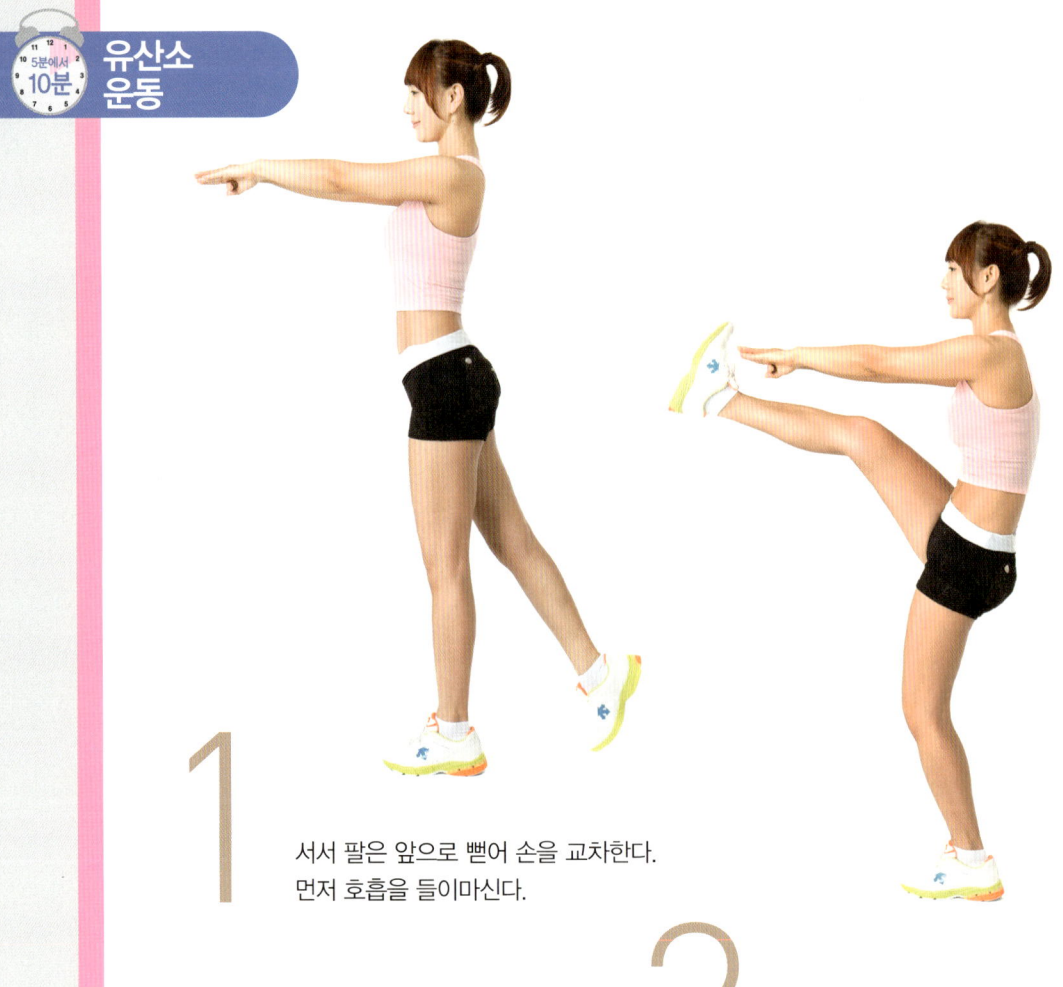

1

서서 팔은 앞으로 뻗어 손을 교차한다.
먼저 호흡을 들이마신다.

2

호흡을 내쉬면서 발을 손끝으로 차올린
다. 반대편도 똑같이 한다. 10~20회.

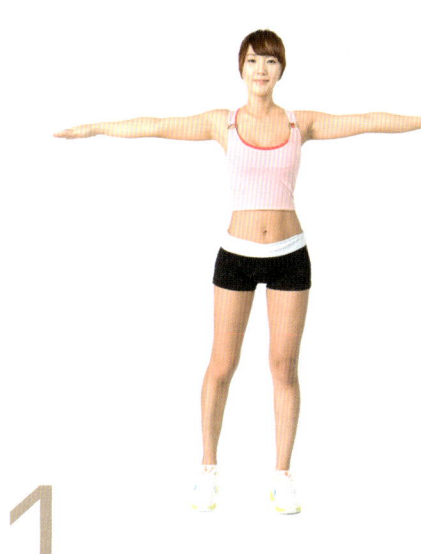

1 오른발 끝을 왼손 끝으로 차는
동작이다. 서서 호흡을 들이마
신다.

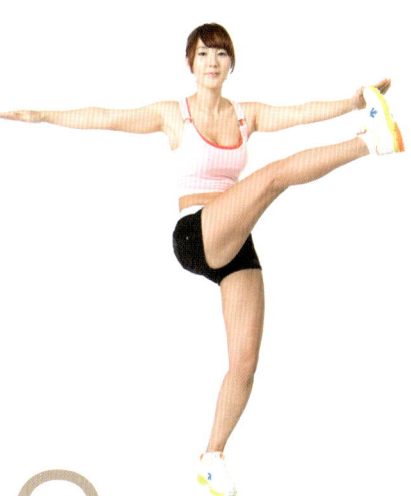

2 호흡을 내쉬면서 크로스로 차올
린다.

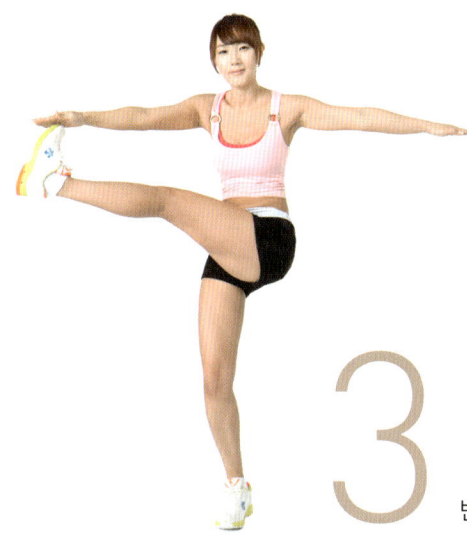

3 반대편도 똑같이 한다. 10~20회.

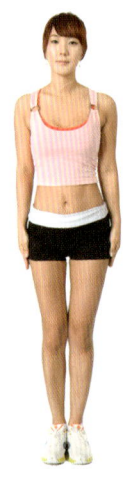

1 양팔 벌려 뛰기이다.
호흡을 들이마시면서
발을 모아 선다.

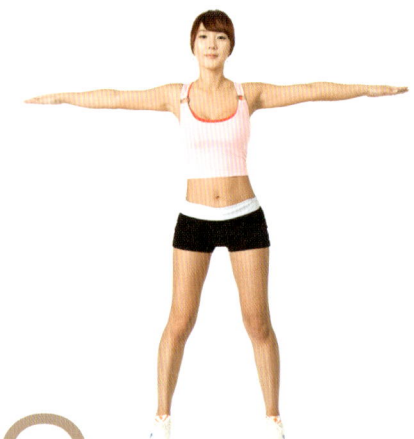

2 호흡을 내쉬면서 양발
벌리고 양팔을 수평으로
뻗는다.

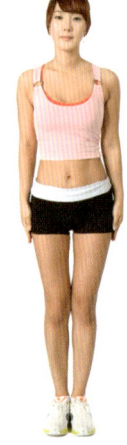

3 호흡을 들이마시면서
다시 팔 내리고
양발을 모아 선다.

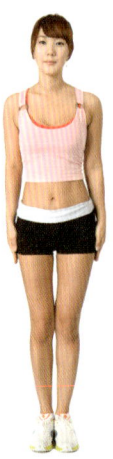

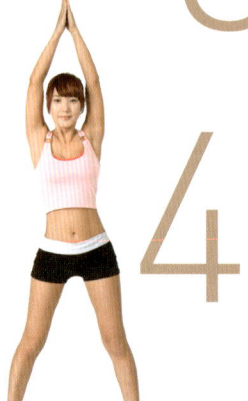

4 호흡을 내쉬면서 양발을
벌려 머리 위에서 손을
모아준다.

5 호흡을 들이마시면서 다시 팔 내리고
양발을 모아 선다. 이 동작을 1회로
보고, 10~20회 시행한다.

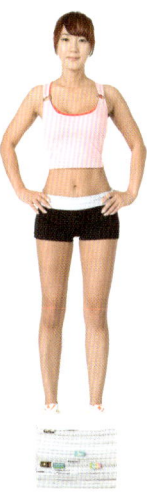

1 잡지책을 5~6권 쌓아
올린다.

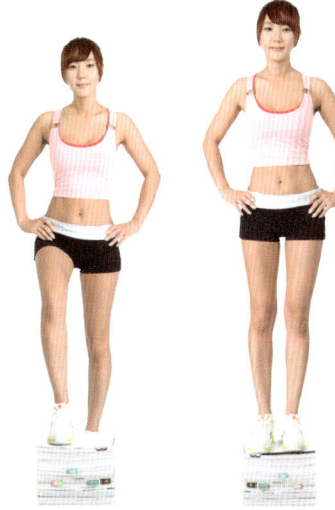

2 잡지책 앞에 서고 오른발 먼저 올라가고
왼발이 따라 올라간다.

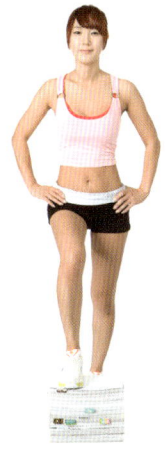

3 다시 왼발 먼저 내려온다.

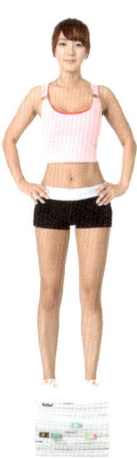

4 오른발이 뒤따라 내려온다. 반대 발도
똑같이 시행해준다. 이 동작을 1회로
보고, 10~20회 시행한다.

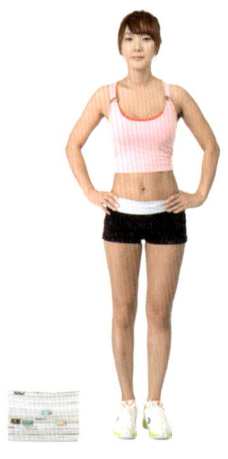

1 잡지책을 5~6권 쌓아올린다.
잡지책의 오른쪽에 선다.

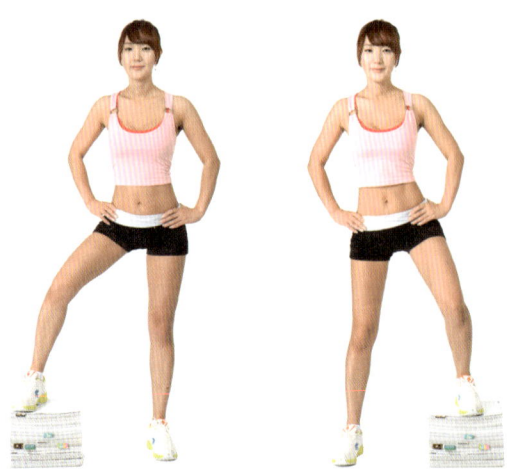

2 오른발을 잡지책 위에 올려놓고 속도를 내어 발을 바꾸도록 한다.
이 동작을 빠른 속도로 시행해준다. 10~20회.

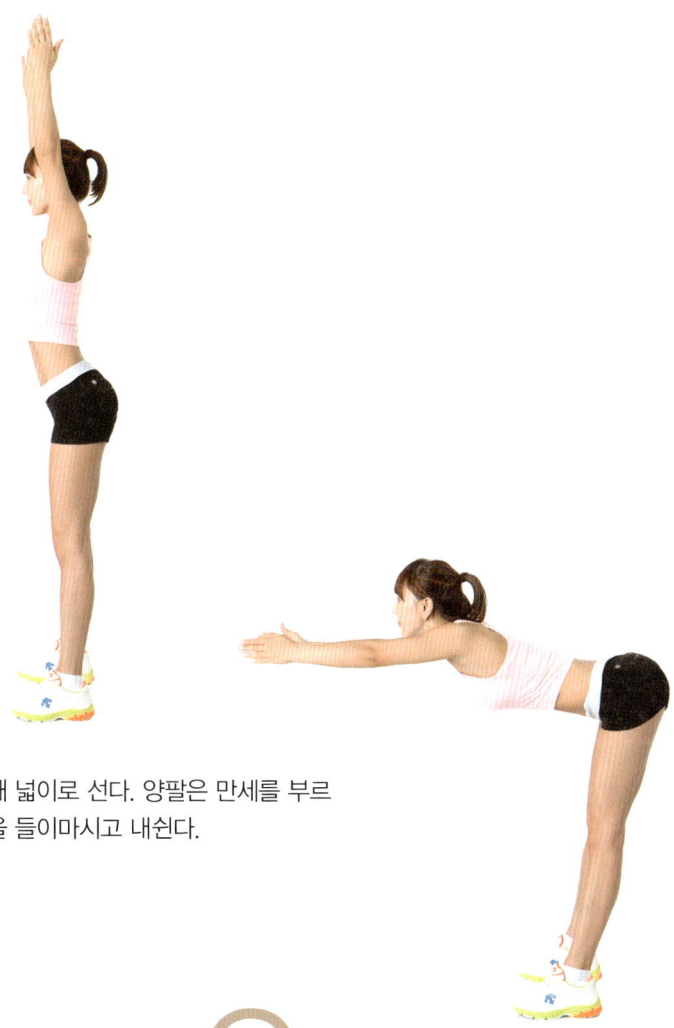

1 발은 어깨 넓이로 선다. 양팔은 만세를 부르고 호흡을 들이마시고 내쉰다.

2 호흡을 들이마시면서 허리를 쭉 편 채 상체를 90도 앞으로 숙인다. 다시 만세를 부르며 선다. 10~20회.

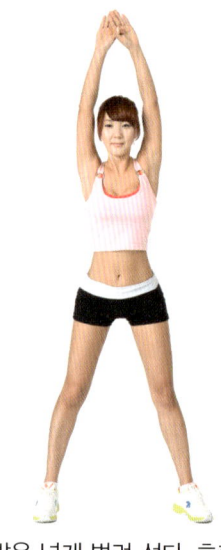

1 양발은 넓게 벌려 선다. 호흡을 들이마시고 내쉬면서 두 손을 모아 올린다.

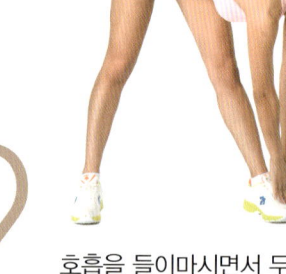

2 호흡을 들이마시면서 두 손을 왼발 끝쪽으로 가져간다.

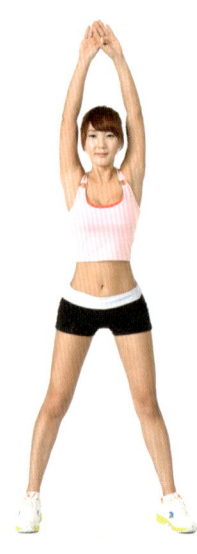

3 호흡을 내쉬면서 두 손을 모아 올린다.

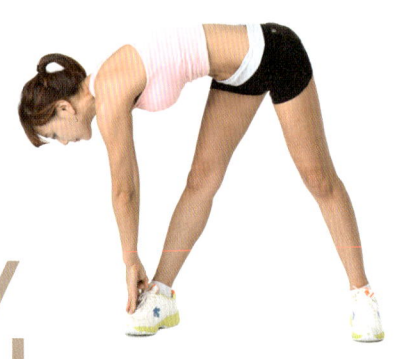

4 호흡을 들이마시면서 반원을 그리는 형태로 오른발 끝으로 가져간다. 10~20회.

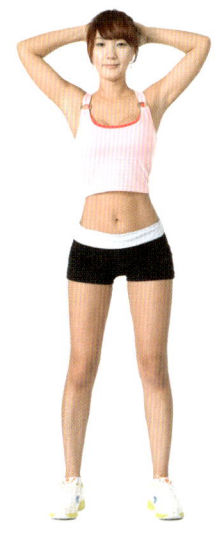

1 호흡을 들이마시고 손은 깍지 껴
머리 뒤에 둔다.

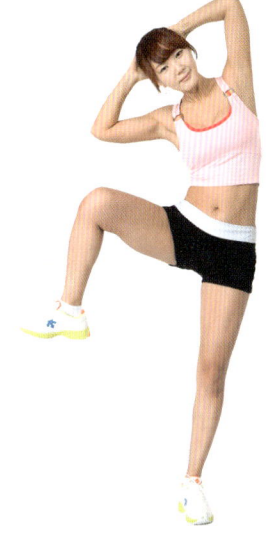

2 호흡을 내쉬면서 오른팔과 오른쪽
무릎이 가까워지게 다리를 접어 올
리고 상체는 오른쪽으로 숙여준다.
10∼20회.

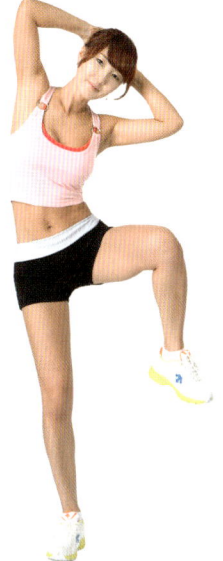

3 반대쪽도 10∼20회 해준다.

양발 넓혀 앉았다 일어나기

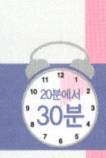
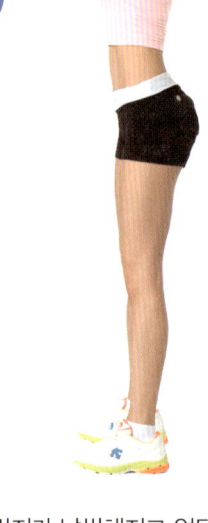

1 허벅지가 날씬해지고 엉덩이를 올려주는 동작이다. 양발은 어깨 넓이로 선다. 팔은 앞으로 나란히 뻗어준다.

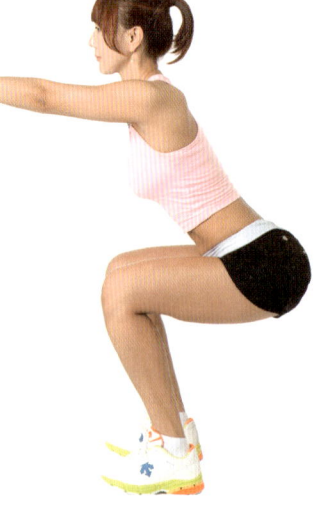

2 호흡은 들이마시면서 엉덩이를 몸 뒤쪽으로 빼면서 앉는다. 허벅지가 바닥과 나란해지는 지점까지 앉았다가 호흡을 내쉬면서 일어난다. 15~20회를 1세트로, 2~3세트 반복 시행한다.

TIP 양발 끝은 앞을 향하고, 무릎은 바깥쪽으로 벌어지지 않게 안쪽으로 모아지지 않게 한다. 앉았을 때 무릎이 발끝을 넘지 않는 지점까지만 앉는다.

발 앞뒤로 넓혀 앉았다 일어나기

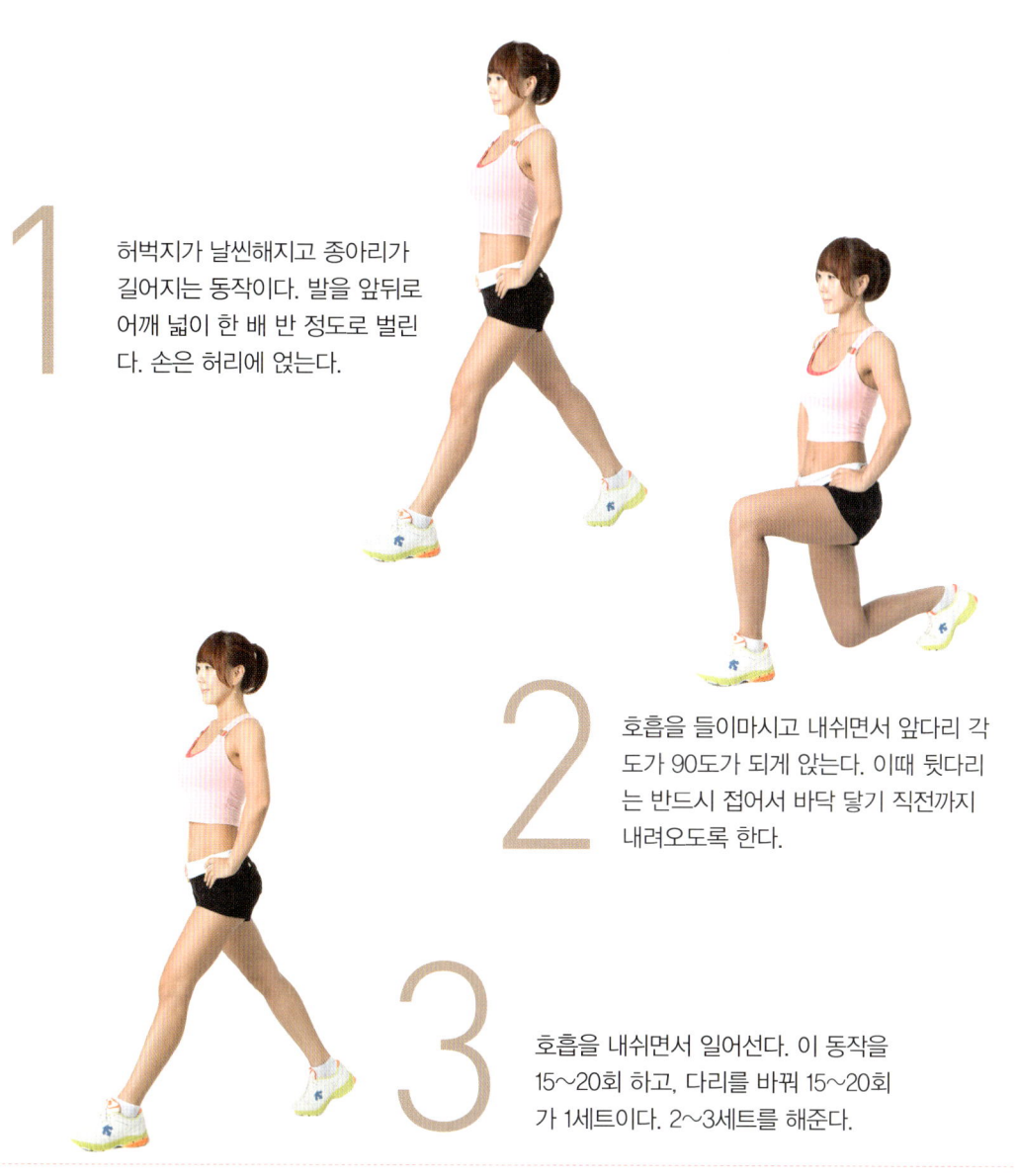

1 허벅지가 날씬해지고 종아리가 길어지는 동작이다. 발을 앞뒤로 어깨 넓이 한 배 반 정도로 벌린다. 손은 허리에 얹는다.

2 호흡을 들이마시고 내쉬면서 앞다리 각도가 90도가 되게 앉는다. 이때 뒷다리는 반드시 접어서 바닥 닿기 직전까지 내려오도록 한다.

3 호흡을 내쉬면서 일어선다. 이 동작을 15~20회 하고, 다리를 바꿔 15~20회가 1세트이다. 2~3세트를 해준다.

TIP 동작을 옆에서 보았을 때 앞다리 각도가 90도가 되게 앉는데, 무릎이 발끝을 넘지 않게 한다.

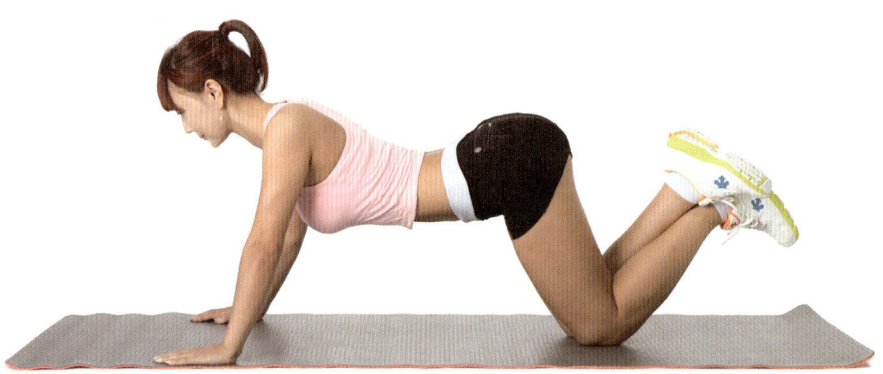

1

가슴선을 예쁘게 해주고 팔과 어깨의 군살을 제거하는 동작이다. 매트 위를 기어가는 자세로 손과 무릎을 매트에 둔다. 엉덩이는 천장 쪽으로 향하게 하고 손은 넓게 벌려준다.

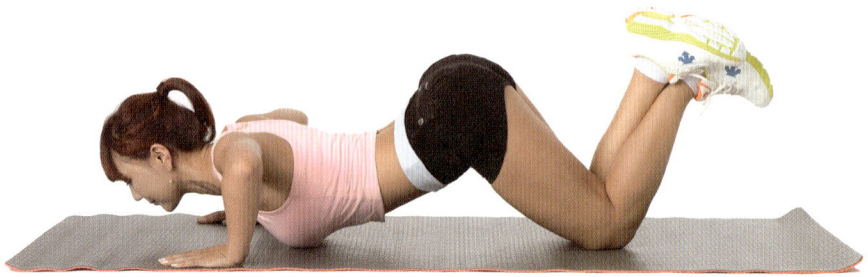

2

호흡을 들이마시면서 팔꿈치가 바깥쪽으로 빠지도록 팔을 굽히고 가슴을 바닥 쪽으로 내려준다. 가슴이 바닥에 닿기 직전까지 내려갔다가 호흡을 내쉬면서 팔을 펴준다. 이 동작을 15~20회 반복해준다.

TIP 옆에서 보았을 때 위팔과 어깨가 나란하게 팔꿈치의 위치를 정해준다.
이 동작을 할 때는 턱을 들어준다.

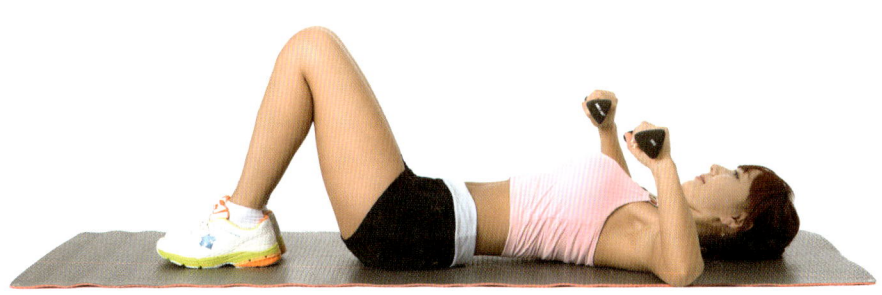

1 가슴선을 예쁘게 만들어주는 동작이다. 덤벨을 들고 매트에 눕는다. 무릎은 세운다. 호흡을 들이마시면서 팔꿈치를 바깥쪽으로 향하게 내려준다.

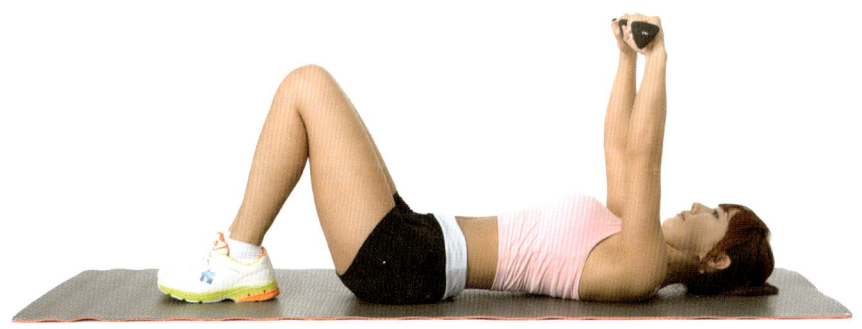

2 팔꿈치가 바닥 닿기 직전까지 내렸다가 호흡을 내쉬면서 팔을 위로 펴준다. 15~20회를 1세트로, 2세트 해준다.

TIP 팔 각도가 90도 이상으로 벌어지지 않게 주의하고, 덤벨은 위에서 모아준다. 덤벨이 머리 쪽으로 넘어가지 않도록 한다.

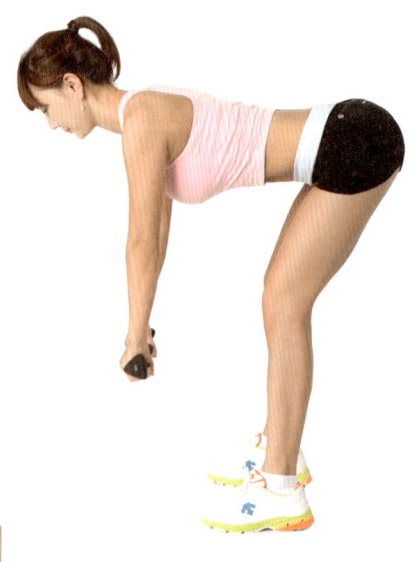

1 등의 군살을 빼주는 동작이다. 덤벨을 들고 상체를 90도로 굽힌다. 이때 등을 충분히 펴준다.

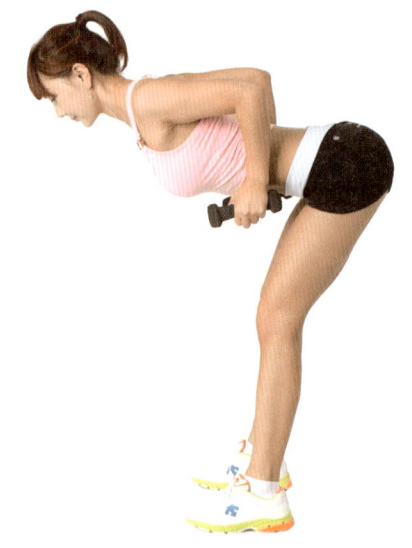

2 호흡을 내쉬면서 팔을 아래로 폈다가 들이마시면서 팔을 90도로 접어 팔꿈치를 등 위로 올린다. 15~20회를 1세트로, 2세트를 한다.

TIP 앞쪽에서 보았을 때 팔꿈치는 옆구리를 스쳐 등 위로 올려줘야 한다. 팔꿈치가 바깥쪽으로 벌어지지 않게 주의한다. 운동하는 동안 등이 굽지 않도록 한다.

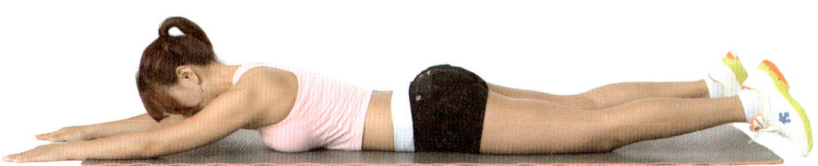

1 허리와 등을 강화시켜주는 동작이다. 엎드려 양팔과 양발을 어깨 넓이로 벌린다. 시선은 아래를 본다.

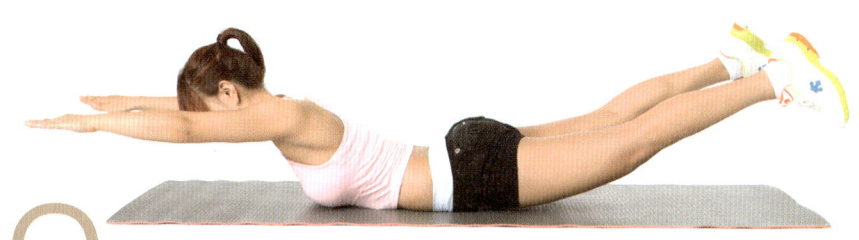

2 호흡을 들이마시고 내쉬면서 매트에서 가슴과 다리를 동시에 띄운다. 최고 지점에서 1~2초 멈추었다가 팔다리를 내린다. 15~20회를 1세트로, 2~3세트를 해준다.

TIP 턱을 당기고 동작을 시행한다.
최저 지점에서도 손과 발이 바닥에서 떠 있어야 한다.

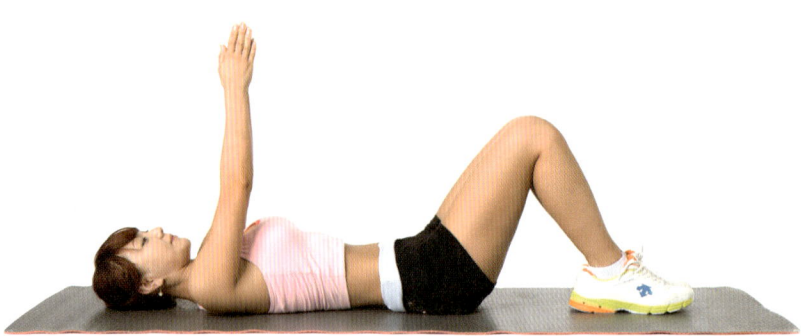

1 다리를 접어 매트에 눕는다.
팔은 위로 뻗어 손은 모아준다.

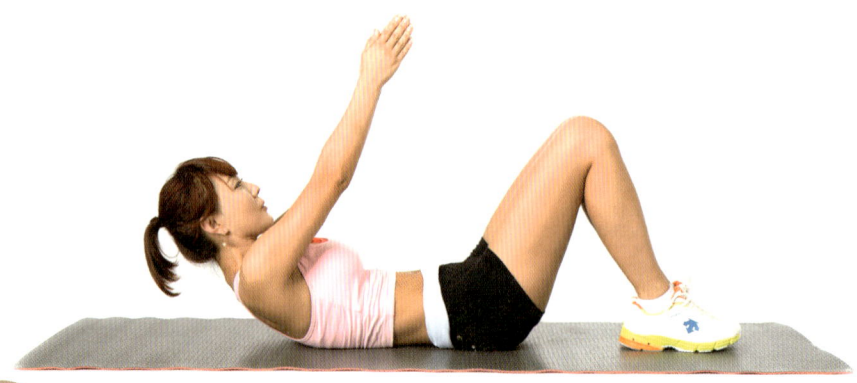

2 호흡을 들이마시고 내쉬면서 등을 바닥에서 띄운다. 머리가 바닥 닿기
직전까지 내려왔다가 반복 시행해준다. 15~20회를 1세트로, 2~3세트를
해준다.

TIP 고개의 힘을 빼고, 턱이 들리지 않고 뒷목이 꺾이지 않게 턱과 가슴 사이에 주먹 하나 공
간을 유지한다.

1

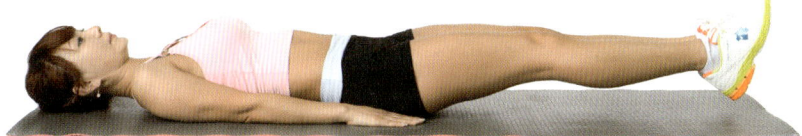

매트에 누워 다리를 모아 호흡을 들이마신다.

2

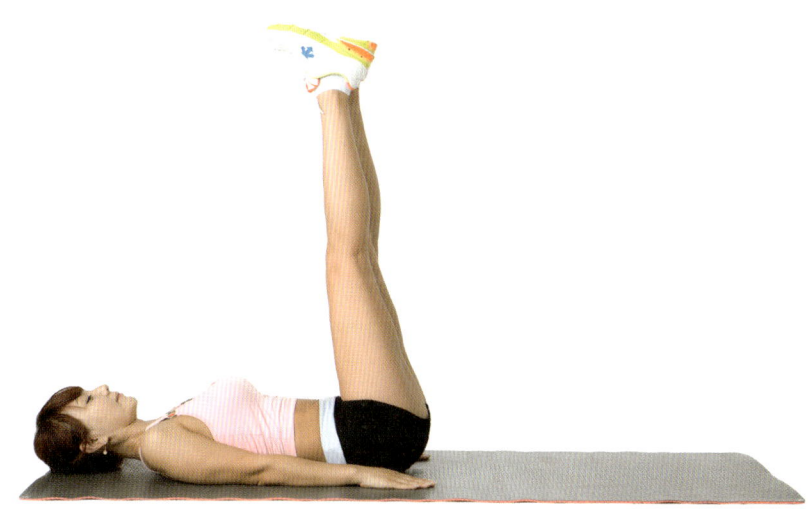

호흡을 내쉬면서 다리를 90도로 들어 올렸다 내린다. 바닥 닿기 직전까지 내려왔
다가 다시 들어올리기를 반복한다. 15~20회를 1세트로, 2~3세트를 해준다.

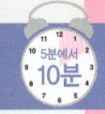

마무리
유산소 운동

1

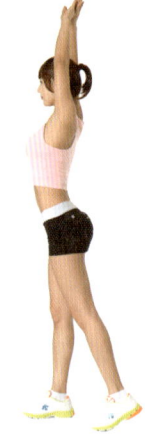

양발은 어깨 넓이로 선다. 호흡을 들이마시면서 팔을 위로 뻗어 두 손은 모아준다.

2

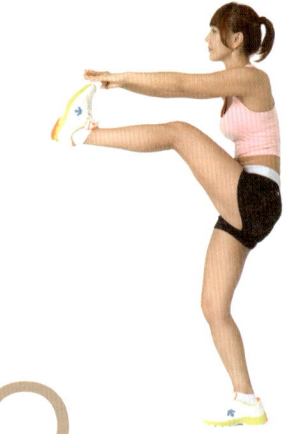

호흡을 내쉬면서 왼쪽 다리를 앞으로 차고, 팔을 몸 앞쪽 수평으로 동시에 내려준다.

3

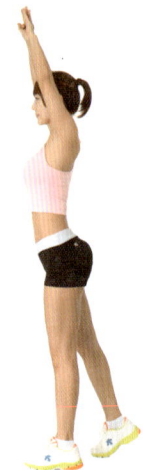

호흡을 들이마시면서 다리를 원위치로 가져가고 팔도 다시 위로 들어준다.

4

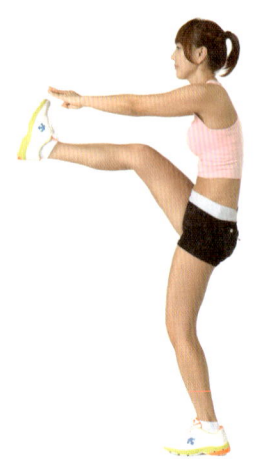

호흡을 내쉬면서 오른쪽 다리도 같은 방법으로 반복한다. 15~20회 교대로 차준다.

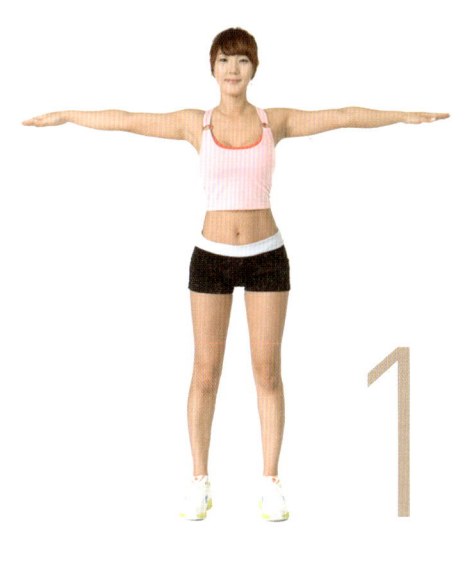

1 호흡을 들이마시고 양팔은 수평으로 한다.

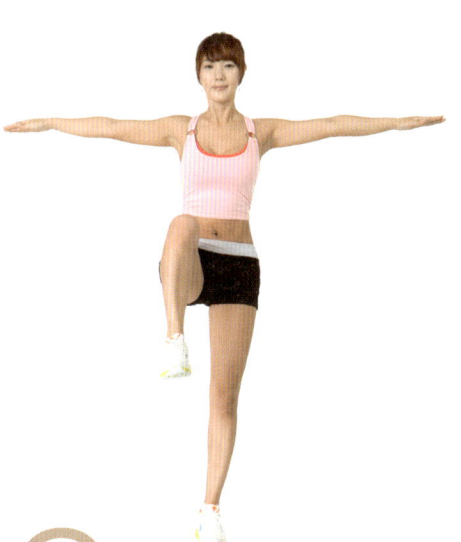

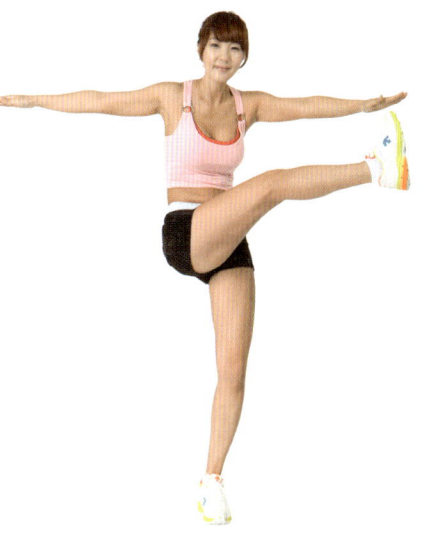

2 호흡을 내쉬면서 오른쪽 다리를 90도 각도로 앞으로 올렸다가 호흡을 들이마시면서 내린 후 다시 호흡을 내쉬면서 왼손 끝으로 크로스로 차올린다. 같은 방향으로 15~20회 하고, 반대 방향으로 똑같은 횟수로 시행해준다.

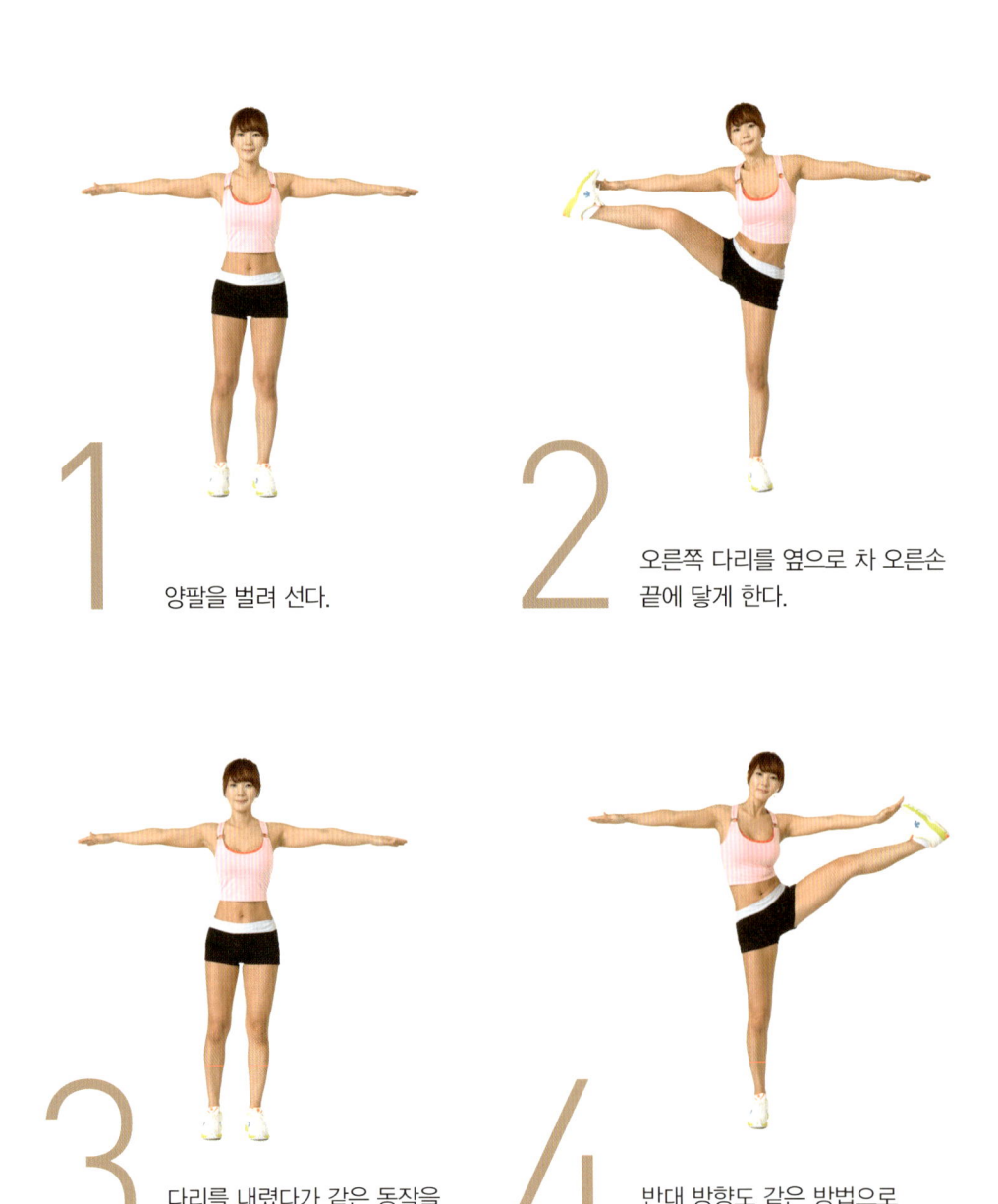

1 양팔을 벌려 선다.

2 오른쪽 다리를 옆으로 차 오른손 끝에 닿게 한다.

3 다리를 내렸다가 같은 동작을 15~20회 시행해준다.

4 반대 방향도 같은 방법으로 시행해준다.

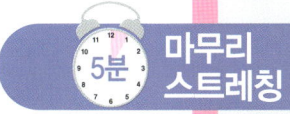

5분 마무리 스트레칭

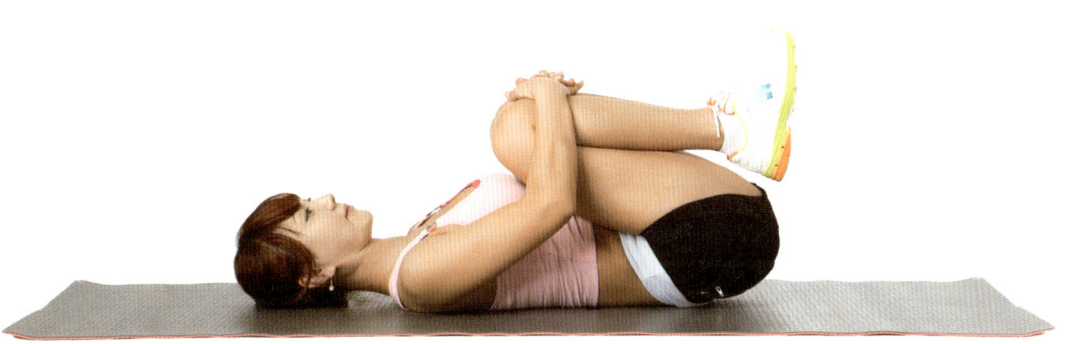

1

허리를 늘려주는 동작이다. 매트에 눕는다. 호흡을
들이마시고 내쉬면서 손은 깍지 껴 무릎을 안는다.
힘껏 당겨주면서 15~20회 반복 시행한다.

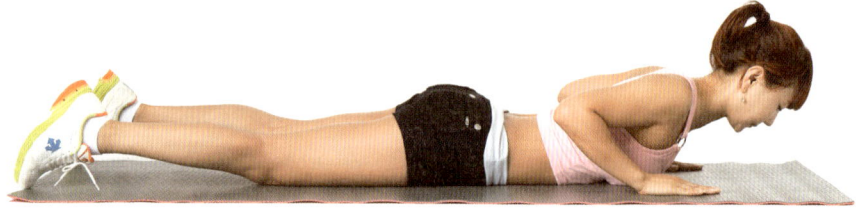

1

상체 앞쪽을 늘려주는 동작이다. 매트에 엎드린 후 발은 어깨 넓이로 벌려준다. 손은 가슴 바깥쪽 바닥에 둔다.

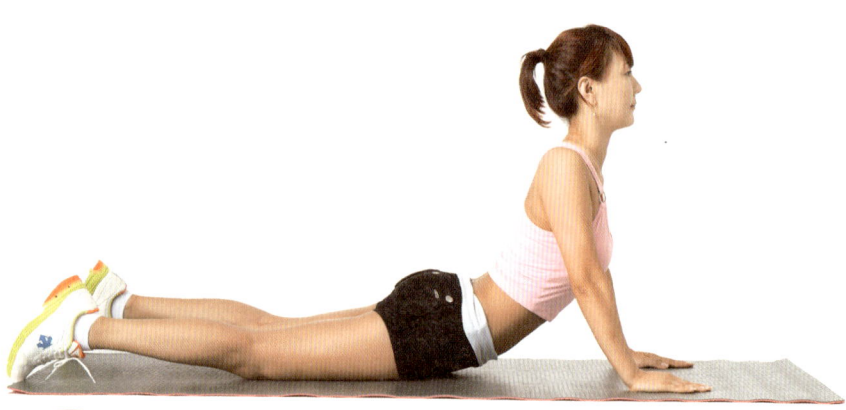

2

호흡을 들이마시고 내쉬면서 상체를 들어 올린다. 15~20초간 유지한다.

TIP 앞 골반이 바닥에서 떨어지지 않게 하고 어깨가 솟지 않게 한다.

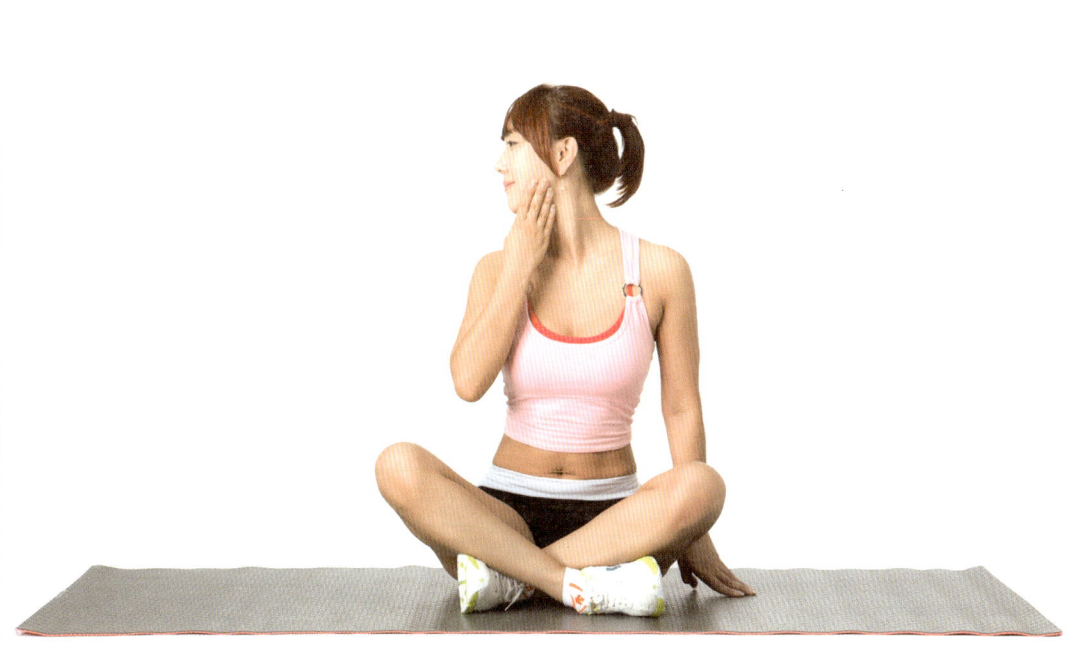

1 매트에 앉는다. 고개를 수평을 유지한 채 최대한 옆으로 돌려준다. 반대편도 똑같이 시행하는데, 호흡을 들이마시고 내쉬면서 15~20초간 시행해 준다.

TIP 앞턱이 들리지 않게 고개를 바닥과 수평이 되게 최대한 돌린다.

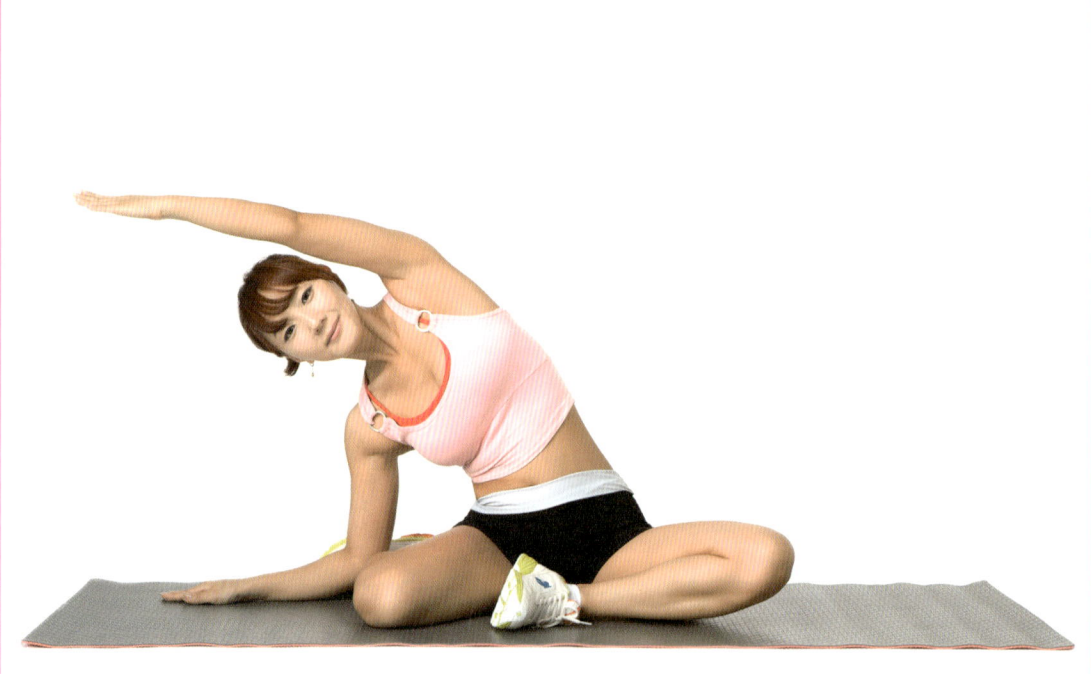

1 다리를 같은 방향으로 접어 매트에 앉는다. 오른쪽 팔꿈치는 매트에 댄다. 왼쪽 팔을 들어 올려 오른쪽으로 넘기며 왼쪽 옆구리를 최대한 늘려준다. 반대편도 똑같이 시행해준다. 호흡을 들이마시고 내쉬면서 15~20초간 시행해준다.

TIP 양쪽 골반이 바닥에서 떨어지지 않게 하고 팔꿈치는 편다.

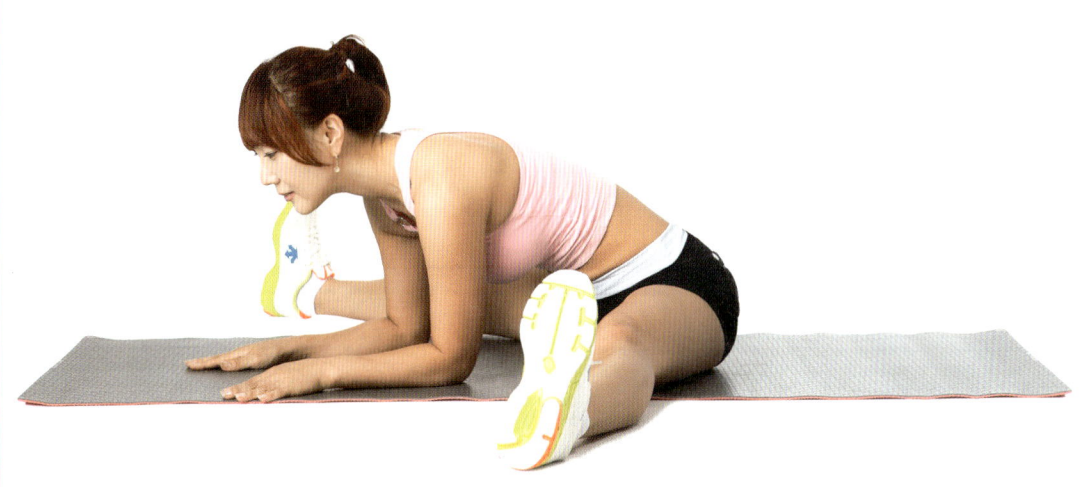

1

다리를 최대한 밖으로 벌려 앉는다. 호흡을 들이마시고 내쉬면서 상체를 앞으로 굽혀준다. 15~20초간 시행해준다.

TIP 어깨가 솟지 않게 하고 무릎은 편다. 발끝은 천장을 향하게 한다.

Cho Young Sun Diet

1Day
50min

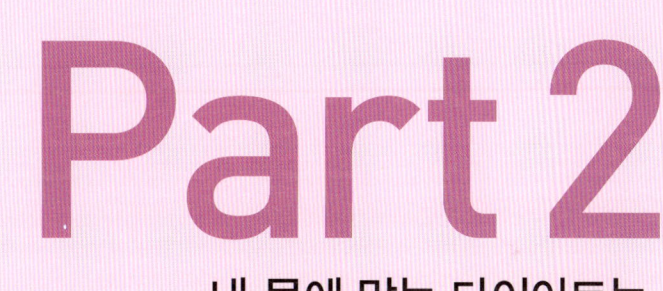

Part 2

내 몸에 맞는 다이어트는
따로 있다!

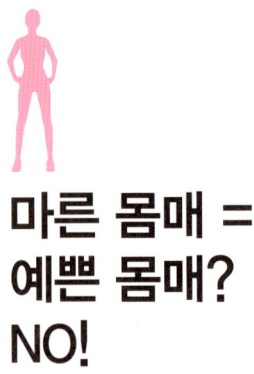

마른 몸매 =
예쁜 몸매?
NO!

속 빈 강정, 건강을 망치는 지름길

대학생이었던 20대 초반, 나는 키 163cm에 47kg 정도 나가는 날씬한 아가씨였습니다. 그러나 속 빈 강정이었죠. 바로 말라깽이 허약체질이었습니다.

예쁜 옷에 눈이 멀어 밥은 수시로 굶고 다니기 일쑤였는데, 한창 놀기 좋아하던 때 밤새 놀다 보면 친구들은 생생한데 반해 혼자서 골골거렸죠. 그래도 전 뭐가 잘못됐는지 잘 몰랐습니다. 뭐, 젊은데 밥 몇 끼 굶은 게 대수인가 했고, 원래부터 좀 약한 편이라고만 생각했습니다.

어쩌면 둘째 아이를 낳고 몸이 그렇게 망가졌던 것은 20대 때부터 몸을 방치해왔기 때문일 겁니다. 결혼하고 아이를 낳으면서 그 후유증이 한꺼번에 몰려온 것이죠. 그때 온몸이 아팠던 이유는 몸에 근육조직이 없었기 때문입니다. 몸을 지탱해야 하는 하중은 점점 느는데, 그것을 받쳐주는 근육이 없으니 온몸에 무리가 오고 아픈 것이 당연합니다.

지금은 50kg 정도를 유지하고 있는데, 남편은 결혼하기 전 아가씨 때보다 지금이 청바지가 더 잘 어울린다고 칭찬을 합니다. 왜일까요? 바로 적당한 근육이 생겨 탄력 있고 예쁜 몸이 되었기 때문입니다.

운동을 가르치다 보면 유행하는 다이어트를 따라 하다가 체력이 약해져 쉽게 피로를 느끼거나, 일상생활에 지장을 줄 정도로 무력감을 느끼는 사람들을 많이 봅니다. 운동은 멀리하고 식이요법만으로 다이어트를 하는 사람들이 대체로 그렇습니다. 이런 방법으로는 정작 원하는 몸무게를 갖게 되어도 그다지 예뻐 보이지 않습니다. 몸무게는 줄었을지 모르지만, 체형이나 몸매가 달라진 것은 아니기 때문이지요.

마른 몸매가 모두 예쁜 몸매는 아닙니다. 몸무게가 적게 나가는 것보다 얼마나 탄력 있고 균형 잡힌, 건강한 몸인가 하는 것이 더 중요합니다.

굶는 다이어트로는 옷발도 안 산다!

요즘 젊은 여성들, 하루 밥 한 끼 겨우 먹고 점심은 커피로 때우고 저녁도 편의점 샌드위치나 김밥으로 해결하는 이들이 많습니다. 그래서일까, 몸무게가 47kg밖에 안 되는데 체지방률이 35퍼센트나 되는 사람도 있습니다. 말랐지만 근육은 없고 지방만 있는 몸인 거죠. 이런 몸은 얼핏 날씬해 보이지만 근육이 없기 때문에 체력은 떨어지고 건강까지 해칠 수 있어 매우 위험합니다.

이렇게 안 먹는 것으로 몸을 관리해서는 다이어트를 해서 날씬해져도 옷맵시가 안 납니다. 살을 빼서 말라봤자 기운만 없고 피부는 쭈글쭈글해집니다. 갑자기 살을 뺀 사람들을 보면 피부가 늘어져 더 나이 들어 보이고 요요 현상도 쉽게 일어나 원래 몸무게보다 더 살이 찌기도 합니다.

운동하면서 다이어트를 하면 무엇보다 체력이 좋아지고 몸매도 훨씬 돋보여 아무 옷이나 걸쳐도 멋있어 보입니다. 한마디로 옷발이 사는 거죠. 혈액 순환이 잘돼서 피부에도 윤기가 납니다. 바로 생기 있고 젊어 보이는 이유입니다.

근력 운동, 여성에게 더 필요한 이유

여성들은 20대 후반부터 본격적으로 노화가 시작됩니다. 결혼과 출산을 경험하는 30대를 지나면서 기초대사량이 감소하고 쉽게 살이 찔 수밖에 없는 몸의 구조로 변화하지요. 20대 때는 똑같이 먹고 활동해도 에너지 소비가 쉬웠던 반면에 나이가 들면 기초대사가 둔해져 여분의 에너지가 지방으로 축적됩니다. 그러니까 똑같은 양을 먹고 움직여도 20대 때보다 더 살이 찌기 쉬운 것입니다. 바로 우리가 '나잇살'이라 불리는 체지방이 그것입니다.

복부, 허벅지, 등, 팔뚝에 쉽게 붙는 나잇살은 먹는 것을 줄이는 것만으로는 쉽게 빠지지 않아 문제지요. 식사 조절은 물론 운동을 병행해야 하고, 특히 유산소 운동뿐만 아니라 근력 운동을 꾸준히 해주어야 관리할 수 있습니다.

보통 여성들이 운동한다고 하면 동네 몇 바퀴 걷거나 러닝머신에서 뛰거나 자전거 타기와 같은 유산소 운동을 주로 하지요? 물론 유산소 운동은 심폐기능을 강화하고 체지방을 빼주는 중요한 역할을 합니다. 그러나 유산소 운동만으로는 운동 효과를 제대로 얻기 어렵습니다. 체력을 좋아지게 하고 장기적으로 운동 효과를 지속시키기 위해서는 근력 운동을 반드시 함께 해주어야 합니다.

과학적으로 근력 운동이 유산소 운동보다 시간 대비 열량 소모도 크고 운동 효과도 더 오래 지속됩니다. 근력 운동을 꾸준히 하면 근육의 비율이 높아지면서 소모되는 칼로리의 양도 증가해 적은 시간을 들여 효율적으로 체중을 뺄 수 있습니다.

근력 운동은 또 뼈의 골밀도가 높아지는 것을 도와주기에 골다공증 발생률이 높은 여성들에게 꼭 필요한 운동입니다. 50대가 넘어 폐경기 즈음 되면 많은 여성들이 골다공증을 걱정합니다. 여성호르몬인 에스트로겐이 급격히 줄어들기 때문입니다. 에스트로겐은 용골세포의 작용을 억제하고 칼슘 흡수를 도와 뼈를 튼튼하게 하는 기능이 있거든요. 폐경 후에는 에스트로겐 분비가 급격히 떨어지다 보니 골밀도가 급격히 줄어들고 골다공증 발생 가능성이 높아집니다.

요즘은 과한 다이어트로 칼슘이 부족해 젊은 여성들도 골다공증 증상이 나타나기도 합니다. 20대이면서 70대의 골밀도를 보이는 이들도 있습니다.

골다공증을 예방하기 위해서는 칼슘을 충분히 섭취하고, 뼈가 칼슘을 흡수하도록 도와주는 비타민D를 몸 안에서 만들어내기 위해 적당한 일광욕을 해야 합니다. 그리고 운동으로 뼈를 단련해주어야 합니다. 아무리 칼슘을 많이 섭취해도 적당한 운동을 하지 않으면 뼈에 흡수되지 않기에 운동은 필수입니다.

집에서만 운동하지 마시고 햇빛 좋은 날 밖에 나가 상쾌한 공기를 마시며 걷거나 가볍게 뛰면 절로 뼈가 튼튼해지고 건강해지는 느낌이 들 것 같지 않으세요?

울퉁불퉁해지면 어떻게 하느냐고요?

여성에게 더 필요한 것이 바로 근력 운동이지만 간혹 근력 운동을 하면 남성들처럼 몸이 울퉁불퉁해지는 것 아니냐고 걱정하는 분들이 있습니다. 가슴 근육이 불룩하게 올라온 몸짱 탤런트들이나 보디빌더들을 떠올리게 되는 거지요. 하지만 여성들은 아무리 노력해도 남성과 같은 근육을 갖기가 쉽지 않으니 걱정 붙들어 매세요.

왜냐고요? 여성의 경우 체내 근육량이 남성보다 훨씬 적습니다. 남성의 2/3 수준이지요. 또한 여성은 근력을 증가시키는 남성호르몬인 테스토스테론의 분비가 적습니다. 여성호르몬의 특성 때문에도 여성에게 근육이 발달하기가 쉽지 않죠. 이 때문에 대부분의 여성들이 근육이 적고 체지방이 많은 체질이 됩니다. 그러다 보니 남성들에 비해 상대적으로 살에 대한 스트레스도 많은 편이지요.

근력 운동을 시작하는 초기에는 운동 부위가 더 굵어지는 것 같은 느낌이 들 수도 있습니다. 이는 초기 근력 운동 시 근육에 많은 혈액이 공급되면서 노폐물 배출이 제대로 되지 않아 일시적으로 나타나는 현상입니다. 이런 증상은 정리 운동을 하고 스트레칭을 하면 자연스럽게 원래 상태로 돌아오기 때문에 걱정할 필요가 없습니다.

근력 운동, 정확한 자세와 호흡이 중요하다

근력 운동하면 무거운 덤벨과 바벨, 헬스장의 화려한 웨이트 기구들을 떠

100

올리기 쉽습니다. 하지만 처음 시작 단계에서부터 무거운 기구를 들거나 복근 운동에 돌입하지는 않습니다. 근력 운동을 할 때에는 대근육을 먼저 사용하고 이어 소근육을 자극하는 순으로 갑니다. 대근육은 우리 몸의 큰 근육으로 가슴, 등, 다리 부위를 말합니다. 소근육은 어깨, 팔, 복부를 말합니다. 초보자의 경우 기본적인 근력 운동으로 체력을 키우면서 점차 무게나 횟수를 늘려가며 강도를 높여가게 됩니다.

사실 근력 운동은 횟수나 시간보다 정확한 자세로 하는 것이 더 중요합니다. 정확하지 않은 동작으로 무게만 올리거나 힘을 쓰는 데 급급하다 보면 자칫 부상을 입거나 운동 효과를 제대로 보지 못할 수 있습니다. 특히 운동 초기에는 정확한 자세를 익히는 데 주력합니다. 올바른 자세를 익히고 운동을 꾸준히 하다 보면 체형도 교정되고 몸매가 아름답게 자리 잡게 될 겁니다.

또 운동은 무조건 오래 한다고 좋은 것도 아닙니다. 하루 한 시간 정도로도 충분합니다. 초보자의 경우 횟수도 주 3회 정도로 하는 것이 좋습니다. 원래 집중적인 근력 운동을 할 때는 한 부위를 하고 나서 2일가량 쉬어주는 것이 근육을 키우기에 좋습니다. 그러나 살 빼기를 목적으로 한 우리의 50분 운동 프로그램은 한 번 운동할 때 몸의 여러 부위에 자극을 주면서 적당히 근육도 키워주고 칼로리도 소비할 수 있도록 짜여 있기 때문에 프로그램만 꾸준히 따라 한다면 목표한 효과를 볼 수 있습니다.

운동에서 또 한 가지 중요한 기본은 바로 호흡입니다. 호흡은 자연스러운 것이 가장 좋은데, 코로 들이마시고 입으로 내쉬며 복식호흡을 합니다. 흉식호흡은 체지방 연소에 크게 도움이 되지 않습니다. 숨을 들이마시고 내쉴 때 배꼽이 나왔다 들어갔다 하는 것이 보여야 합니다.

근력 운동 시 호흡은 힘을 줄 때(근육이 수축될 때)는 입으로 후~ 하듯 숨을 내쉬고, 힘을 뺄 때(근육이 이완될 때)는 코로 흠~ 하듯 숨을 들이마시면서 천천히 몸을 움직입니다. 근력 운동의 경우 천천히 몸의 움직임을 느끼면서 하는 것이 운동 효과가 좋습니다. 천천히 하면 그만큼 근육으로 버텨야 하는 시간이 늘어나면서 운동 강도가 높아지기 때문입니다.

근력 운동은 짧은 시간에 많은 에너지를 소비하는 운동이기에 가벼운 유산소 운동을 섞어서 해주는 것이 좋습니다. 우리가 하고 있는 50분 운동 프로그램도 근력 운동 사이사이 유산소 운동이 포함되어 있어 근육량을 늘리면서 자연스럽게 체지방이 빠지도록 프로그램되어 있습니다.

여성에게 맞는 유산소 운동

물론 효과적으로 살을 빼려면 근력 운동만 해서는 안 됩니다. 기본적으로 몸을 움직여서 심장과 폐의 기능을 강화시키고 체지방을 빼주는 유산소 운동을 반드시 병행해야 합니다.

걷기나 조깅, 자전거 타기, 수영, 등산, 에어로빅 댄스 등이 유산소 운동에 해당하지요. 특히 빠르게 걷기는 여성들이 하면 쉽게 큰 효과를 볼 수 있는 운동입니다. 제대로 하면 달리기 못지않은 효과를 내면서 운동을 처음 시작하거나 체력이 약한 사람도 부담없이 시작할 수 있습니다. 특히 관절이 약한 여성에게 무릎이나 발목에 무리를 주지 않으면서 안전하게 즐길 수 있는 운동입니다.

다만 빨리 걷기를 할 때에는 바른 자세가 중요합니다. 먼저 허리를 곧게 세우고 등을 쭉 편 상태에서 두 팔을 앞뒤로 크게 직각으로 흔들며 걷습니다. 보폭은 크게 하되 일정하게 유지하는 것이 좋습니다. 전체적으로 몸에 힘이 들어가지 않도록 합니다.

발이 땅에 닿을 때는 발뒤꿈치에서 발바닥, 발가락 순으로 발 뒤쪽에서 앞쪽으로 체중이 이동하는 것을 느끼면서 걷습니다. 발 전체를 사용해야 체중이 골고루 분산됩니다. 숨은 코로 들이마시고 입으로 내쉬면서, 숨이 약간 찰 정도로 빠르고 리드미컬하게 걷는 것이 효과가 좋습니다.

걷기는 온몸을 사용하는 운동이면서 동시에 걸으면서 스트레스도 풀고 마음이 안정되는 효과를 주기도 합니다. 집에서 50분 운동을 하면서 동시에 생활 속에서 걷기를 습관화하는 것은 어떨까요? 대중교통을 이용하거나 가까운 거리는 걸어서 갈 수 있는 동선을 짜보도록 합니다. 엘리베이터 대신 계단을 이용하고, 장보러 갈 때도 작정하고 운동 삼아 걷는 겁니다. 건강한 습관이 결국 건강한 미래를 만든다 생각하면 운동은 건강한 미래를 위한 든든한 저축인 셈입니다.

기지개하듯 생활의 활력, 스트레칭

스트레칭은 근육의 긴장을 풀어주고 몸의 유연성을 좋게 하는 운동으로 보통 운동 전후에 합니다. 하지만 요즘처럼 바쁘게 돌아가는 일상 속에서 틈틈이 스트레칭을 하면 몸의 활력을 얻는 데 도움이 됩니다.

물론 스트레칭도 정확한 자세를 익히고 바르게 하는 것이 중요합니다. 반동을 주면서 하게 되면 도리어 근육에 경직이 일어나고 관절에 갑작스런 자극을 줘 부상으로 이어질 수 있습니다.

사람마다 유연성이 다르기에 처음부터 무리해서 동작을 따라 하는 것은

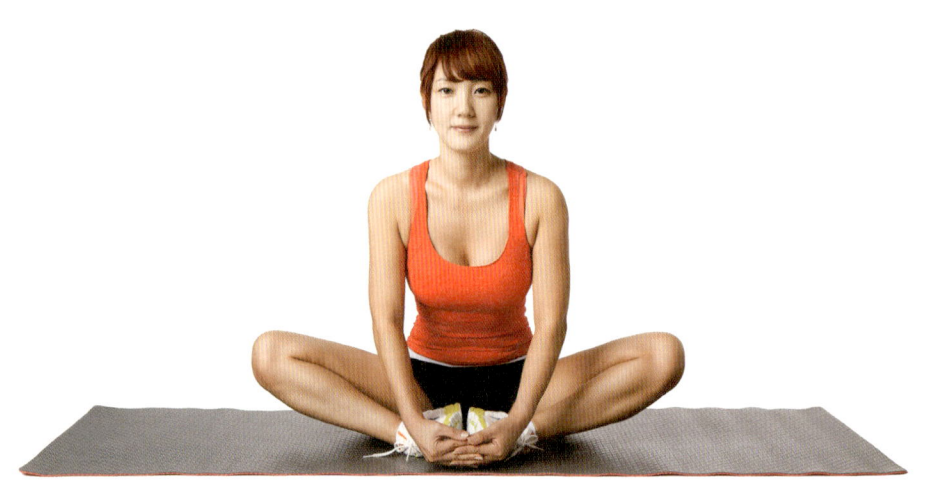

삼가도록 합니다. 스트레칭은 전반적으로 쉬운 동작들이지만 운동을 전혀 하지 않아 몸이 뻣뻣하게 굳은 사람들에게는 어떤 동작이 매우 어려울 수 있습니다. 고통스럽게 동작을 따라 하지 말고, 먼저 내 몸의 유연성을 점검한 후 자신이 할 수 있는 쉬운 동작부터 조금씩 난이도를 높여가며 따라 합니다.

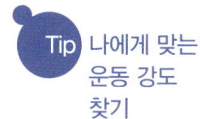

Tip 나에게 맞는
운동 강도
찾기

"숨이 차지만 전화를 받을 수 있는 정도"

최대한 살이 잘 빠지게 하려면 나에게 맞는 운동 강도를 알고 적용하는 것이 중요합니다. 여기서는 최대 심박수 공식을 통해 나에게 맞는 적정 심박수를 찾아 지방 연소 효율을 최대로 높이는 방법을 알아봅니다.
나에게 맞는 목표 심박수를 찾아볼까요?

1. 먼저 최대심박수를 알아봅니다. 최대심박수는 운동생리학자 윌리엄 해스켈 박사와 심장의학자 샘 폭스에 의해 탄생한 공식으로 (220-나이= ?)로 계산합니다. 예를 들어 나이가 40세이면 (220-40 =180)이 나의 최대심박수가 됩니다.

2. 그다음 안정 상태에서 나의 심박수를 체크합니다. 가만히 앉은 상태에서 1분간 맥박을 재어보세요. 보통 1분에 60~90회 정도가 나옵니다.

3. 그런 후 다음의 공식에 대입해봅니다.

운동 강도×(최대심박수 − 안정심박수)+ 안정심박수 = 나에게 맞는 목표 심박수

운동 강도는 전력질주했을 때를 100퍼센트 강도라고 한다면 적당한 강도는 초보자의 경우 40~60퍼센트, 또 중급 이상일 경우 60~80퍼센트 강도를 유지하는 것이 좋습니다. 그렇다면 예를 들어 나이가 40세이고 안정심박수가 70회, 운동 강도를 60퍼센트로 하였을 때 나에게 맞는 목표 심박수를 계산해보면,

$$0.6 \times (180 - 70) + 70 = 136$$이 나옵니다.

이에 따라 1분에 135 심박수를 유지하는 것이 운동 효과를 최대로 끌어올리는 운동 강도가 됩니다.

공식에 따라서는 계산하기 어렵기도 하고 매번 심박수를 체크할 수 없기 때문에 사실상 활용하기 쉽지 않습니다. 이때에는 내 호흡과 느낌을 잘 살펴 운동 강도를 조절하는 것이 유용합니다.
최대심박수 공식에 가깝고 체지방을 감량하는 데 효과적인 강도는 보통 "운동 중 옆 사람과 가벼운 대화가 가능하다"거나 "등에 땀이 약간 난다"고 느끼는 정도입니다. 그러니까 집에서 운동할 때 적정 운동 강도란 심장이 뛰고 숨이 차지만 걸려온 전화를 받으면서 대화가 가능한 정도의 심박수를 유지한다고 생각하면 됩니다.
운동 강도는 최대 80퍼센트를 넘지 않도록 합니다. 특히 고혈압과 같은 지병이 있는 경우 심박수가 올라간다 싶으면 반드시 쉬었다가 운동을 해야 합니다. 몸에 이상이 느껴지면 즉시 중단하고 쉬도록 합니다.

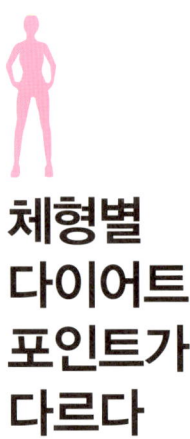

체형별
다이어트
포인트가
다르다

팔뚝은 왜 굵어지는 걸까

출산 후 아이를 낳고 나면 대부분 엄마들은 전보다 팔뚝이 더 굵어집니다. 이 팔뚝살은 딱딱하게 굳어 언뜻 근육처럼 보이기도 합니다. 팔뚝은 도대체 왜 굵어지는 걸까요?

팔뚝살의 가장 큰 원인은 팔과 어깨, 목으로 연결된 부위의 활동량이 부족하면서 혈액순환이 되지 않아 지방이 쉽게 축적되기 때문입니다.

"아니 10kg이나 되는 아기를 매일 안고 집안일도 척척 하고 있는데 활동량이 부족하다니요?"

이렇게 반문하시려나요? 물론 아기를 안아주고 무거운 짐을 들면서 순간 힘이 들어가며 활동량이 있을 수도 있지요. 하지만 그보다 더 큰 원인은 팔에 힘을 주면서 목, 어깨, 등을 따라 함께 힘이 들어가며 경직되는데, 이 근육 뭉침을 그때그때 풀어주지 않으면 혈액순환이 잘되지 않고 노폐물이 쌓여 팔뚝이 굵어지게 되는 겁니다.

게다가 보통 아기를 안거나 집안일을 하다 보면 어깨를 움직이기보다 손과 팔꿈치 아래쪽의 근육만 움직이게 되지요. 팔은 어깨가 움직여야 근육이 움직이고 활동이 되는데, 어깨는 움직이지 않고 팔꿈치 아래, 손과 손목만 움직이다 보니 자연히 팔뚝에 살이 붙게 될 수밖에 없는 겁니다.

팔이 굵어졌다면 팔을 많이 움직여야 빠지겠지요? 허리를 곧게 펴고 자주 두 팔을 벌려 가슴을 활짝 펴주는 자세를 취하고 등 뒤로 두 팔을 깍지 끼고 상하로 움직이며 틈나는 대로 팔-어깨-목까지 이어지는 근육을 스트레칭해주세요.

골칫덩이 뱃살, 등살, 팔뚝살, 허벅지살!

나이를 먹고 아이를 낳으면서 자연스럽게 여성들은 나잇살과 군살을 경험하게 됩니다. 팽팽하던 살들은 축 처지고 일명 똥배가 볼록 나오기 시작합니다. 가슴 근육은 사라지고, 팔뚝에는 군살이 늘어나 굵어집니다. 엉덩이는 퍼지고 허벅지살도 부풀어 오릅니다. 어깨, 허리, 등에 붙은 군살은 어느 순간 근육처럼 딱딱하게 뭉치면서 통증을 불러오기도 합니다.

부분 비만, 그러니까 특정 부위에 유독 살이 많이 찌는 이유는 그 부분의 혈액순환이 원활하지 않기 때문입니다. 혈액은 우리 몸 세포에 영양을 공급하고 동시에 노폐물을 운반하는 역할을 하지요. 혈액순환이 되지 않으면 노폐물이 제대로 배출되지 않기 때문에 그 부위에 살이 찌게 됩니다. 바로 독소가 우리 몸 구석구석에 붙어 있다고 보면 됩니다.

특히 출산과 육아, 반복적인 가사 일로 특정 관절과 근육의 사용이 빈번해진다든가, 스트레스로 인한 근육의 긴장이 쌓이면서 몸 어느 부위에 군살들이 늘어나면 결국 체형까지 변하게 됩니다.

똥배라고 불리는 뱃살도 참 빼기 힘든 부위입니다. 나이가 들면 기초대사율이 떨어지고 호르몬의 변화 때문에 복부 비만이 되기 쉬워지지요. 자연 소모되는 칼로리가 훨씬 적어지게 때문에 먹는 걸 줄이는 것만으로는 뱃살이 해결되지 않습니다.

또 복근 운동만 열심히 한다고 해서 뱃살이 더 빠지는 것은 아니랍니다. 식이 조절을 하면서 규칙적인 운동을 통해 몸 전체의 지방을 줄이면서 부위별 운동을 해야 원하는 부분의 살 빼기에 성공할 수 있습니다.

다음에 나오는 체형별 부분 운동은 50분 운동 프로그램을 한 후 나에게 맞는 운동을 선택해 횟수나 세트를 추가하여 좀 더 집중적으로 해줍니다.

배, 등, 어깨 근육을 자극하라 : 상체 비만형

하체의 근육이 부족하고 상체에 체지방이 지나치게 많은 체형입니다.

무게중심이 위쪽에 쏠려 있고 어깨와 등 쪽에 쓸데없는 군살이 많이 붙어 있습니다. 그러니까 각 부위에 순환이 잘되도록 하기 위해 많이 움직여주고 자극을 주는 것이 중요합니다.

어깨가 앞쪽으로 쏠려 복부에 힘이 빠져 복부 근육이 약하고 순환이 잘되지 않아 배 쪽에도 튜브를 찬 것처럼 지방이 많이 쌓여 있습니다. 이럴 때는 운동을 통해 쏠린 어깨와 굽은 등을 펴주고 체지방을 제거합니다. 등 근육 운동으로 척추를 바로 세우고 등에 쌓인 노폐물을 배출시킵니다. 약한 복부 근

 Tip TV 보며
셀룰라이트
없애기

임신과 출산으로 늘어진 복부에는 셀룰라이트가 몰려 있어요. 양손으로 배를 꼬집듯이 잡으면 둥글둥글한 것이 느껴지는데 이게 바로 셀룰라이트죠. 셀룰라이트 없애기 위해선 운동과 함께 마사지를 해주면 도움이 됩니다. 손에 로션이나 오일을 발라 손을 포개서 아래에서 위로 쓸어 올리는 동작을 반복해줍니다. 셀룰라이트가 터지면서 피부에 탄력이 생깁니다. 하루에 1번, 10분 이내로 합니다. TV를 볼 때도 습관처럼 복부 마사지를 해보세요.

육 때문에 개구리처럼 나온 배의 체지방을 제거하여 허리를 더욱더 얇게 만드는 것이 포인트입니다.

상체 비만인 사람은 상체 무게를 지탱하지 못하기 때문에 하체 관절이 약한 편입니다. 이때 다리가 얇다고 다리 운동은 전혀 안 하고 상체 운동만 하는 경우가 있는데 상하 밸런스를 맞춰주는 것이 중요합니다.

상체의 무거운 하중을 받치느라 무릎 관절과 발목 관절에 무리가 갈 수 있기 때문에 운동 전 스트레칭을 하면서 하체 관절을 충분히 풀어주고, 다리 근육을 키워서 무릎 주변과 발목 주변을 튼튼히 해주면 전체적으로 상하 밸런스도 좋아지고 칼로리 소비도 높여 체중을 줄일 수 있습니다.

앞으로 빠진 골반을 바로잡아 힙업을 시켜주면 엉덩이 아래에 쌓인 군살을 제거하면서 다리가 길어 보이는 효과도 있습니다. 상체 비만형은 너무 단 음식을 삼가도록 하고, 12주 식단을 잘 따르도록 합니다.

짠 음식을 조심하라 : 하체 비만형

엉덩이, 허벅지, 종아리에 군살이 많은 경우입니다.

이런 체형은 하체 부종도 심한 편이라 조금만 무리해도 하체 피로를 빨리 느끼게 되지요. 하체 비만형은 특히 음식을 짜게 먹으면 부종이 생기는 경우가 많아 음식을 조심해야 합니다.

간혹 하체가 커 보이는 이유를 근육이 많아 커 보이는 거라 오해하는 분도 있는데, 이는 하체로 가는 혈액과 림프액 수분들이 상체로 순환되지 않아 비만이 된 것입니다. 운동 목표는 하체의 순환에 중점을 두어 허벅지와 엉덩이의 근력 운동을 통해 피하에 쌓인 지방을 제거하도록 합니다.

골반 근육과 허벅지 근육 그리고 종아리 스트레칭을 통해 부종을 제거합니다. 허벅지 바깥쪽과 뒤쪽에 쌓인 셀룰라이트를 제거하는 운동을 하고, 다리를 가늘게 하는 트레이닝을 합니다.

몸의 균형적인 발달에 초점을 두고 빈약한 상체는 근육을 키워주어 풍만한 가슴과 매끈한 등허리를 만들고 입체적으로 예쁜 상체를 만들어줍니다.

하체 비만의 경우 음식을 싱겁게 먹도록 주의하면서 운동을 해야 합니다. 짜게 먹으면 수분을 찾게 되어 몸이 붓고, 그것이 혈액순환을 방해해 비만으로 이어지게 됩니다. 짠 음식은 되도록 피하고 담백하게 먹는 습관을 들입니다. 종아리 스트레칭을 매일 하고 반신욕을 하는 것이 도움이 됩니다.

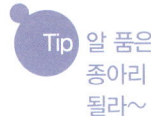 **Tip** 알 품은
종아리
될라~

유산소 운동만 열심히 하는 분들 중에 육
상선수처럼 종아리가 굵은 분들이 있어
요. 너무 뛰어서 종아리에 알이 생기고 근
육이 뭉치면서 두꺼워진 거죠. 살을 빼고
건강해지려고만 운동하는 것은 아니잖아

요? 예쁜 다리 선을 만들기 위해서는 지
나치게 뛰는 운동은 삼가는 게 좋습니다.
계단을 너무 많이 올라도 알이 생길 수 있
으니 주의하세요.

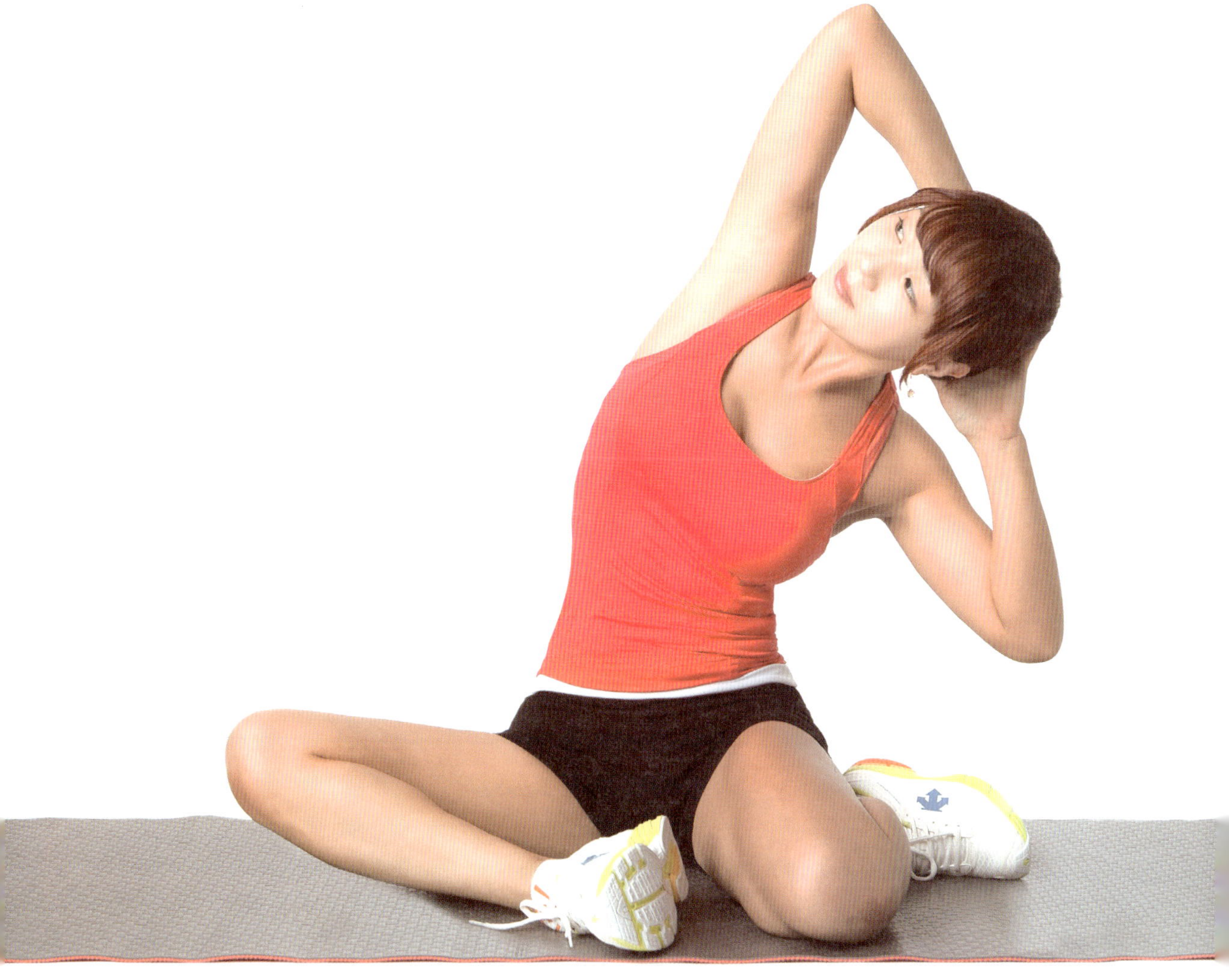

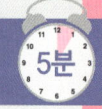

더하기 운동
생활 속 다이어트

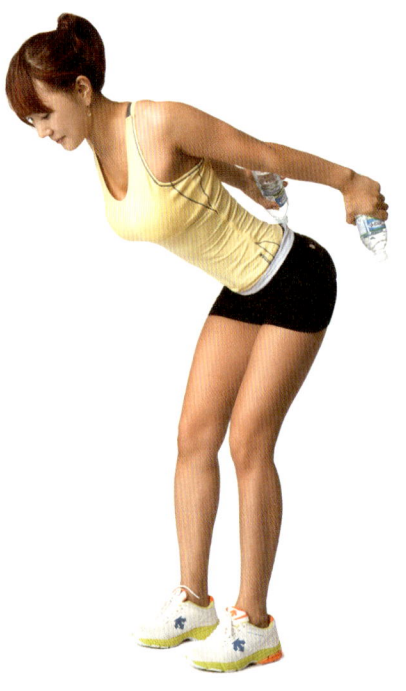

2 생수병을 들고 상체는 45도로 기울이고 두 팔을
등 위로 뻗었다가 90도로 내려준다. 팔을 뻗을 때
호흡을 내쉬고 팔을 굽힐 때 호흡을 들이마신다.
15~20회를 1세트로, 2~3세트 시행한다.

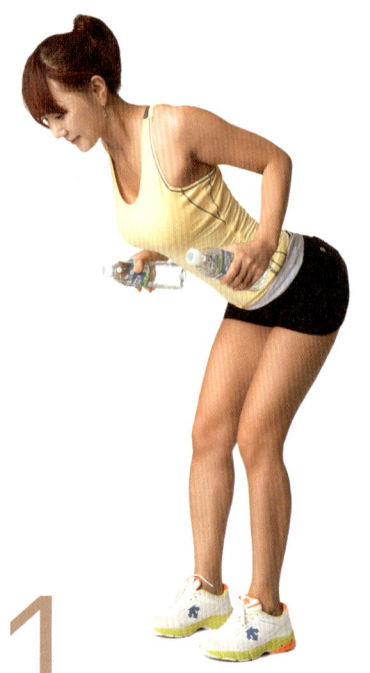

1 팔뚝을 얇게 만들어주는 동작이다. 발은 어깨 넓이로 벌린 후
다리를 살짝 구부려준다.

TIP 팔꿈치를 고정한다. 어깨의 힘을 빼고 운동하는 내내 등이 말리지 않게 편다.

112

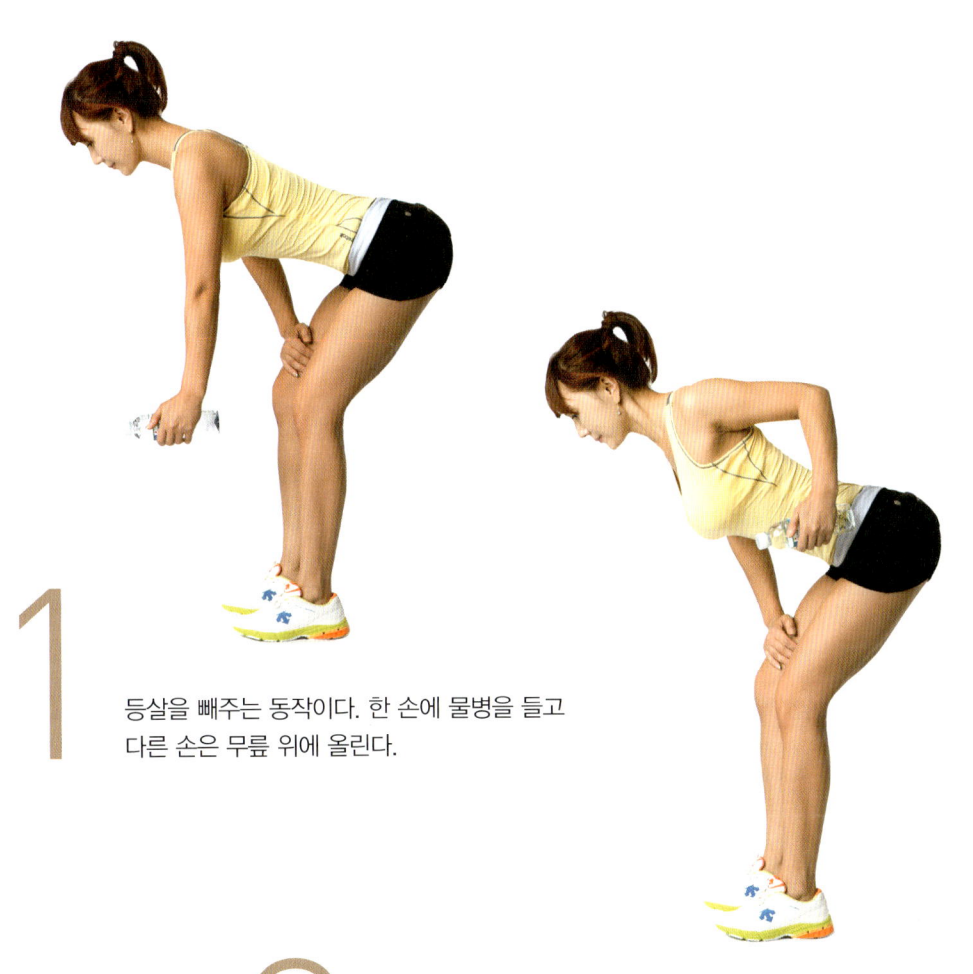

1 등살을 빼주는 동작이다. 한 손에 물병을 들고 다른 손은 무릎 위에 올린다.

2 물병을 든 팔을 90도로 등 위로 들어 올렸다 내린다. 반대편도 똑같이 시행한다. 팔꿈치가 옆구리를 스쳐 호흡을 내쉬면서 등 위로 올렸다가 내릴 때 호흡을 들이마신다. 15~20회를 1세트로, 2~3세트 시행한다.

TIP 손 짚은 쪽 어깨의 힘을 빼고 상체 각도는 등힘으로 버티고 등이 말리지 않게 한다.

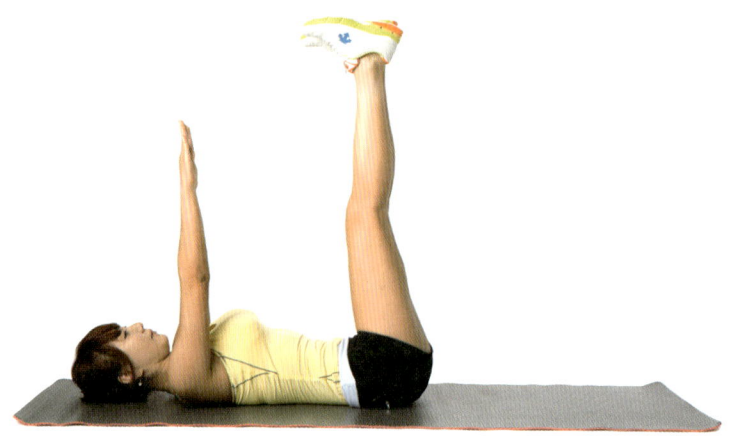

1 뱃살 빼주는 동작이다. 매트에 누운 후 팔은 위쪽으로 뻗고 다리도 위쪽으로 세운다.

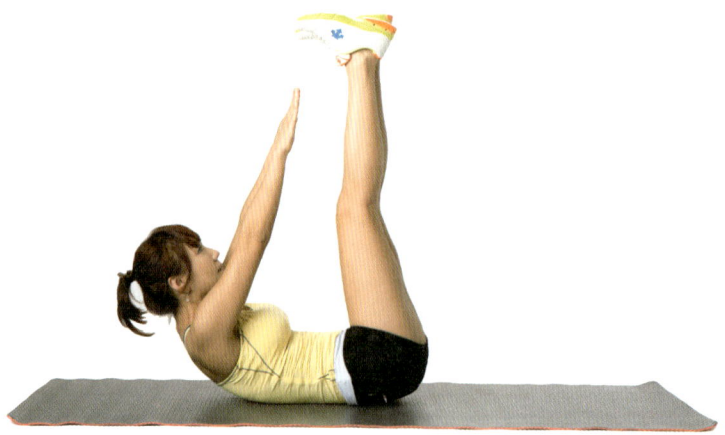

2 손끝과 발끝이 모아지게 상체를 들어 올렸다 내린다. 머리가 바닥에 닿지 않도록 하고 상체 들어올리기를 반복한다. 상체를 들어 올릴 때 호흡을 내쉬고, 내릴 때 호흡을 들이마신다. 15~20회를 1세트로, 2~3세트 시행한다.

TIP 목의 힘을 빼고 턱과 가슴 사이에 주먹 하나 공간을 유지한다.

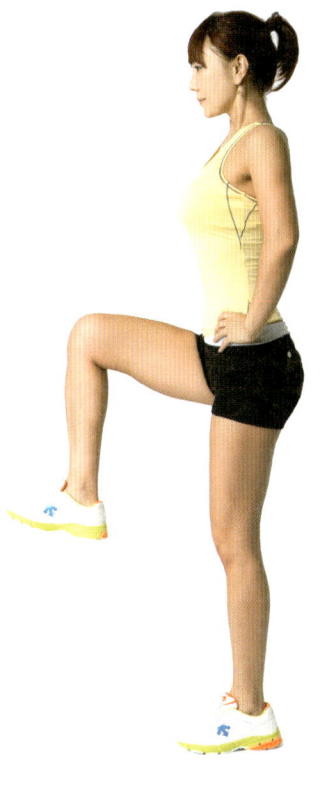

1

다리를 가늘게 만들어주는 동작이다. 호흡을 들이마시면서 오른쪽 다리를 90도로 올린다.

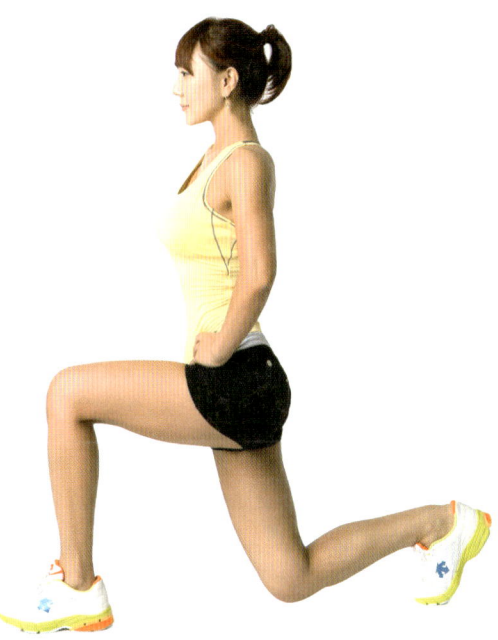

2

호흡을 내쉬면서 오른쪽 다리를 뒤로 90도로 굽혀 앉는다. 15~20회 연속해서 한 후 다리 바꿔 똑같은 횟수로 시행한다.

TIP 들어 올린 앞다리 각도는 90도를 유지하고, 뒤로 앉은 다리 각도도 90도를 유지한다. 등을 똑바로 펴고 턱은 당긴다.

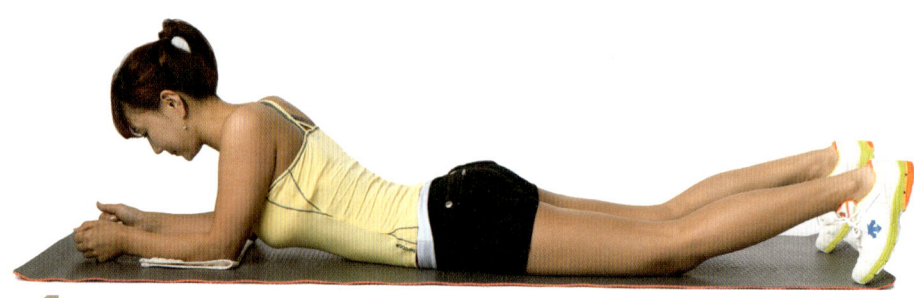

1

복부에 긴장을 줘 뱃살을 빼는 동작이다.
엎어진 상태에서 걸레에 팔꿈치를 댄다.

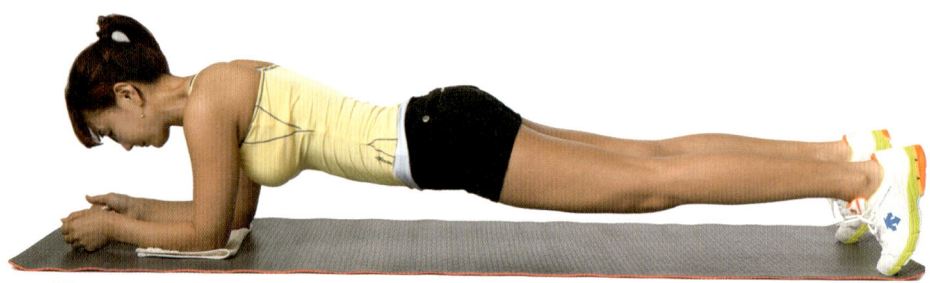

2

호흡을 들이마시고 내쉬면서 몸이 일자가 되게 바닥에서 띄운다. 10초에서 20초
멈췄다 배를 바닥에 내리고 1분 쉰다. 총 3세트 시행한다.

TIP 발 앞끝으로 버틴다. 턱은 당겨 목, 등, 엉덩이, 다리가 일자가 되게 한다.

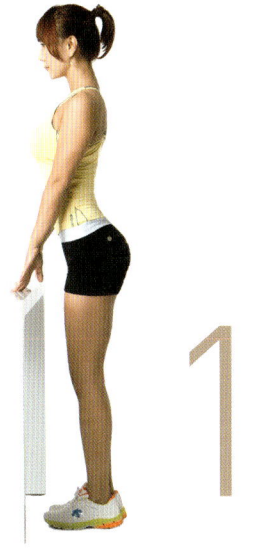

1

다리 라인을 예쁘게 만들어주는 동작이다. 싱크대에 손을 얹은 후 호흡을 들이마시고 내쉬면서 오른쪽 다리를 뒤쪽으로 들어 올렸다 내린다.

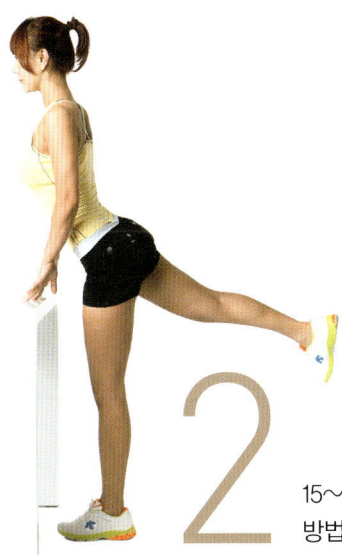

2

15~20회 동작한 후에 왼쪽 다리를 같은 횟수와 방법으로 시행한다.

TIP 엉덩이가 너무 뒤로 빠지지 않게 다리만 들어 올린다.
발이 바닥에서 닿지 않게 다리를 내렸다가 다시 들어올리기를 반복한다.

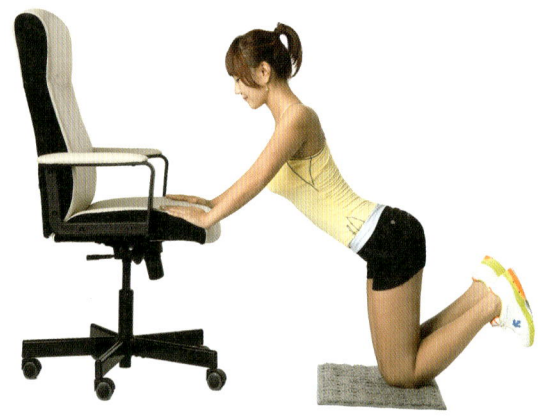

1 바닥에 매트를 깔고 무릎을 댄다. 의자에 손을 넓게 벌려 올려놓는다.

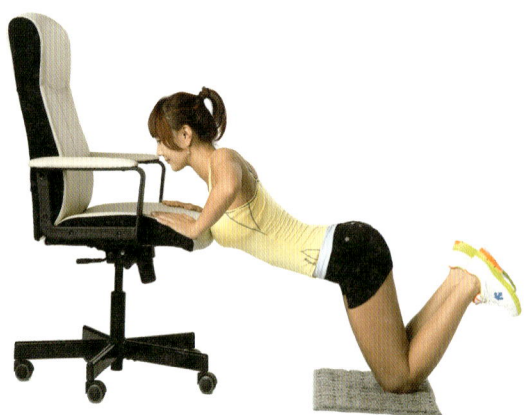

2 그 자세에서 팔굽혀펴기를 한다. 엉덩이는 위쪽으로 향하게 팔꿈치는 바깥쪽으로 향하게 한다. 호흡을 들이마시면서 가슴을 의자 가까이에 오도록 팔을 굽히고, 호흡을 내쉬면서 팔을 펴준다. 15~20회를 1세트로, 2~3세트 시행한다.

TIP 팔 굽힐 때 가슴이 바닥 닿기 직전까지 왔다가 팔을 편다. 초보자는 엉덩이를 위쪽으로 향하게 뒤로 빼고 횟수가 많이 나오면 엉덩이와 등이 나란하게 엉덩이를 내리고 시행한다.

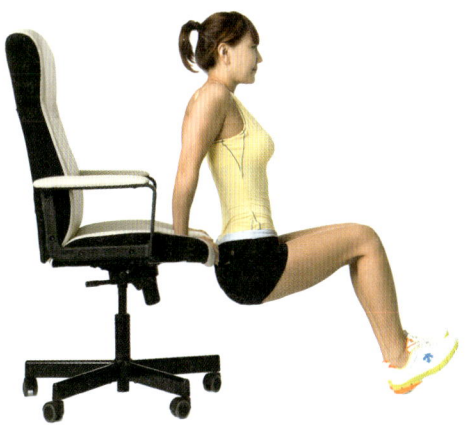

1 팔의 지방을 제거하는 동작이다. 의자에 앉는다. 손은 골반 바깥쪽 바로 옆에 둔다.

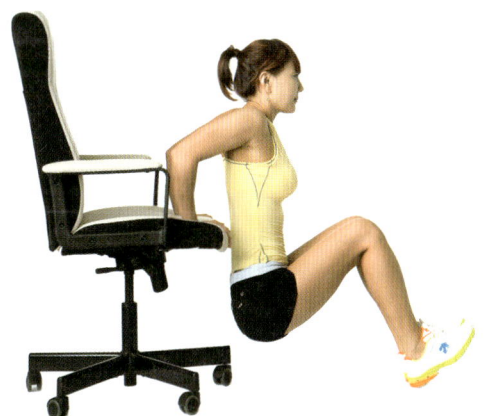

2 발 앞쪽은 들고 엉덩이를 의자에서 떼어 팔을 굽히면서 호흡을 들이마시고 엉덩이를 아래로 내린다. 호흡을 내쉬면서 팔을 피면서 엉덩이를 올린다. 15~20회를 1세트로, 2~3세트 시행한다.

TIP 팔꿈치는 뒤쪽으로 직각을 유지한다. 어깨가 팔꿈치보다 아래로 내려오지 않게 한다. 엉덩이는 의자에서 멀어지지 않게 한다.

골반이 틀어지면 몸의 균형이 깨진다 : 출산 후 다이어트

임신과 출산으로 여성의 몸은 격변기를 겪습니다. 출산 직후에는 아직 몸의 신진대사나 노폐물 배출이 제대로 이뤄지지 않기 때문에 몸이 붓기 쉽고 지방도 쉽게 쌓이게 됩니다. 임신 기간 운동을 하지 못하면서 근육량도 줄어들고 기초대사량도 떨어지면서 지방이 고스란히 축적됩니다.

또한 임신과 출산으로 호르몬의 변화를 겪으며 급격히 불어난 몸무게 때문에 생활의 활력이 떨어지는 시기입니다. 임신 중 모유 수유를 대비해 비축해둔 지방이 복부와 허벅지에 집중되어 부분 비만이 심해질 가능성도 커지지요. 체중 증가로 소위 아줌마 몸매가 되어버려 임신 전 입었던 옷이 맞지 않아 외출도 삼가게 됩니다. 자칫 산후 우울증까지 걱정되는 시기이기도 합니다.

임신과 출산 시에는 호르몬의 영향으로 골반도 벌어지는데 출산 후 적정한 운동을 통해 바로잡지 않으면 엉덩이가 납작해지고 퍼져서 더 커보이게 됩니다. 그러니 나중에 체중이 정상으로 돌아와도 벌어진 골반 때문에 바지가 잘 들어가지 않게 되는 거지요.

출산 후 골반이 틀어지고 벌어지고 비뚤어지면, 근골격계의 발란스가 무너지면서 몸의 균형 또한 깨지기 쉽습니다. 배를 비롯한 엉덩이, 허벅지 등 하체에 군살이 붙고 허리와 엉치 통증, 어깨 결림, 여성질환 등 여러 가지 크고 작은 질병이 오기도 하지요.

출산 후에 빨리 다이어트를 해야 하는 이유는 산후의 급격하게 진행되는 몸의 변화를 제대로 관리하고자 하는 데에 있습니다. 우울한 마음도 해소하고 여성호르몬이 제 역할을 할 수 있도록 하며, 원래의 생식기능으로 돌아올 수 있도록 도와주는 운동에 중점을 두도록 합니다.

또한 체계적으로 다이어트에 돌입하면서 골반을 교정하여 임신 전 상태로

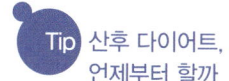
Tip 산후 다이어트,
언제부터 할까

체중조절점(set point)이라고 있습니다. 몸무게가 3개월 이상 지속되면 우리 몸이 그 상태를 정상으로 인식하고 늘어난 체중을 유지하려는 경향을 띠는 겁니다.

많은 여성들이 출산 후 뚱뚱해졌다고 느끼고 비만을 걱정하곤 합니다. 아이 낳고 살이 찌는 체질로 변한다는 건 바로 임신으로 늘어난 체중을 그대로 유지할 경우 우리 몸이 그 체중을 체중조절점으로 인식하기 때문이죠. 그러니 출산 후 3개월부터 6개월 안에 본래 체중을 되찾는 것이 중요하겠지요.

출산 후 산욕기까지는 가벼운 스트레칭이나 걷기 정도로 몸을 풀어준 후 2개월이 지나면서부터는 간단한 근육강화 운동을 해주세요. 3개월 이후부터는 본격적인 운동도 가능합니다.

회복시키도록 합니다. 체형의 변화를 겪음으로 인해 몸에 어떤 불편함이나 통증이 있다면 골반 운동을 통해 건강한 몸으로 변화시키도록 합니다.

골반 주변을 스트레칭하여 골반의 불균형을 해소하고, 벌어진 골반을 모아 주는 운동을 합니다. 스트레칭할 때는 벌어져 있는 뼈와 근육에 통증이 없도록 부드럽게 근육을 늘려주는 것이 좋습니다.

골반을 작게 만들어 아름다운 다리 라인이 될 수 있도록 엉덩이와 허벅지 강화 운동을 해주도록 합니다.

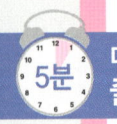

5분 더하기 운동
출산 후 다이어트

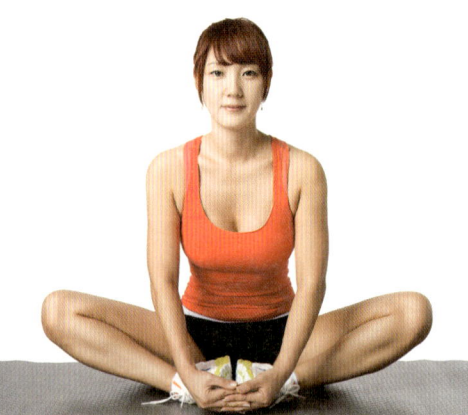

1 매트에 앉아 무릎을 바깥쪽으로 한 후 발바닥을 붙여 골반 쪽으로 당겨 앉는다. 그리고 발끝을 두 손으로 잡는다. 무릎은 바닥 쪽으로 내린다.

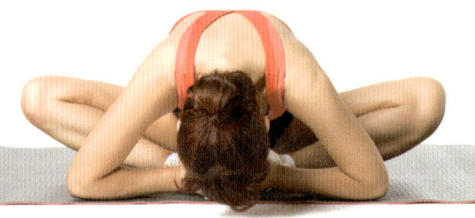

2 호흡은 들이마시고 내쉬면서 상체를 숙여준다. 15초 이상 유지해준다.

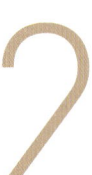

TIP 상체 숙일 때 어깨의 힘을 빼고 양 무릎 높이와 등 높이가 같게 유지한다.

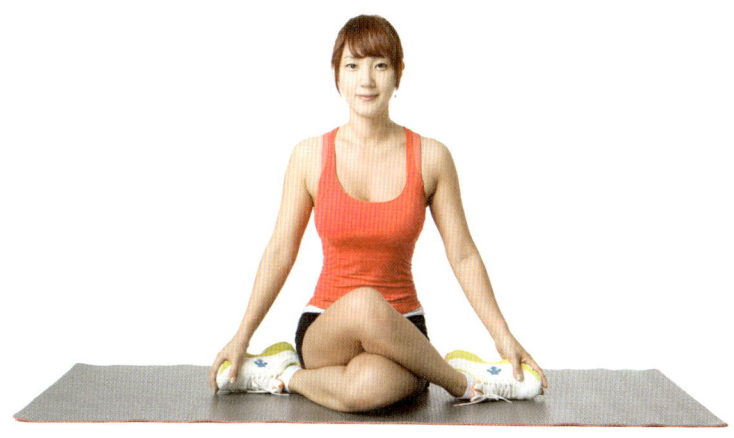

1 매트에 앉아서 양 무릎을 포갠다. 양쪽 골반이 바닥에 닿도록 하고, 양발 끝을 손으로 잡는다.

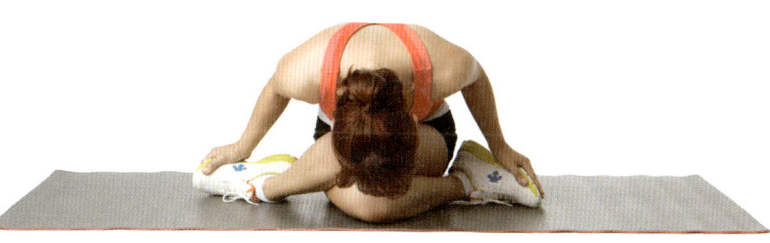

2 호흡을 들이마시고 내쉬면서 상체를 숙여준다. 오른쪽 무릎을 위쪽에 두고 포갰으면 왼쪽 무릎을 위로하고 다시 포개어 상체를 숙여준다. 양방향 각 15초 이상 시행해준다.

TIP 어깨의 힘을 빼고 등 높이가 같게 유지한다.

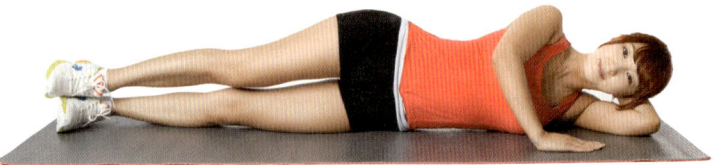

1 골반과 허벅지의 바깥쪽을 강화시켜주는 동작이다. 매트에 옆으로 눕는다. 아래쪽 팔로 머리를 받쳐준다.

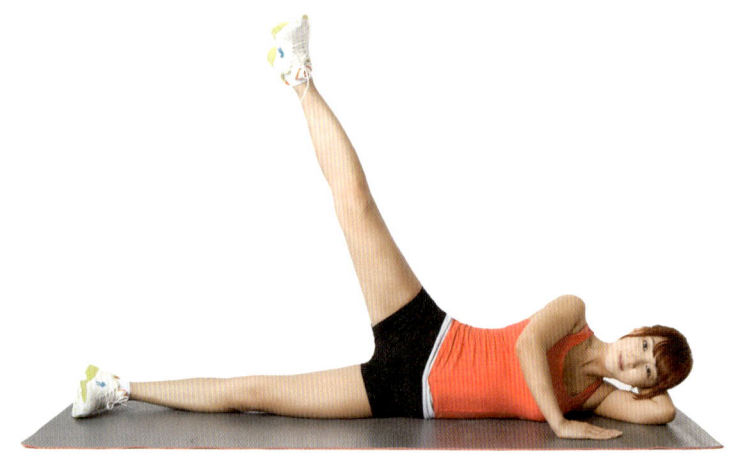

2 호흡을 들이마시고 내쉬면서 위쪽 다리를 최대한 들어 올려 2초간 멈춘 후 원위치로 온다. 반대편으로 누워 반대쪽 다리도 똑같이 들어 올린다.

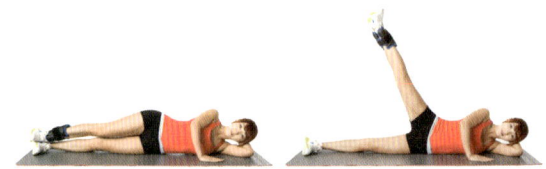

3 횟수가 많이 나올 경우에는 1~2kg의 모래주머니를 차고 시행한다. 15~20회를 1세트로, 3세트를 시행한다.

TIP 엉덩이가 뒤로 빠지지 않게 상하체가 일자로 옆으로 눕는다. 발을 띄운 상태에서 다시 들어 올리기를 반복한다.

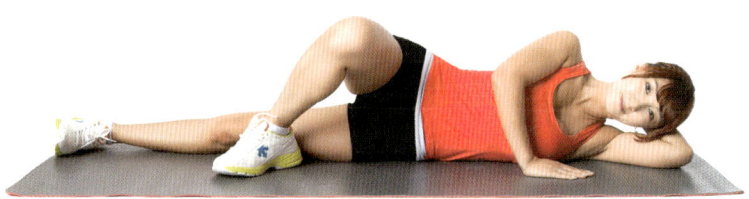

1 골반과 허벅지 안쪽을 강화시켜주는 동작이다. 매트에 옆으로 눕는다. 아래쪽 팔로 머리를 받쳐준다. 아래쪽 다리 앞으로 위쪽 다리를 접어 발바닥을 바닥에 놓는다.

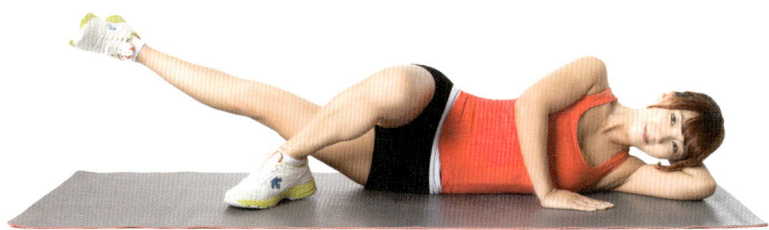

2 호흡을 들이마시고 내쉬면서 아래쪽 다리를 위로 들어 올려 2초간 멈추었다가 내려준다. 올린 다리를 바닥에 닿기 직전까지 내려주었다가 다시 들어올리기를 반복한다. 반대쪽으로 누워 다른쪽 다리도 똑같이 시행한다.

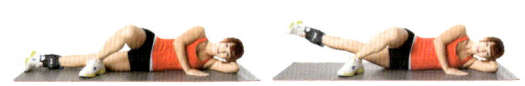

3 횟수가 많이 나올 경우에는 1~2kg의 모래주머니를 차고 시행한다. 15~20회를 1세트로, 3세트를 시행한다.

TIP 엉덩이가 뒤로 빠지지 않게 상하체가 일자로 옆으로 눕는다.

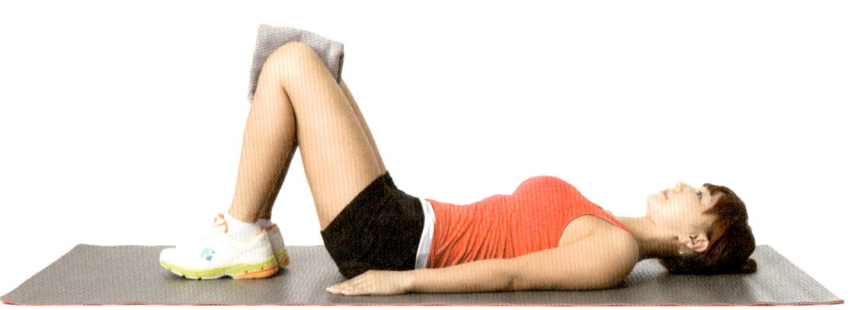

1 엉덩이 근육 강화 동작이다. 무릎과 양발을 붙인 상태에서 눕는다. 손바닥은 엉덩이 옆 바닥에 붙이고 무릎 사이에 수건을 끼운다.

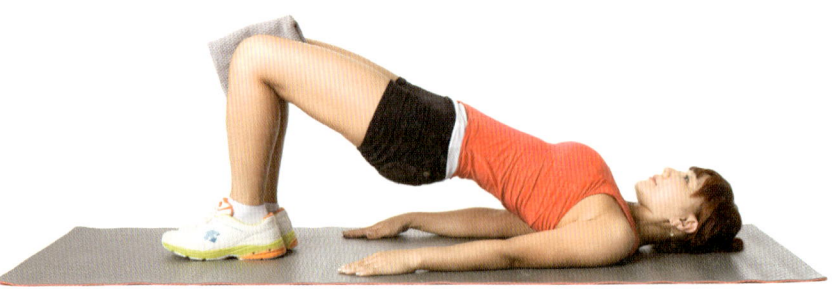

2 호흡을 들이마시고 내쉬면서 수건이 빠지지 않게 엉덩이를 들어 올렸다가 2초 멈춘 후 다시 내린다. 엉덩이가 바닥 가까이 오면 다시 들어올리기를 반복한다. 15~20회를 1세트로, 3세트 시행한다.

TIP 허벅지와 배가 일자가 되는 지점까지만 엉덩이를 들어 올린다.

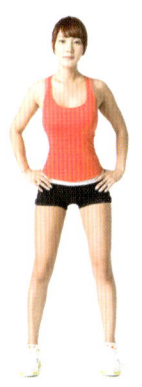

1

양발은 어깨 넓이로 선다. 양손은
골반 양쪽에 둔다.

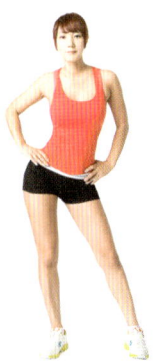 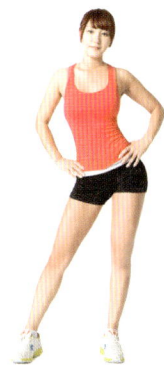

2

골반을 오른쪽으로 밀어 2초,
왼쪽으로 밀어 2초, 뒤로 밀어
2초, 앞으로 밀어 2초를 유지한다.

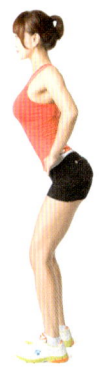 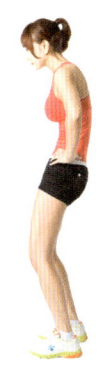

3

좌우 앞뒤를 1회로 한다. 15~20
회 1세트로, 3세트를 시행한다.

TIP 골반을 옆으로 밀 때 미는 골반 쪽 발에 중심을 둔다. 골반을 뒤로 밀 때는 어깨를 뒤로 하
고 등을 편다. 골반을 앞으로 밀 때는 복부에 힘을 주고 등을 동그랗게 말아준다.

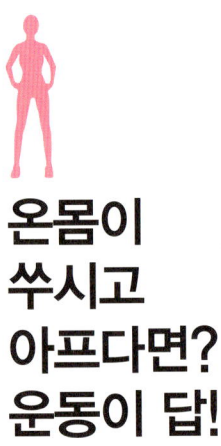

온몸이
쑤시고
아프다면?
운동이 답!

10년 동안 다니던 병원을 끊다

내게 운동을 배우러 오는 분들 중에 많은 "살을 빼러 왔다"고 하지만 어깨나 허리에 통증이 있거나 전반적으로 몸이 좋지 않다고 느껴 운동을 결심하고 시작한 분들이 꽤 많습니다.

어느 날 40대 초반의 한 여성분이 운동을 하겠다고 찾아왔습니다. 허리가 아파서 10년 동안 병원을 다녔다고 했습니다. 몸이 뻣뻣하게 굳은 상태였고, 운동을 너무나도 무서워했습니다. 허리 앞 굽히기가 전혀 되지 않을 정도였습니다. 그런데 운동하고 한 달째 되던 날 "이제 병원에 안 가도 될 것 같아요" 하며 웃으시더군요.

한 달여쯤 지나자 허리가 45도까지 굽혀지더니 두 달 만에 이제는 집에서 혼자 할 수 있겠다고 했습니다. 남편도 달라진 아내의 모습을 반기며 계속 운동하라고 부추긴답니다.

사실 그분은 만성이 된 통증으로 오랫동안 병원 다니는 것도 지겹고, 운동을 하긴 해야 할 것 같은데 어찌할지 방법을 모르니 저를 찾아온 거였죠. 그 분도 마지막 도전이라 생각하고 운동을 택한 겁니다.

나이가 들어가면 여기저기 조금씩 아프기 시작하고 뭔가 전과 다르다는 걸 몸으로 느끼게 됩니다. 특히 여성들은 출산을 겪고 30대 중반이 넘어가면서 몸 한두 군데 부분 비만이 오거나 결리고 쑤시는 경험을 합니다. 조금 더 나이 들어 40, 50대 분들 중에는 만성 통증을 달고 살며 병원을 집처럼 들락거리는 분들도 있습니다.

원인이 분명해서 병원에서 치료가 가능한 경우도 있고, 그럴 경우 반드시 치료를 받는 것이 우선이겠지요. 그러나 대부분의 어깨 결림, 요통, 무릎 통증 같은 증상은 우리 몸에 근육이 없어 생기는 증상들입니다. 병원 치료만으로 뚜렷하게 개선되지 않고, 만성화된 경우라면 무조건 약에 의존하기보다 스스로 운동을 하며 몸을 건강하게 하려는 자세가 필요합니다.

운동의 기본은 바로 혈액순환이 잘되도록 해 몸을 풀어주고 약한 부분의 근육을 키워 몸을 균형 있게 지지해주도록 힘을 키우는 겁니다. 그러면서 천천히 몸의 자기 조절능력을 회복시켜 나갑니다.

최근에는 만성 통증에 운동 치료를 권하는 전문 의사들도 많고, 전혀 나아질 것 같지 않던 통증이 운동을 시작하면서 사라지는 경우를 주변에서 자주 볼 수 있습니다. 운동을 통해 스스로를 치료하고 건강을 유지할 수 있다는 것은 미래를 위해 무엇과도 바꿀 수 없는 훌륭한 자산을 만드는 일입니다.

마음의 병을 고치는 운동

40, 50대 어머니들이라면 대부분 마음에 응어리 한 가지씩은 갖고 삽니다. 식구들 뒷바라지하고 먹고사는 데 바빠 나를 잊고 살다가, 뒤늦게 자신을 바라보니 이미 청춘은 가버리고 마음은 텅 빈 것같이 횡해집니다. 그러면서 어떤 분은 마음의 병으로 인해 더 고립되기도 하고, 마음의 짐이 통증이나 병을 불러오기도 합니다.

40대 이상이 되면 여성들은 호르몬의 변화로 갱년기 증상을 겪게 됩니다. 갑작스런 몸의 변화로 우울증을 겪게 되는 경우도 많죠. 이때에도 운동이 중요한 치료제가 되어줍니다.

몸을 움직이며 운동을 하면 혈액순환이 촉진되면서 우리 몸의 신진대사가 활발해집니다. 생활 속에서의 규칙적인 운동은 우리 몸의 신진대사를 자극해 호르몬 분비를 촉진해주는 역할을 합니다. 그러면서 갱년기의 노화나 우울감 증상도 자연스럽게 감소시킬 수 있는 것입니다.

몸을 움직이며 에너지를 소비하는 운동은 그 자체로 마음을 단련시키는 일이기도 합니다. 운동으로 스트레스를 풀면 몸도, 마음도 부드럽고 가벼워집니다. 몸을 움직이면 몰아치던 짜증도 줄어들고 성격도 대범해집니다. 운동으로 강박증이나 우울증이 호전되었다는 말은 이미 의학적으로도 검증되었지요.

건강이 곧 재산이고 행복이다

운동은 특히나 자신의 목표와 의지가 무척이나 중요한 일입니다. 여기저

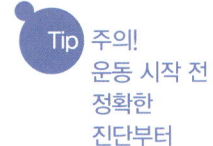 Tip 주의!
운동 시작 전
정확한
진단부터

실제 심각한 질환이 원인이 되어 어깨 결림이나 요통 등의 통증이 동반되는 경우도 있습니다. 몸이 아파서 운동을 결심할 때에는 아픈 곳이 어디인지, 어떤 질환이 있는지 병원에서 정확한 검사를 받는 것이 우선입니다. 전문 의사와 상담 후 몸에 부담이 없는 수준에서 내 체력에 맞게 강도와 횟수 등을 조절하며 운동하세요. 스스로 몸의 변화와 통증에 대해 주의를 기울이는 자세가 필요합니다.

기 쑤시고 아프다는 분들께 아무리 운동하시라 이야기해도 안 하는 분들은 절대 안 하시더군요.

평소 운동을 전혀 하지 않던 분들이라면 근육이 이미 약해진 상태이고 혈액순환도 좋지 않아 쉽게 피로감을 느끼고 있을 것입니다. 조금만 움직여도 쉽게 지치니 더 움직이지 않으려 합니다. 어디에선가 그 악순환의 고리를 끊어주어야 하는데, 바로 굳은 결심으로, 혹은 마지막 지푸라기라도 잡는 심정으로 확실한 동기부여를 만들어서 운동을 시작하는 계기가 있어야 합니다.

돈이 없다고요? 경제적 여건이나 환경을 탓할 일이 아닙니다. 주변에 보면 돈과 시간이 있다고 해서, 좋은 치료를 받는다고 해서, 몸에 좋은 것을 먹는다고 해서 통증이 쉽게 고쳐지지 않더라고요. 기초 체력을 위해 자신의 건강을 바로잡으려면 자신의 몸을 제대로 파악하고 스스로 몸을 움직이며 건강을 쌓아야 합니다. 건강이 곧 재산이 되고, 행복의 근간이 된다는 점을 잊지 말고 지금부터 시작해보세요. 늦지 않았습니다.

목을 늘려주는 운동

❶ 목 옆 늘리기

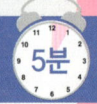

더하기 운동
5분 목 · 어깨가 아플 때 하는 운동

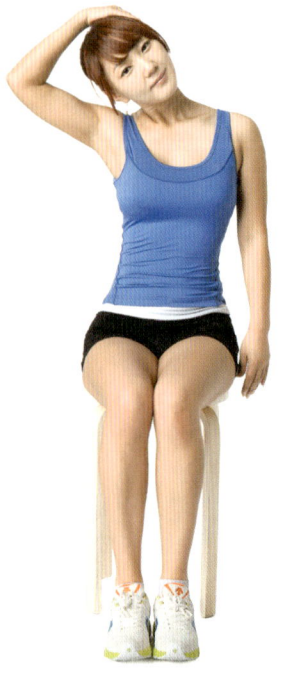

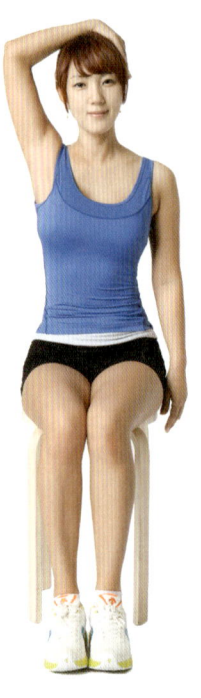

2 호흡을 들이마시고 내쉬면서 손에 압력을 넣어
머리를 오른쪽 어깨로 내려준다. 반대편도 똑
같이 15초 이상 시행해준다.

1 의자에 앉아 오른팔을 위쪽으로 뻗어
왼쪽 머리에 댄다.

TIP 머리를 내리는 쪽 어깨가 솟지 않도록 주의한다. 왼쪽 어깨를 고정시킨다.

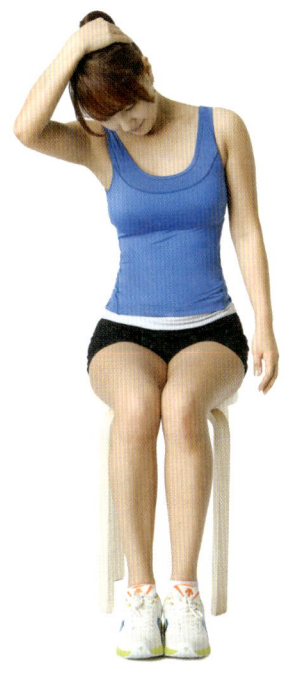

1 의자에 앉아 왼쪽 대각선 쪽 머리 뒤에 손을 얹고 호흡을 들이마시고 내쉬면서 오른쪽 대각선 쪽으로 머리를 내려준다.

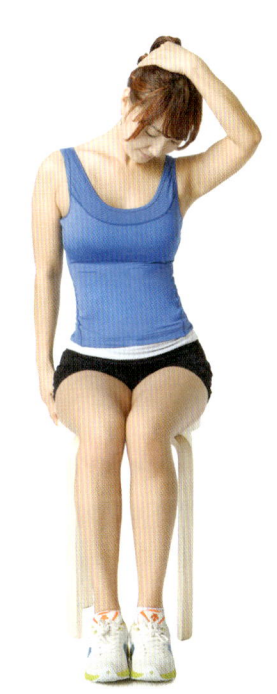

2 반대편도 시행해준다. 오른쪽 어깨가 솟지 않도록 하고 15초 이상 늘려준다.

TIP 머리를 내리는 쪽 어깨가 솟지 않도록 주의한다. 오른쪽 어깨를 고정시킨다.

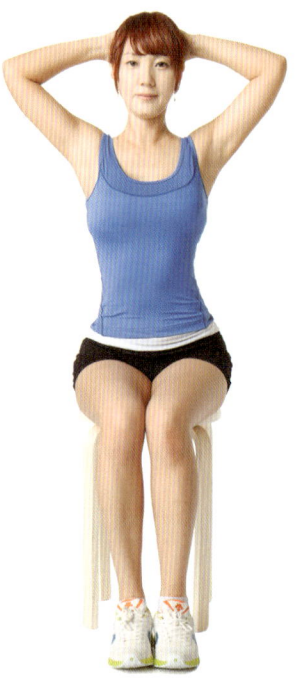

1 의자에 앉은 후 양손을 머리 뒤에 깍지
껴 올린다.

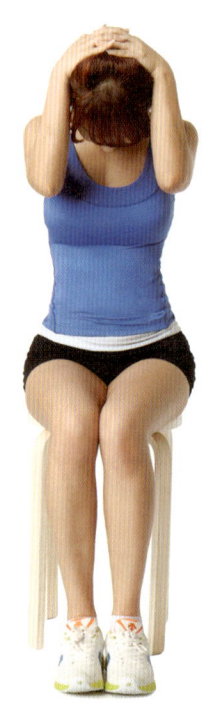

2 호흡을 들이마시고 내쉬면서 팔꿈치를 앞으로
조인다. 손으로 머리를 당겨주고 허리와 어깨
를 핀 상태를 유지한다. 15초 이상 늘려준다.

TIP 머리를 숙였을 때 어깨에 힘을 빼도록 한다.
등이 굽지 않게 주의한다.

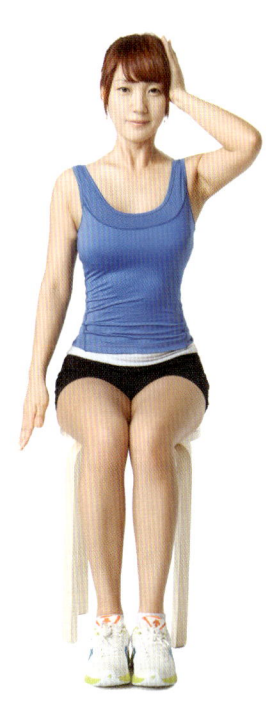

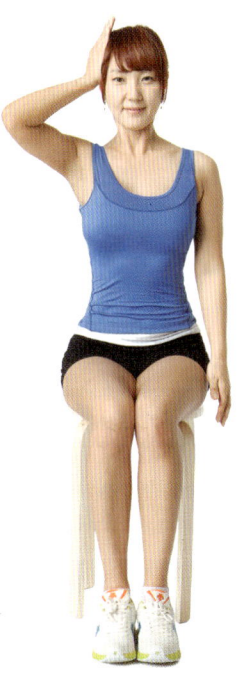

2 15〜20초를 1세트로, 3세트 시행한다. 반대 방향도 똑같이 시행한다.

1 오른쪽 귀에 손바닥을 대고 호흡을 들이마시고 내쉬면서 손은 머리를 밀고 머리는 손을 밀도록 한다.

TIP 등은 펴고 턱은 당긴다. 어깨의 힘을 뺀다.

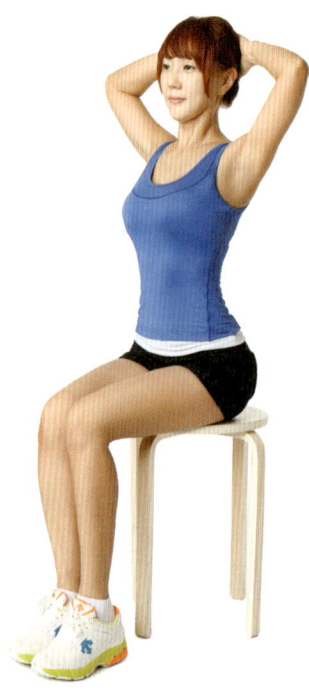

1 손을 깍지 껴 머리 뒤에 얹는다. 호흡을 들이마시고 내쉬면서 머리는 손을 밀고 손은 머리를 밀어준다.

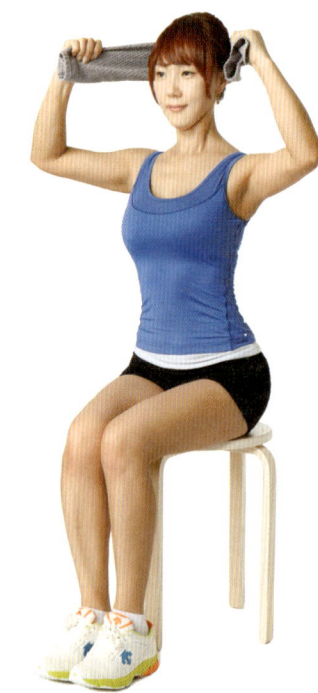

2 수건을 이용하여 할 수도 있다. 15초를 유지하며 15~20회 시행한다.

TIP 머리를 뒤로 밀 때 바닥과 수평으로 밀고, 턱은 이중턱을 만든다.

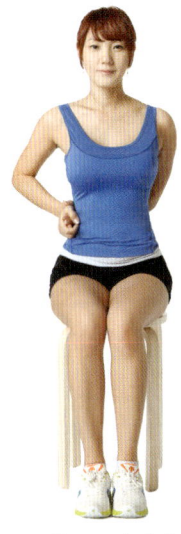

1 어깨를 늘리는 동작이다. 왼팔을 등 뒤에 놓고 오른손을 잡아당겨 왼쪽 어깨를 고정해준다.

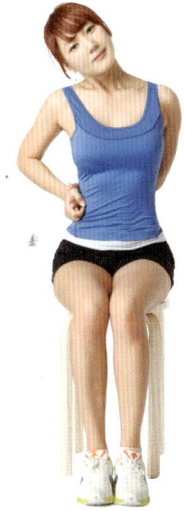

2 호흡을 들이마시고 내쉬면서 고개를 오른쪽으로 충분히 내려준다.

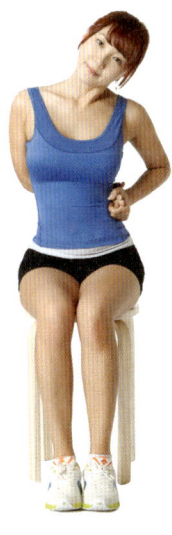

3 반대편도 똑같이 시행한다.

TIP 왼쪽 손등으로 오른쪽 옆구리를 감는다. 오른손으로 왼손을 잡아 당겨 왼쪽 어깨를 고정시켜준다. 오른쪽 어깨가 솟지 않도록 어깨의 힘을 뺀다. 반대쪽도 같은 방법으로 주의한다.

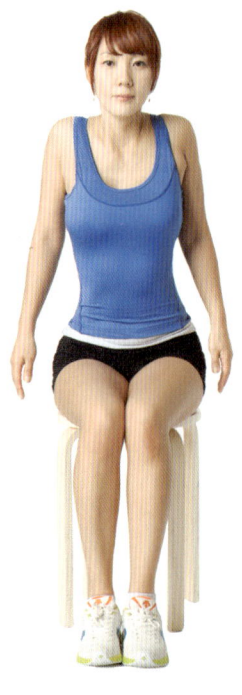

1 팔에 힘을 빼고 호흡을 들이마시고 내쉬
면서 어깨를 귀쪽에 붙였다 충분히 내려
준다.

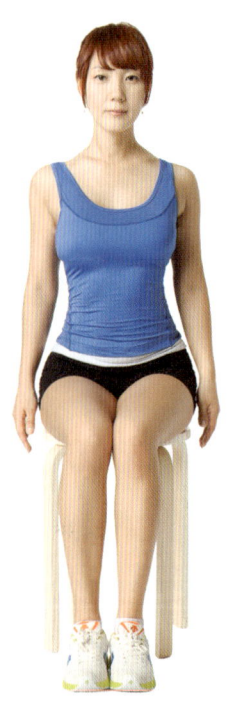

2 이 동작을 잘하게 되면 손에 본인에게 맞는
덤벨을 들고 시행한다. 15~20회를 1세트로,
3세트 시행한다.

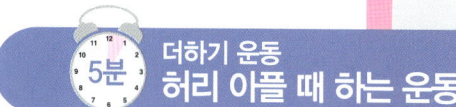
5분 더하기 운동
허리 아플 때 하는 운동

1 매트에 눕는다.

2 손을 깍지 껴 호흡을 들이마시고 내쉬면서 무릎을 충분히 당겨준다.
15~20초 이상 유지한다.

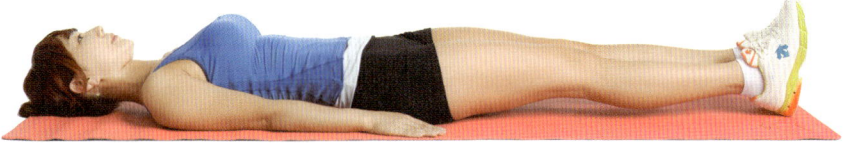
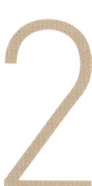
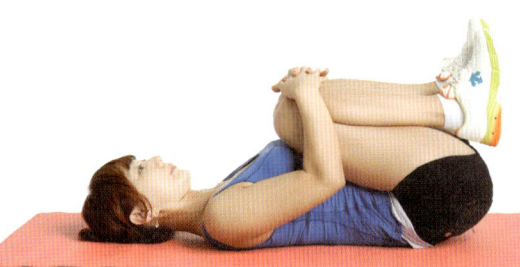

TIP 골반을 일부러 바닥에서 띄우지 않는다. 다리를 당겼을 때 꼬리뼈를 바닥 쪽으로 내려준다. 턱은 당기고 머리를 바닥에서 띄우지 않는다.

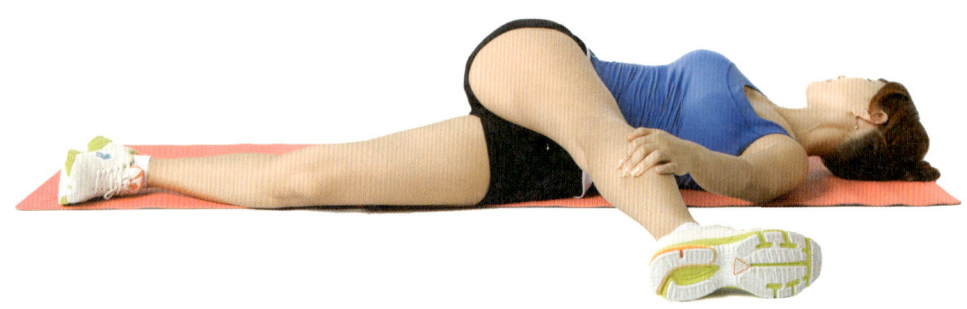

1 양팔 벌려 매트에 눕는다. 호흡을 들이마시고 내쉬면서 오른쪽 다리를 90도 이상 최대한 올려 넘긴다. 시선은 오른손 끝을 향하게 한다. 왼쪽도 같은 방법으로 시행한다. 15~20초 이상 유지한다.

TIP 오른쪽 어깨가 뜨지 않게 동작을 시행한다. 발 앞쪽 끝은 몸 쪽으로 향하게 하고 무릎은 되도록 편다.

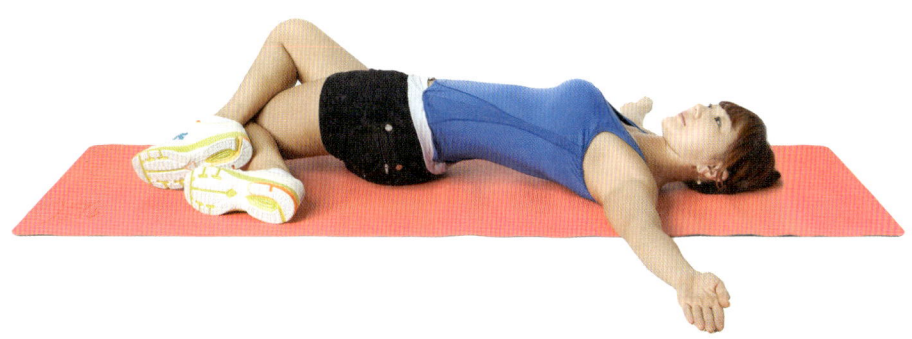

1 양팔 벌려 눕는다. 양발을 어깨 넓이로 벌린 후 무릎을 세운다. 왼쪽 다리를 오른쪽 다리로 꼬아 호흡 들이마시고 내쉬면서 왼쪽 무릎이 바닥에 닿도록 충분히 내려준다. 반대쪽 다리도 똑같이 시행한다. 15~20초 이상 유지한다.

TIP 허리를 최대한 바닥 쪽으로 내려준다.

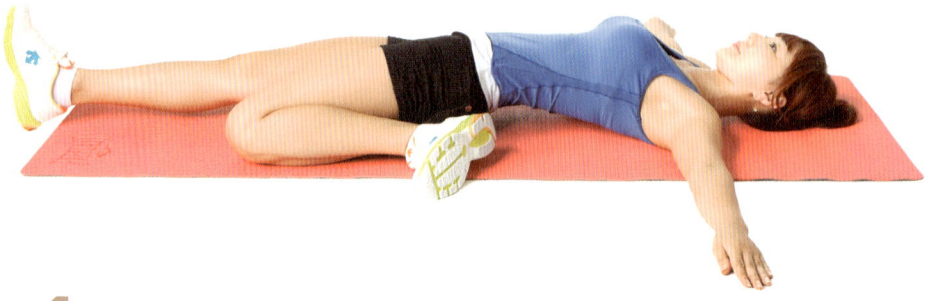

1 양팔 벌려 눕는다. 매트에 누워 다리를 바깥쪽으로 접어 발뒤꿈치를 엉덩이 쪽으로 끌어올린다. 호흡을 들이마시고 내쉬면서 무릎이 바닥에서 떨어지지 않게 한다. 반대쪽 다리도 똑같이 시행해준다.

TIP 허리를 최대한 바닥 쪽으로 내려준다.

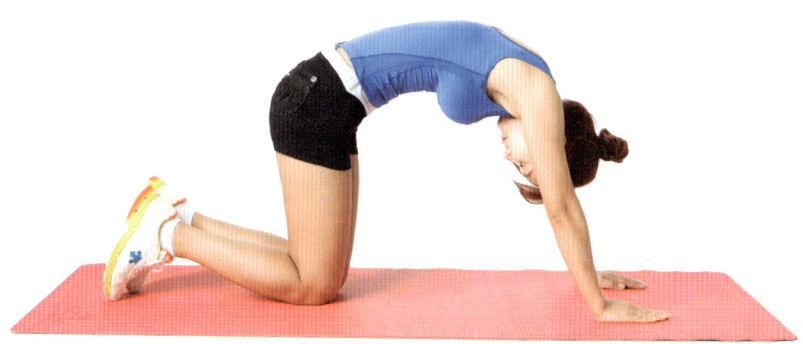

1 척추와 골반을 늘려주는 동작이다. 매트에 엎어져 호흡을 들이마시면서 등을 높이 올린다. 고개는 숙인다.

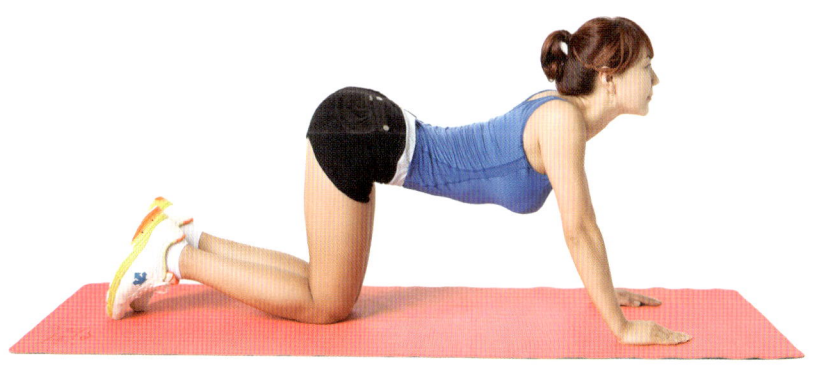

2 호흡을 내쉬면서 등을 충분히 내리고 시선은 위를 본다. 10초씩 머문다. 등을 올렸다 내리기를 총 10회 해준다.

TIP 등을 높이 올릴 때 엉덩이는 꽉 조이고 복부에 힘을 준다.

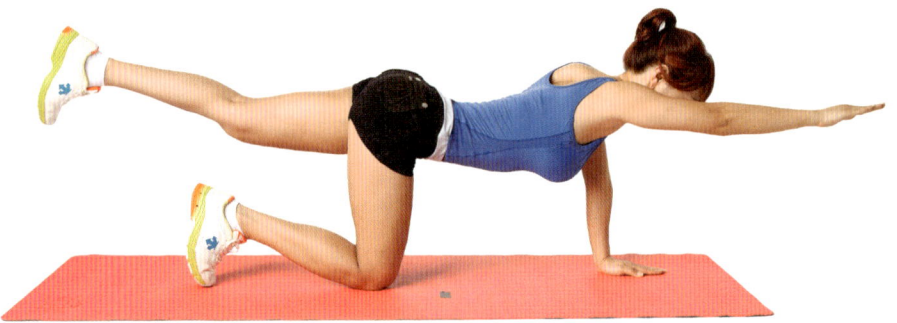

1 허리가 약한 사람들을 위한 척추를 강화해줄 수 있는 동작이다. 기어가는 자세로 호흡을 들이마시고 내쉬면서 오른팔과 왼쪽 다리를 수평으로 뻗어준다. 복부에 힘을 주도록 한다. 반대 방향도 똑같이 시행해준다. 15~20회를 1세트로, 3세트 시행한다.

TIP 턱은 당기고 팔다리를 지나치게 올리지 않고 바닥 수평까지만 올린다.

1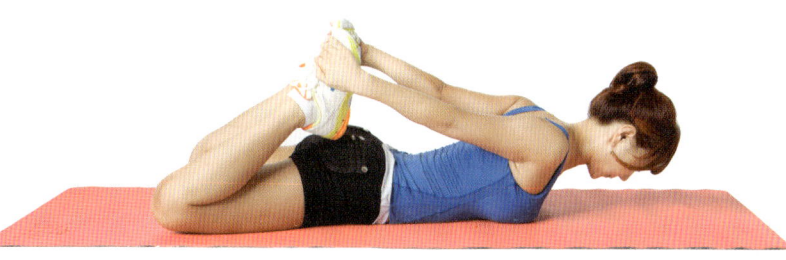

매트에 배를 대고 다리를 접고 양손은 양발 끝을 잡는다.

2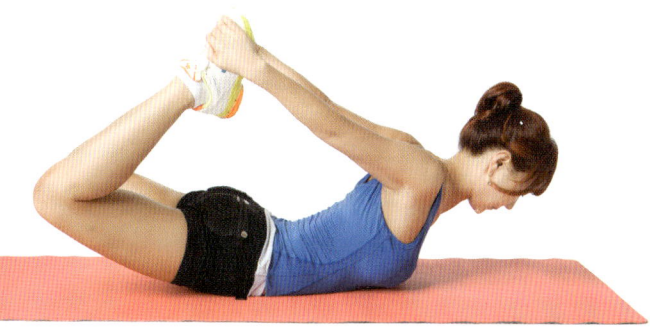

호흡 들이마시고 내쉬면서 허벅지와 가슴을 매트에서 띄운다. 고개는 아래를 본다. 15~20회를 1세트로, 3세트 시행한다.

TIP 턱은 당기고 가슴과 허벅지를 최대한 바닥에서 띄운다.

무릎 주변을 늘려주는 운동
❶ 무릎 앞쪽 늘리기

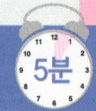

더하기 운동
5분 무릎 아플 때 하는 운동

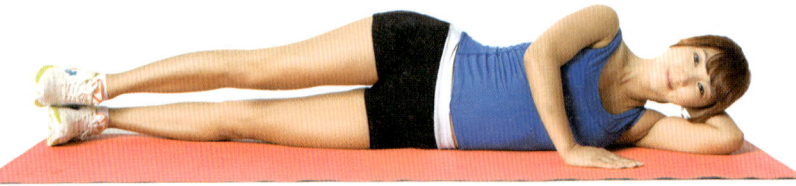

1 매트에 옆으로 눕는다.

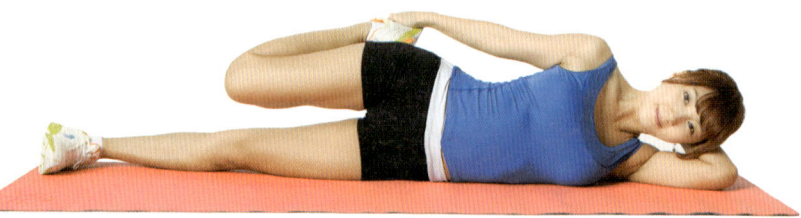

2 오른쪽 다리를 뒤로 접고 호흡을 들이마시고 내쉬면서 발끝을 손으로 당겨준다.
15~20초 이상 유지하고, 반대편으로 누워 왼쪽 다리를 접어 똑같이 시행해준다.

TIP 상하체를 일자로 유지한다. 발끝을 엉덩이 쪽으로 밀착시킨다.

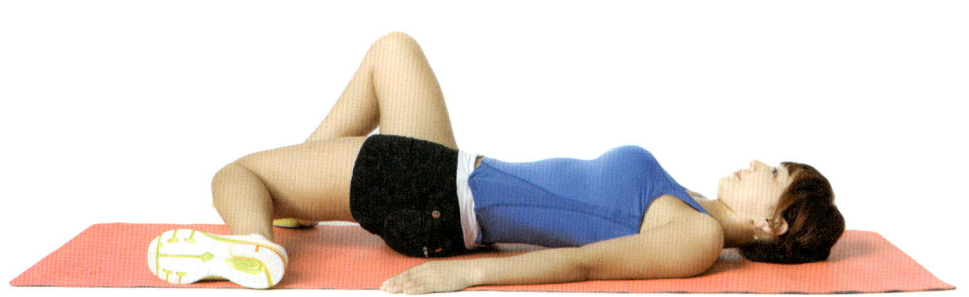

1

무릎 양쪽을 늘려주는 동작이다. 매트에 누워 무릎을 세운 후 양발을 어깨 넓이 이상으로 벌린다. 호흡을 들이마시고 내쉬면서 왼쪽 무릎을 안쪽으로 쓰러뜨린다. 15~20초 이상 유지한다. 반대쪽도 똑같이 시행해준다.

TIP 허리가 바닥에서 들리지 않도록 한다.

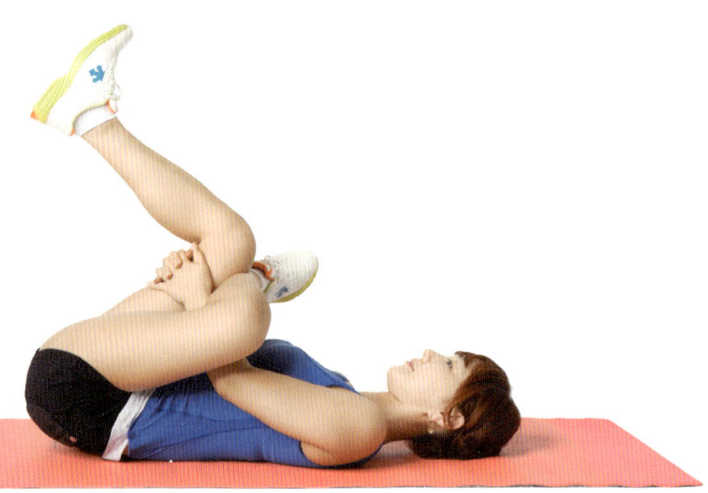

1

왼쪽 무릎 바깥쪽을 늘려주는 동작이다. 매트에 누워 왼쪽 발목을 오른쪽 허벅
지 위에 올려놓는다. 호흡을 들이마시고 내쉬면서 오른쪽 허벅지를 잡아당긴다.
반대편도 똑같이 시행해준다. 15~20초 이상 유지한다.

TIP 무릎 각도를 90도로 유지한다. 허벅지 잡아당길 때 어깨의 긴장을 푼다.

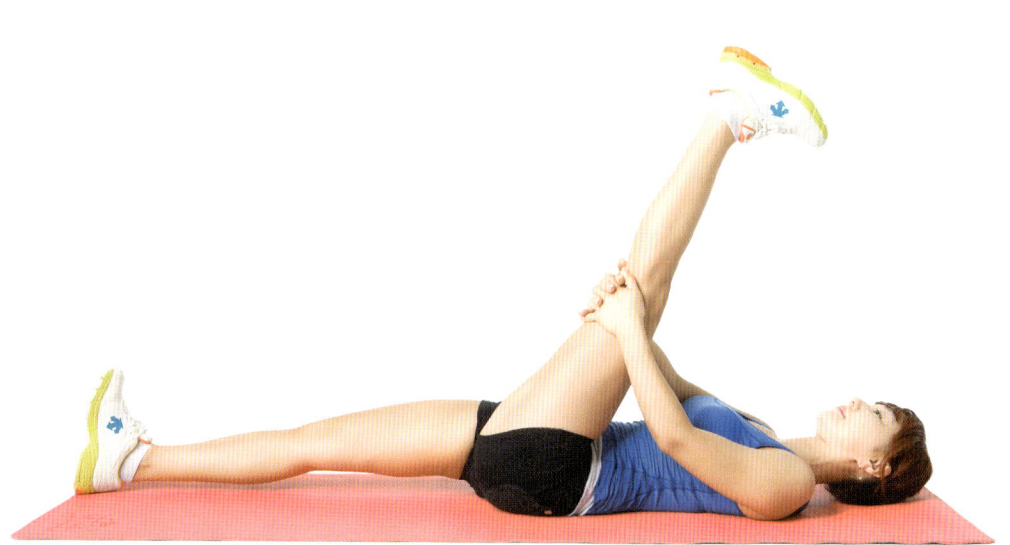

1

매트에 누워 왼쪽 다리를 들어 올린다. 호흡을 들이마시고 내쉬면서 손으로 다리를 잡아당기고 무릎을 펴고 발끝을 몸 쪽으로 당겨준다. 반대쪽 다리도 시행해준다. 15~20초 이상 유지한다.

TIP 발 앞쪽 끝을 몸 쪽으로 향하게 하고 무릎을 핀다. 양쪽 어깨의 긴장을 푼다.

❶ 앉아서 한 다리 들어올리기

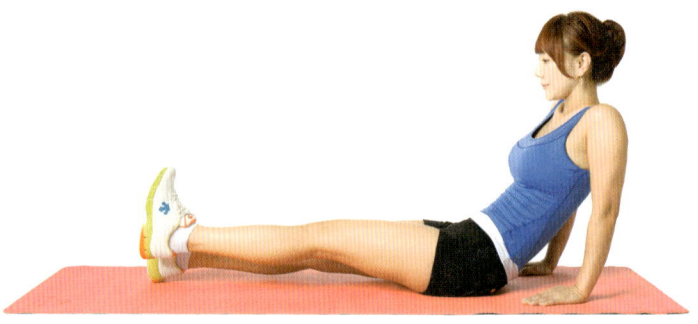

1

무릎 주변을 튼튼히 해주는 동작이다. 매트에 다리를 가지런히 하고 앉는다.
손은 엉덩이 뒤 바닥에 놓고 발끝을 몸 쪽으로 당긴다.

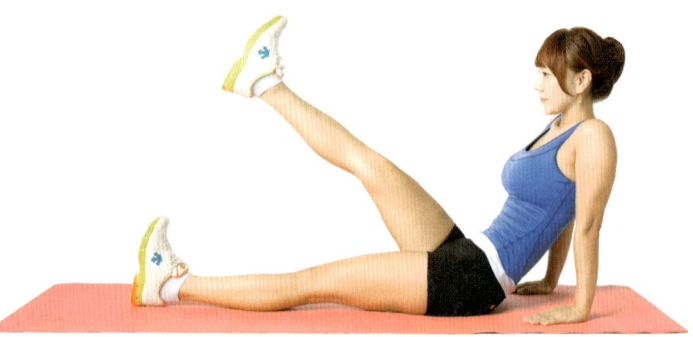

2

호흡을 들이마시고 내쉬면서 다리를 위쪽으로 들어 올려 2초 멈춘 후 다시 바닥
쪽으로 내려준다. 이때 다리가 바닥 가까이 오면 다시 들어 올려 반복 시행해준다.

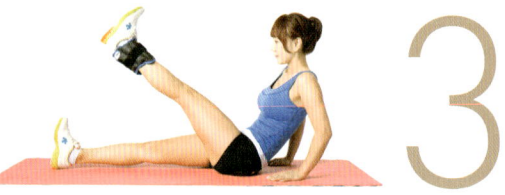

3

이 운동이 쉬워지면 발목에 1~5kg의
모래주머니를 차고 운동한다. 15~20회
를 1세트로, 3세트 시행한다. 반대편도
똑같이 해준다.

TIP 무릎은 되도록 펴고 다리를 들어올렸다 내릴 때 바닥에 닿기 전에 다시 들어 올린다.

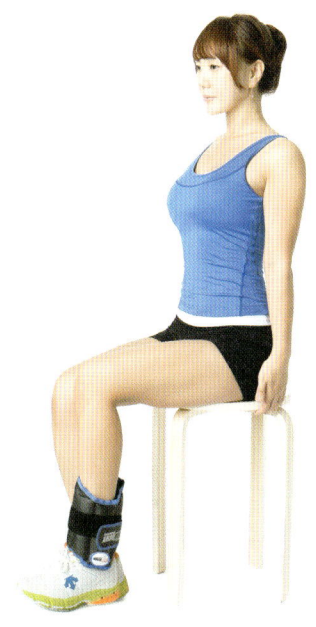

1 의자에 앉는다. 발목에 모래주머니를 찬다.

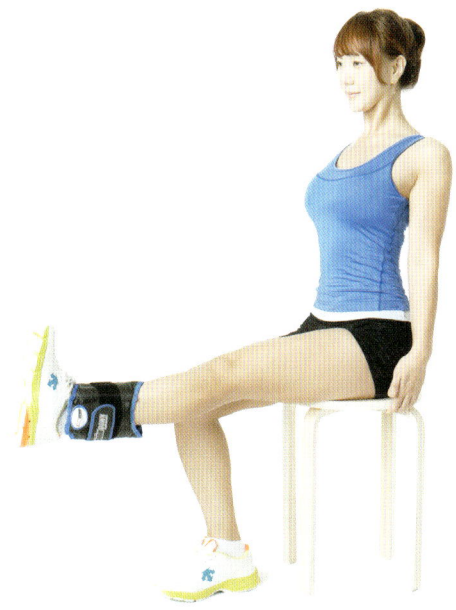

2 무릎이 펴질 만큼 아래 다리를 앞쪽으로 들어 올린다. 허벅지가 바닥과 수평까지 들어 올린 후 2초간 멈췄다가 다리를 내린다. 바닥에 발을 띄운 상태에서 다시 반복해준다. 다리를 들어 올릴 때 숨을 내쉬고 내릴 때 들이마신다. 반대 다리도 똑같이 시행해준다.

TIP 운동하는 내내 무릎이 움직이지 않게 고정시켜준다.

나쁜 자세가 나쁜 체형과 통증을 부른다

어느 정도 나이 들어 제게 오는 분들을 보면 대부분 안 좋은 자세가 오랫동안 습관이 되어서 체형 또한 무너져버린 경우가 많습니다.

오랫동안 살림만 하던 분들을 보면 더 안타까워요. 설거지, 청소, 걸레질 같은 집안일들, 보통 대수롭지 않게 여기지만 잘못된 자세를 방치할 경우 근육과 관절에 무리를 많이 주는 일이 되기 때문이지요. 자세는 나이를 가리지 않아요. 요즘은 책상 앞에 오래 앉아 있는 어린 청소년들도 좋지 않은 자세와 운동 부족으로 체형이 변형되는 경우가 많지요.

평소 자세가 나쁘다는 소리를 자주 듣거나 책상이나 테이블 앞에 앉을 때 습관적으로 턱을 괴거나, 의자에 앉으면 나도 모르게 다리를 꼰다거나, 서 있을 때 한쪽 다리에 무게중심을 싣거나 한다면 나쁜 자세가 습관화되어 있지 않은지 점검해보세요.

자세가 안 좋은 사람들은 대부분 체형도 좋지 않습니다. 골반이 앞으로 빠져나오고, 어깨는 앞으로 굽은 데다 살짝 올라가 있어요. 목은 앞으로 빠지고 척추는 일자에 가까운 형태가 됩니다. 이런 자세에서 아랫배는 더 나와 보이고 가슴선도 처지고 등에 군살이 붙기 쉽습니다. 어깨와 팔뚝이 굵어지고 허벅지에도 살이 찌게 됩니다.

자세가 좋지 않고 군살이 독소처럼 몸에 붙어 있으니 어깨가 걸리고, 허리가 묵직하고, 몸 여기저기가 저리고, 잠도 푹 자지 못해 자주 피곤하고 아프다고 느껴지는 겁니다.

자세만 바꿔도 몸매가 달라진다

평소 자세를 바로 하는 것만으로도 충분히 몸이 좋아질 수 있습니다. 자세가 바르면 호흡이 잘되고 혈액순환도 좋고 신진대사도 원활해집니다. 먼저 일상생활에서 자세를 바르게 하려고 노력하세요. 하루에 한 번 전신 거울 앞에 서서 자신의 모습을 점검하세요. 바른 자세를 익히려면 먼저 자신의 자세와 몸을 잘 살펴야 합니다.

바른 자세로 서 있을 때 옆에서 보면 완만한 S자 모양으로, 귀, 어깨, 허리, 무릎, 복사뼈가 일직선 위에 있게 됩니다. 어깨와 등은 펴주고 복부는 힘을 주어 당기고 자연스럽게 괄약근을 조이며 엉덩이에 힘이 들어가게 됩니다. 이때 턱이 앞으로 들리지 않게 살짝 당겨줍니다. 어깨는 올라가지 않도록 자연스럽게 내려줍니다. 무게중심이 어느 한쪽 다리로 쏠리지 않도록 양다리에 균형 있게 둡니다.

평소 바른 자세를 유지하기 위해서는 서 있을 때뿐 아니라 앉아 있을 때, 걸을 때, 계단을 오르내릴 때, 웅크리고 앉아서 물건을 주울 때에도 의식적으로 등을 곧게 펴려고 노력해야 합니다. 자세가 잘못되면 근력이 약해지고, 근력이 없으면 자세는 더 안 좋아지기 마련입니다. 자세가 좋지 않거나 동작이 부자연스러우면 몸의 근육이 약하다고 생각하고 일상생활 속에서 바른 자세를 유지하려 애쓰면서 운동을 통해 근육과 뼈를 단련해야 합니다. 운동을 하면서 굽은 어깨를 펴주고, 허리도 펴주고, 관절 같은 경우에도 바른 자세를 익히며 근육을 단련하면 자세 교정에 도움을 줄 수 있습니다.

바른 자세는 건강과 균형 잡힌 몸의 원천입니다. 바른 자세로 생활하고 운동을 꾸준히 하다 보면 체형도 교정되고, 건강하고 예쁜 몸매를 되찾게 될 겁니다.

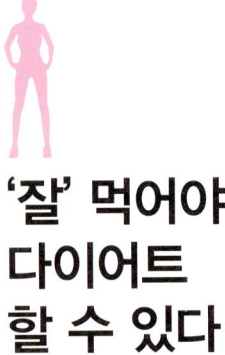

'잘' 먹어야 다이어트 할 수 있다

다이어트 유행 따라 하다 큰코다친다

한때 원푸드 다이어트가 유행을 한 적이 있습니다. 포도, 사과, 달걀, 바나나, 고구마……. 한 가지 음식만 먹으면 살을 뺄 수 있다고 하여 너도나도 밥은 쫄쫄 굶으면서 도시락까지 싸가지고 다니며 한 가지 음식에만 매달렸지요. 하지만 며칠 못 가 다이어트를 포기하거나 성공하더라도 후에 폭식으로 이어져 요요현상을 불러오기 일쑤였습니다.

최근에는 다이어트를 하더라도 영양을 골고루 챙겨 먹어야 한다는 인식들을 많이 하는 것 같아요. 무조건 한 가지만 먹는 다이어트 유행은 좀 지나갔지요. 하지만 여전히 다이어트를 위해서는 굶는 것이 최선이라고 생각하는 분들이 꽤 있더라고요. 최근 뜨고 있는 디톡스 다이어트 같은 경우도 과일과 채소를 충분히 섭취한다고 하지만 실제로는 굶는 다이어트의 일종이지요. 그렇지 않으면 아예 살을 빼준다는 마사지나 특별한 주사요법, 수술, 약 같은 속성 다이어트 방법을 손쉽게 선택하는 분들도 많습니다.

그러나 살을 확실히 빼준다는 이런 요법들은 꽤 위험하거나 고통스러운 방법이 많고, 부작용도 초래할 수 있어 권하고 싶지 않아요. 시중에 나와 있는 소위 비만 치료제라는 것들도 대개 이뇨제, 설사제, 포만감을 주는 섬유소 등이 주성분으로, 탈수와 영양 불균형을 가져올 수 있거든요.

사실 인체가 필요로 하는 영양소를 모두 함유하고 있는 단 한 가지 식품이 있을까요? 끼니마다 골고루 영양을 섭취하는 기본 식사를 무시한 다이어트란, 결국에는 요요현상을 불러오고 건강마저 해치기 쉽습니다.

무작정 굶는 다이어트를 잘못하다간 자칫 체지방과 함께 몸의 근육까지 없어지고 골다공증, 빈혈, 탈모, 무월경증, 피부 탄력 저하 등의 부작용이 올 수 있습니다. 젊은 여성은 물론이고, 특히 주부들에게라면 절대 권할 수 없는 다이어트지요.

실제 다이어트를 하겠다고 무조건 굶으면 우리 몸은 위기의식을 느낀다고 해요. 외부로부터 들어오는 영양이 부족한 상태라고 판단해 생명을 유지하는 데 필요한 최소한의 에너지를 뺀 나머지 에너지들을 모두 지방으로 저장한다고 합니다.

결국 굶는 다이어트는 우리 몸을 살이 빠지기 어려운 몸으로 만드는 지름길이 됩니다. 살을 빼려고 했는데 되려 체지방율은 늘어나고 근육은 줄어들면서 체력은 약해지고, 기초대사량이 낮아지면서 요요현상과 다이어트를 반복하게 하는 외롭고 긴 싸움으로 만들어버리는 겁니다.

잘 먹어야 잘 빠진다

다이어트의 기본 원리는 사실 간단합니다. 섭취 칼로리보다 소비 칼로리가 더 많아야 한다는 것입니다. 먹는 양보다 활동하며 쓰는 에너지가 더 많아야 살이 빠지게 되는 것이 당연한 이치겠지요.

소비 칼로리 〉 섭취 칼로리 → 체지방 감소

그렇다면 매번 먹을 때마다, 움직일 때마다 칼로리를 계산해야 할까요?

매 순간 칼로리를 계산하며 사는 것은 사실상 쉽지 않습니다. 무엇보다 각자의 몸 상태에 따라 기초대사량이 다르고 그에 따라 필요한 칼로리나 소비 칼로리도 달라지기에 우리 몸이 필요로 하는 정확한 칼로리 양을 측정하기란 쉽지 않습니다.

칼로리에 연연하다 보면 아침이나 저녁을 굶고 햄버거나 인스턴트로 한 끼 때우면서 적정 칼로리를 넘기지 않았다고 만족하는 사람도 있더라고요. 하지만 트랜스지방과 자극적인 맛이 가득한 음식으로 제대로 된 다이어트가 될 리 만무하지요. 제대로 살을 빼기 위해서는 칼로리도 중요하지만 무엇보다 충분한 영양 공급이 이루어져야 합니다.

살을 빼기 위해 굶으면서 칼로리를 낮추는 것이 아니라 살을 빼는 대사활동에 필요한 각종 영양소를 제대로 찾아 먹어야 하는 것이죠. 우리 몸의 에너지대사와 효소 생성에 필요한 비타민과 미네랄, 단백질 그리고 지방을 태우기 위해 필요한 최소한의 탄수화물 등이 바로 그것입니다. 이러한 영양소들을 충분히 섭취해주어야 건강을 유지하면서 살을 뺄 수 있는 것입니다.

이는 필요한 영양소를 제대로 먹으면서 몸의 대사율을 높여 살이 빠지기 쉬

Tip 디톡스 다이어트나 간헐적 단식은 정말 살을 빼줄까?

요즘은 디톡스 다이어트나 간헐적 단식이 유행이지요. 둘 다 일종의 굶는 다이어트로 다이어트 효과를 본 사람들도 있지만, 여기서도 중요한 것은 영양의 균형을 고려해야 한다는 점이에요.

디톡스 다이어트는 몸 안의 독소를 뺀다는 의미에서 나쁜 다이어트는 아니지만 자칫 몸에 필요한 다른 영양소를 간과하거나 지나쳐버릴 수 있기에 주의해야 해요. 전체적인 자신의 평소 식단을 고려하고 영양의 균형을 놓치지 않은 상태에서 기간을 정해놓고 디톡스하세요.

간헐적 단식은 짧은 단식이 우리 몸에 주는 다이어트 효과를 노린 것인데, 단식 후 먹는 음식들에 대한 영양적인 고려를 놓친 점이 아쉽습니다. 간헐적 단식은 회식이 잦은 직장인들에게 유리할 수 있어요. 그럼에도 바쁜 직장인들이 운동할 시간이 많지 않기에 간헐적 단식을 하고자 한다면 반드시 몸 안의 독소를 배출할 수 있는 운동 시간을 꼭 챙겨야 합니다.

둘 다 영양적인 균형이 문제네요. 건강한 다이어트를 하려면 내 몸이 필요로 하는 영양과 바른 운동법에 대해 제대로 알아야 해요. 전체적으로 올바른 다이어트가 무엇인지 알고 식사를 조절하는 것과 그냥 굶은 후 내가 먹고 싶은 음식을 몰아서 먹는 것은 결과가 전혀 다르니까요.

운 몸으로 바뀌나가는 것이라고 말할 수 있습니다. 이렇게 다이어트를 하면 영양소가 결핍되지 않으면서 건강을 챙기고 요요현상도 줄일 수 있습니다.

영양과 칼로리, 다이어트 시소 타기

건강식으로 영양을 골고루 섭취하는 것이 중요하다고 말했지만, 살을 빼기 위해서는 섭취하는 양도 중요하다는 사실을 다시 한 번 강조해야겠네요.

즉 활동량(운동)보다 먹는 양이 적어야 살이 빠진다는 것이 다이어트의 기본 원리이기에 건강식이더라도 내가 먹고 있는 칼로리는 항상 염두에 두어야 합니다.

예를 들어 같은 양일 경우 현미잡곡밥보다 흰쌀밥이 칼로리가 훨씬 높습니다. 그러나 현미잡곡밥을 한 공기 가득 먹는 것보다 흰쌀밥을 1/2 공기 먹는 것이 칼로리 섭취는 더 낮습니다. 건강과 영양을 위해서는 현미잡곡밥을 먹는 것이 당연히 좋지만, 다이어트 중이라면 흰쌀밥과 현미잡곡밥 사이에서 영양과 양을 균형 있게 고려해야 합니다.

좋은 영양소가 들어 있다고 해도 잡곡밥을 한 그릇 다 먹어서는 곤란하겠죠. 때로 외식을 하거나 잡곡밥에 질리는 경우에 흰쌀밥을 먹는다면, 그에 맞는 열량을 잘 고려하여 양을 조절하는 것이 현명한 방법입니다.

건강식으로 질 좋은 음식을 먹는 것은 다이어트의 기본입니다. 동시에 효과적인 다이어트를 위해서는 칼로리를 절대 무시할 수 없습니다. 대개 자신의 기초대사량보다 200~300kcal 정도 더 먹으면서 운동을 해야 다이어트가 되고 유지될 수 있다는 점을 반드시 기억하세요.

그렇다면 다이어트를 위해서 어떤 음식을 어떻게 먹어야 할까요? 다음 장에서 구체적으로 살펴보기로 합니다.

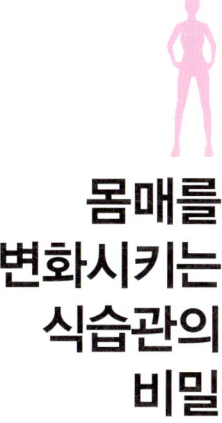

몸매를 변화시키는 식습관의 비밀

단백질, 충분히 섭취하자

다이어트를 하면서 단백질은 충분히 섭취하는 것이 좋습니다. 단백질은 우리 몸의 피부, 모발, 근육 등을 구성하는 성분으로, 체지방을 빼고 근육을 늘리기 위해서는 다이어트 기간 동안 단백질은 필수적으로 충분히 먹어주어야 합니다.

그래서일까, 다이어트 기간 내내 닭가슴살만 먹는 분들도 있습니다. 집중적인 다이어트가 필요하거나 특별한 영양 관리를 받는 연예인이나 스포츠인이 아닌 평범한 사람들이 이렇게 먹으면서 다이어트하기란 쉽지 않습니다. 특히 주부들 같으면 가족들 식사도 챙겨야 하는데 혼자서 닭가슴살, 삶은 고구마, 달걀 흰자만 먹으려면 얼마 못 가 못할 짓 같다는 생각이 들기 쉽지요. 금방 질리고 욕구 불만이 쌓여 다이어트를 포기하는 결과를 낳기도 합니다.

실제 닭고기는 저지방 고단백으로, 다른 육류와 달리 포화지방이 적으면서 양질의 단백질이 풍부한 식품입니다. 그래서 다이어트 대표 식품으로 꼽

히죠. 그러나 단백질을 꼭 닭고기나 육류로만 섭취할 필요는 없습니다. 다양한 해산물과 생선 요리, 그리고 콩과 두부라는 최고의 식물성 단백질, 여기에 달걀과 저지방 유제품 등 다양하고 질 좋은 다이어트용 단백질 식품들이 있습니다.

흔히 다이어트하면서 해산물은 빼놓고 생각하는 경우가 많은데 닭가슴살에만 집착하지 말고 제철에 나는 해산물들도 번갈아 먹어보길 권합니다. 대구, 가자미 같은 흰살 생선요리나 쭈꾸미 같은 것도 훌륭한 단백질 공급원이 될 수 있습니다. 해산물의 경우 종류가 다양하니 쉽게 질리지도 않지요.

대표적인 식물성 단백질인 콩은 필수아미노산을 고루 함유한 양질의 단백질 식품이지요. 특히 콩은 여성호르몬과 같은 기능을 하는 이소플라본을 함유하고 있어서, 예쁜 피부를 만들고 여성다운 날씬한 몸매를 만들기 위해 부족함이 없는 식품입니다.

한국인의 식탁에 흔히 오르는 두부도 영양이 높으면서 가격도 저렴한 만만한 반찬거리지요. 두부는 단백질이 풍부할 뿐만 아니라 칼슘, 철분 등 무기질도 많이 함유되어 있어요.

다이어트한다고 고기를 아예 먹지 않는 분도 있는데, 그럴 필요는 없습니

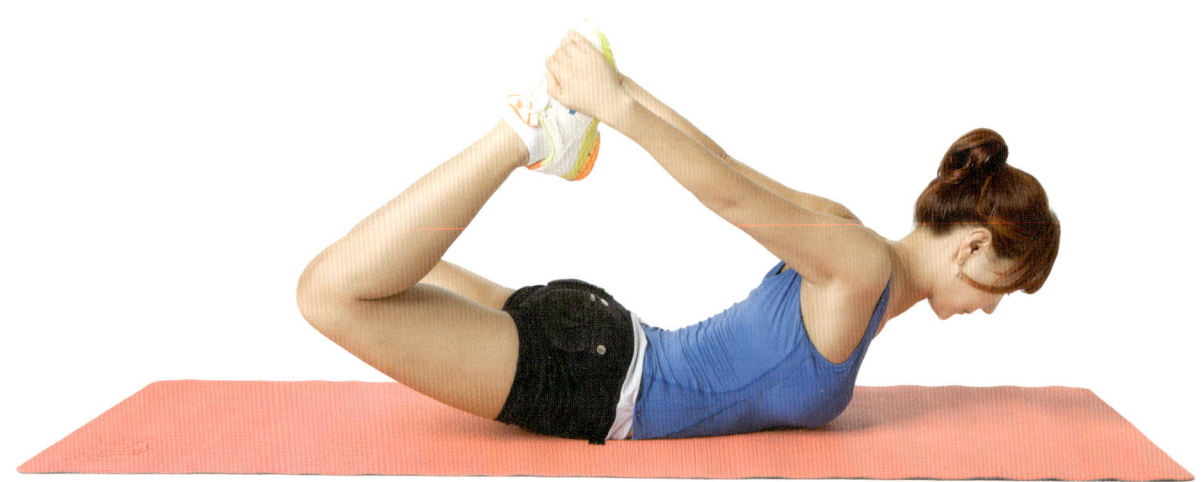

다. 실제 근력 운동을 할 때 필요한 영양성분은 식물성 단백질보다 소고기와 같은 육류에 많이 들어 있습니다. 대신 칼로리를 줄이기 위해서는 기름기가 적은 살코기를 먹고 양념 없이 굽거나 삶은 요리법을 선택합니다. 그러니까 다이어트 기간에 쇠고기 등심이나 안심, 돼지고기 보쌈 등은 한 번씩 먹어도 되는 거죠.

자연식을 기본으로 하되 끼니를 거르지 않는다

기본적으로 가공식품을 제외하고 자연식 식단으로 맞춘 우리의 한식 기본 밥상이 다이어트식으로 무난합니다. 잡곡밥과 국, 나물 반찬, 생선구이 등이 기본이 되는 한식 말이죠. 햄버거 등 패스트푸드의 칼로리와 비교해보면 한식은 배부르게 먹어도 칼로리가 훨씬 적게 나가는 걸 알 수 있습니다.

한식 식단은 주부 입장에서 식사를 준비하거나 다른 사람과 어울려 먹기에도 부담이 적습니다. 식구들 밥을 챙기면서 본인의 다이어트 식사를 따로 준비할 번거로움이 없습니다. 회식이나 모임에서도 적절하게 양과 대체식을 조절하면서 다이어트식을 유지해나갈 수 있습니다.

다이어트식은 한식을 기본으로 하되 밥은 다양한 잡곡을 섞어 평소 먹는 양의 2/3 정도로 줄입니다. 국물은 아예 먹지 않거나 싱겁게 하여 국물보다 건더기 위주로 먹는 것이 좋습니다. 나물 반찬은 간이 짜지 않도록 하고 충분히 먹어주어도 괜찮겠죠. 여기에 샐러드 한두 가지를 추가하면 훌륭한 다이어트 식사가 됩니다.

다만 한식에는 젓갈이나 찌개 등 염분이 많은 반찬 종류가 많아 주의가 필요합니다. 만약 김치찌개나 된장찌개처럼 맵고 짠 음식을 먹을 경우 밥을 더 먹게 되므로 주의해야 합니다. 짠 국물 음식은 신진대사에도 좋지 않고 몸 안에 수분을 축적시켜 다이어트를 방해하는 요인이 됩니다.

다만 된장국의 경우 나트륨 섭취가 우려되는 부분도 없지 않지만, 된장 자체가 가지고 있는 발효식품의 장점을 생각한다면 적당히 먹어주는 것이 좋습니다. 국물의 양을 조금 줄이고 된장국에 들어간 다양한 채소와 해조류 등을 함께 먹는다면 조리도 쉽고 영양도 좋으니 한국인의 다이어트 식품으로 손색이 없습니다.

다이어트 한다고 아침을 거르거나, 저녁을 아예 먹지 않는 경우가 있는데, 끼니를 거르거나 한 끼가 부실해지면 반드시 다음 번에 과식이나 폭식을 하게 됩니다. 그러니 하루에 먹을 양을 적당히 나누어 적은 양이라도 세 끼를 골고루 먹는 것이 좋습니다.

한꺼번에 많이 먹는 것이 습관이 되어서 허전함을 줄이지 못하겠다 하는 분들은 다이어트 초기에 하루에 4~5끼 정도로 나누어 먹는 습관을 들이다가 익숙해지면 3끼 정도로 규칙적으로 식사를 하는 습관을 들이는 것도 방법입니다.

과일도 많이 먹으면 살이 찐다

사실 식사 외에 평소 아무 생각 없이 먹던 음식들이 살을 찌게 하는 주범일 수 있습니다. 식후 마시던 설탕과 프림이 듬뿍 들어간 커피 한 잔, TV를 보면서 즐겨 먹던 과자나 군것질거리들, 수시로 마시던 당분과 첨가물이 가

 Tip 챙겨 먹자, 비타민

비타민은 우리 몸속에 에너지대사를 촉진하고 몸의 기능을 회복시켜주며 다이어트로 인한 노화를 예방해주는 필수영양소입니다. 그러나 몸 자체 내에서 합성되지 않기에 꼭 식품을 통해 섭취해야 하죠.

특히 운동을 하면 에너지대사 시스템이 빨리 돌아가는데 이때 비타민이 부족하면 필요한 에너지를 빨리 공급할 수 없고, 조금만 운동해도 쉽게 지치게 됩니다. 비타민은 운동할 때 발생하기 쉬운 활성산소를 제거해주면서 손상된 신체조직을 회복하는 데도 도움을 줍니다.

가장 좋은 것은 채소와 과일 같은 자연식품에서 섭취하는 것입니다. 그러나 시중에 나와 있는 종합비타민 등의 보조 영양제를 따로 먹는 것도 나쁘지 않습니다. 특히 나이가 마흔이 넘으면 복합비타민이나 오메가-3 정도의 식품 보조제는 먹으며 운동하는 것이 심리적으로나 신체적으로 도움이 됩니다.

득한 청량음료……. 이런 군것질거리야말로 건강에는 도움도 되지 않으면서 살만 찌우는 음식들입니다.

다이어트를 위해서는 굶기보다 기본 식사를 충분히 하고 군것질을 하지 않는 습관을 들이는 것이 더 중요합니다. 식사 사이에 배가 조금 출출하면 저지방 우유나 두유를 마시거나, 간단한 과일이나 샐러드로 허기를 달랩니다. 그리고 시중 음료수 대신 물을 자주 마시는 습관을 들입니다.

간혹 과일은 살이 찌지 않는다는 잘못된 생각에 과일만큼은 욕심을 내어 먹는 분들도 있습니다. 하지만 과일의 열량은 생각보다 높습니다. 당도와 크기에 따라 조금씩 다르지만 보통 사과 한 개 150kcal, 배는 200kcal, 바나나, 오렌지, 참외 등은 100kcal, 귤은 60kcal, 키위 50kcal, 수박 한쪽 25kcal입니다. 자칫 방심하고 먹다가 밥 한 공기보다 높은 열량을 낼 수도 있습니다.

과일 주스도 칼로리를 고려해야 합니다. 과일을 직접 먹을 때처럼 섬유질을 함께 먹을 수도 없을 뿐더러 당은 더 빠르게 흡수되기에 주스로 먹을 바에는 과일을 직접 먹는 편이 낫습니다.

그런데 토마토의 경우는 조금 다릅니다. 과일이 아닌 채소로 열량이 방울 토마토 10알에 25kcal 정도로 낮기에 허기가 느껴질 때 과일 대신 먹으면 포만감도 있으면서 칼로리가 높지 않아 충분히 먹어주어도 좋습니다.

좋은 기름은 다이어트를 돕는다

다이어트를 위해 기름에 굽거나 튀긴 음식보다 삶거나 찐 음식을 권하는 이유는 체지방을 줄이고 몸을 건강하게 만드는 데 기름이 좋지 않은 역할을 하기 때문입니다. 하지만 모든 기름을 배척할 필요는 없습니다. 좋은 기름은 오히려 다이어트에 도움을 주는 중요한 요소입니다.

우리가 흔히 나물을 무칠 때 넣어 먹는 참기름, 들기름과 샐러드에 뿌려 먹는 올리브 오일 같은, 원료를 그대로 짜낸 식물성기름이 좋은 기름입니다. 땅콩, 잣 등 견과류에 포함된 지방도 마찬가지입니다. 질 좋은 기름은 몸속 지방을 씻어내줄 뿐만 아니라 여성호르몬을 보충해주고 피부를 탄력 있게 해 줍니다.

다만 식물성기름이라 해도 가열 처리나 합성물을 사용해서 추출한 옥수수 기름, 면실류 등이나 트랜스지방의 경우에는 좋은 기름과는 거리가 멉니다.

그렇다면 나쁜 기름은 무엇일까요? 올리브유, 들기름, 견과류 등 식물성 지방과 생선류에 있는 기름이 불포화지방이라면, 쇠고기, 돼지고기와 같은 육류와 우유, 치즈 같은 유제품에 많이 함유되어 있는 기름은 포화지방입니다. 이 포화지방을 다량 섭취할 경우 혈관에 노폐물이 쌓이게 하고 동맥경화성 질환을 일으키는 주범이 됩니다. 주로 육식을 많이 하는 서양인들에게 많이 발생하는 질환들인데, 최근에는 식문화가 바뀌면서 우리에게도 해당되는 이야기가 되었죠.

그렇다고 육류를 먹는 것이 나쁜 것만은 아닙니다. 단백질 섭취를 위해서 육류는 반드시 적절히 섭취해야만 합니다. 대신 포화지방의 섭취를 줄이기 위해 기름기는 가급적 제거하고 살코기 위주로 먹는다면 문제가 없습니다.

더 나쁜 지방은 바로 트랜스지방입니다. 마가린이나 식물성 쇼트닝, 팜유 등은 트랜스지방이라 몸에 해롭습니다. 우리가 흔히 사 먹는 도넛, 감자칩, 감자튀김, 닭튀김, 라면, 각종 과자류 등이 바로 이 트랜스지방을 사용하는 대표적인 식품들입니다. 인스턴트 식품과 가공식품의 소비가 점차 늘어나면서 우리도 모르게 트랜스지방의 섭취도 자연히 늘고 있는 것이지요.

좋은 지방을 적당히 섭취하기 위해서는 나물 반찬을 할 때 참기름이나 들기름을 살짝 넣는 정도, 샐러드를 먹을 때 올리브 오일을 작은 스푼으로 한두 술 정도 뿌려 먹는 정도면 좋습니다. 여기에 간식으로 호두나 잣 같은 견과류를 조금씩 먹어주면 충분합니다. 참, 가끔 등 푸른 생선이나 해산물을 통해 오메가−3 지방산의 섭취를 챙겨줍니다.

물, 하루 2리터 이상 마신다

저는 하루 2리터 이상의 물을 마시도록 권합니다. 남성의 경우는 3리터 이상이 되지요. 왜냐고요?

우리 몸의 70퍼센트는 물입니다. 물을 충분히 마시면 땀이나 소변으로 노폐물 배출이 활발해져 다이어트에 크게 도움이 됩니다. 따로 운동을 하지 않아도 매일 물을 2리터 이상 마시면 일 년에 약 5kg의 지방을 없앨 수 있다는 연구결과도 있습니다. 그만큼 물이 지방 연소에 중요한 역할을 한다는 이야기죠.

물은 혈액순환 등 각종 체내 대사를 활성화시켜줍니다. 체내 불순물과 노폐물을 제거하는 해독작용을 합니다. 피부가 좋아질 뿐 아니라 피로감도 훨씬 줄어듭니다. 수분을 충분히 섭취하면 배변 기능도 좋아지고 변비 해소에도 도움이 됩니다. 간혹 배가 고프다고 느껴질 때 물을 한 잔 마시면 공복감이 사라지기도 합니다.

어떤 분들은 물만 먹어도 살찐다며 물 마시기를 꺼려하는 분들이 있어요. 그러나 이는 살이 찐다기보다는 몸이 붓는 것으로 물을 많이 마셔서가 아니라 음식을 짜게 먹어서 문제가 되는 것입니다. 몸이 붓는다고 느껴지면 물을 충분히 마시고 대신 체내 수분 배출이 원활하도록 열심히 운동하고 활동하며 몸을 움직여주세요. 단 밤에 물을 많이 마시면 자는 동안 화장실을 들락거리며 수면을 방해할 수 있기에 초저녁까지만 물을 마시는 것이 좋아요. 물은 배설작용이 좋은 오전 중에 마시면 독소도 배출되고 내장의 움직임이 좋아지면서 대사도 활발히 이루어집니다.

물을 마실 때에는 한꺼번에 벌컥벌컥 마시지 말고 조금씩 나누어 마시도록 합니다. 단 식사 전이나 식사 도중에는 물을 적게 마시는 것이 좋습니다. 운동 중에도 조금씩 나누어 마시도록 하는데, 땀이 한꺼번에 배출되지 않고 조금씩 나도록 해야 운동 효과도 더 좋아질 수 있습니다.

단 커피나 녹차 등은 물 하루 섭취량에 포함시키지 않습니다. 커피나 녹차 같은 차 종류는 이뇨작용을 활발하게 하기 때문에 오히려 마신 만큼 수분을 더 보충해줘야 한다는 점을 기억하세요.

공복감을 달래는 법

다이어트를 하다 보면 음식에 대한 욕구와 절제 사이에서 참 많이 갈등하게 되지요. 나중에는 정말 내가 배가 고파서 먹고 싶은 것인지, 못 먹으니 더 먹고 싶은 것인지, 뭔가 허전해서 먹고 싶은 것인지 본인 스스로 헷갈리기도 합니다. 특히 스트레스를 받으면 먹는 것으로 풀던 습관이 있던 사람들은 금단현상처럼 수시로 찾아오는 음식에 대한 욕구를 제어하기가 힘들다고 고백하기도 합니다.

우리 몸은 진짜 배가 고픈 것이 아닌데도 음식을 먹고 싶어할 때가 있습니다. 툭하면 냉장고 앞에 붙어 있던 생활 습관 때문일 수도 있고, TV 광고에서 나오는 시각적이고 자극적인 음식의 유혹 때문일 수도 있습니다. 배가 꽉 찰 때까지 먹었던 게 습관이 된 사람이라면 다이어트를 시작하면서 줄어든 양 때문에 만족스럽지 못한 감정을 느끼기 쉽지요. 그렇기 때문에 진짜 배고픔과 가짜 배고픔을 구분하는 것이 필요합니다.

적은 양에 포만감을 느끼려면 식사를 천천히 하는 것이 도움이 됩니다. 입안에서 꼭꼭 씹으며 천천히 식사를 하면 음식의 맛과 향, 먹는 즐거움을 충분히 음미할 수 있습니다. 또한 많이 씹을수록 우리 몸에 배부르다고 느끼게 하는 만복중추가 자극을 받아 지나치게 많이 먹는 것을 막아준다고 합니다. 밥이 남았어도 어느 정도 배가 찼다는 느낌이 들면 수저를 놓는 습관을 들이는 것도 중요합니다.

또 적은 양으로도 포만감을 줄 수 있는 음식들을 찾아 먹는 것도 방법입니다. 같은 양의 음식을 먹어도 부피에 비해 칼로리가 낮은 채소류, 해조류 등을 충분히 먹으면 배부르다는 느낌을 주는 데 도움이 됩니다.

갑자기 무언가 먹고 싶은 충동이 일어난다면 정말 배가 고파서인지도 잘 살펴봅니다. 이때 물 한 잔을 마시면 공복감이 사라지기도 합니다. 하지만 배고픈 느낌이 계속되고 밥을 먹은 지 어느 정도 시간이 지났다면 두유나 저지방 우유를 한 잔 정도 하는 것은 괜찮습니다. 괜히 배고픔을 참고 억지로 굶었다가 나중에 폭식으로 이어지는 것은 좋지 않습니다. 규칙적인 식사를 해서 공복감을 달래주는 것이 장기적인 다이어트에 더 바람직합니다.

꼭 하루 세 끼를 챙겨 드세요. 밥을 안 먹으면 기초대사량이 떨어집니다. 운동은 기초대사량을 높여주는 가장 좋은 방법으로 하루 50분씩 주 3회 운동도 잊지 마시고요.

패스트푸드 대신 슬로푸드를 가까이하자

외식 기회가 잦은 사람들은 칼로리나 지방을 원하는 양보다 많이 섭취하기 쉽습니다. 특히 요즘은 가족 단위로, 친구들끼리 패밀리레스토랑이나 패스트푸드점을 자주 이용하게 되지요. 그런데 이 음식이 문제예요. 이런 식당들은 대개 튀기거나 볶은 요리, 기름기가 많거나 자극적인 소스가 듬뿍 들어간 메뉴들이 주를 이루거든요.

햄버거가 들어간 세트메뉴를 먹으면 가볍게 900kcal가 넘고요, 여럿이 이것저것 시켜 먹으면 섭취 칼로리는 이보다 더 커지기 쉽습니다. 패밀리레스토랑이나 패스트푸드점에서 먹는 음식들은 대부분 지방 함량이 높아 영양소 균형에도 문제가 되지요. 패스트푸드는 포화지방과 당, 소금 함량이 높아 대표적인 비만의 원인으로 꼽힙니다.

현미잡곡밥 2/3 공기, 시금치 조개국, 조기 구이, 연근 구이, 콩나물 무침을 한 끼 식사로 했을 때 칼로리가 460kcal 정도인데, 닭다리 튀김 한 조각을 먹으면 200kcal가 금방 훌쩍 넘어가니 패밀리레스토랑 같은 곳에서 외식을 하면서 칼로리를 조절하고 영양의 균형을 맞추기란 쉽지 않겠지요.

사실 진정한 다이어트를 위해서는 생활 습관 자체를 바꾸는 것이 중요합니다. 가까운 거리는 걷거나 자전거를 이용하고, 엘리베이터 대신 계단을 이용하거나 틈나는 대로 규칙적으로 운동하는 습관을 들이는 것이 다이어트의 기본 팁이지요. 식습관도 마찬가지입니다. 열량은 높은데 영양소는 적고, 섬유질은 적고 기름기가 많은 음식들보다는 신선하고 영양소가 많은 음식들을 적당히 잘 먹어주면 우리 몸에서 자연스럽게 필요 없는 살들이 빠져나가게 됩니다.

포만감을 느끼면서 영양의 균형을 맞추는 다이어트 건강식을 위해서 이제 패스트푸드가 아닌 슬로푸드를 가까이 해보는 건 어떨까요? 내가 먹을 다이어트식을 직접 만들면서 스스로 요리하는 재미를 느껴보는 것도 좋은 방법입니다.

다이어트에 좋은 슬로푸드 원칙 몇 가지 알려드릴게요.

- 튀김이나 볶음보다는 굽거나 데치는 조리법을 사용합니다.
- 조리할 때 가급적 기름을 쓰지 않습니다.
- 기름을 사용할 경우 트랜스지방이나 정제유 대신 참기름, 들기름, 올리브유 등 식물에서 직접 짜낸 좋은 기름을 사용합니다.
- 육류의 경우 지방이 많은 부위는 제거하고 살코기를 요리해 먹습니다.
- 멸치, 버섯, 다시마 등을 이용한 천연조미료를 사용하세요.
- 설탕, 꿀과 같이 단순당질을 많이 사용한 식품은 줄입니다.

- 채소류는 가급적 생으로 먹거나 필요하면 데쳐서 가벼운 소스와 함께 먹습니다.
- 훌륭한 다이어트 식품인 두부, 채소류, 해조류를 이용한 다양한 레시피를 수집해봅니다.
- 샐러드 드레싱으로는 시중에 나온 마요네즈 같은 소스보다 간장, 겨자, 마늘, 올리브오일, 요거트 등으로 직접 만든 소스를 뿌려 먹는 것이 좋습니다.
- 나만의 채소 요리법, 샐러드 소스 조리법 등을 개발해봅니다.
- 간식으로는 시중 과자나 빵 대신 채소, 견과류, 과일, 두유나 저지방 우유 등을 먹습니다.
- 스스로 요리하는 재미를 느끼다 보면 인스턴트나 패스트푸드로부터 서서히 멀어질 수 있습니다.

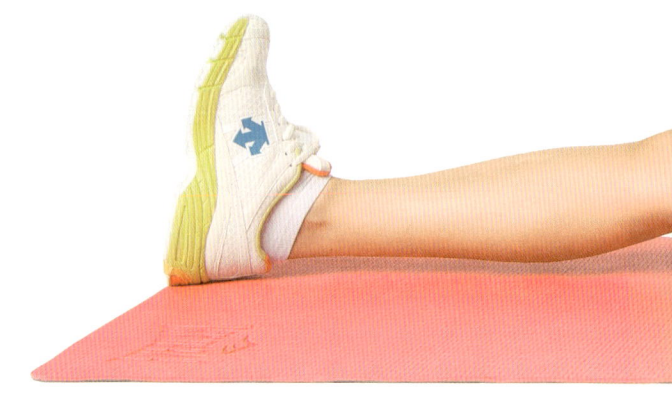

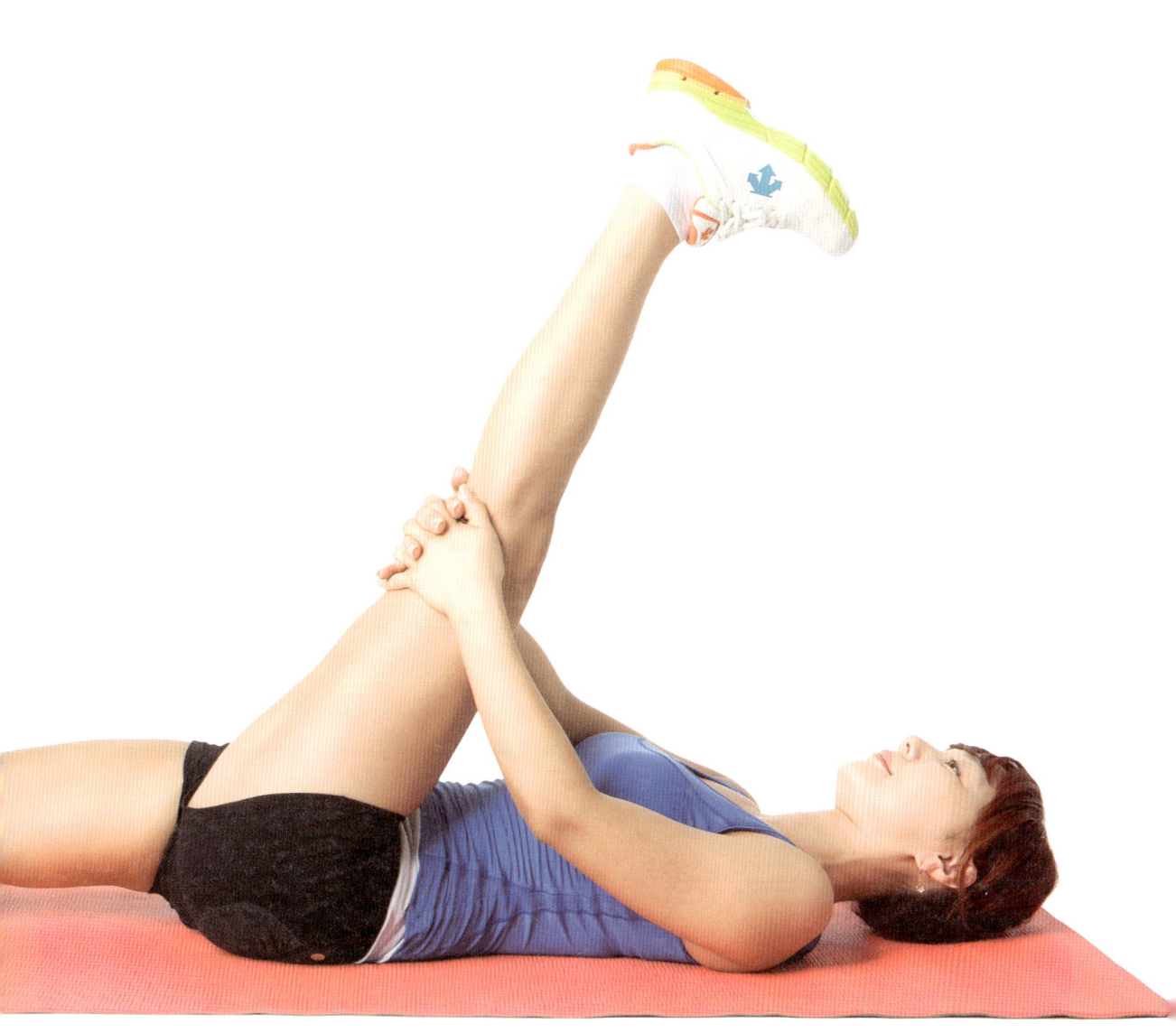

週3回
月水金
一日50'

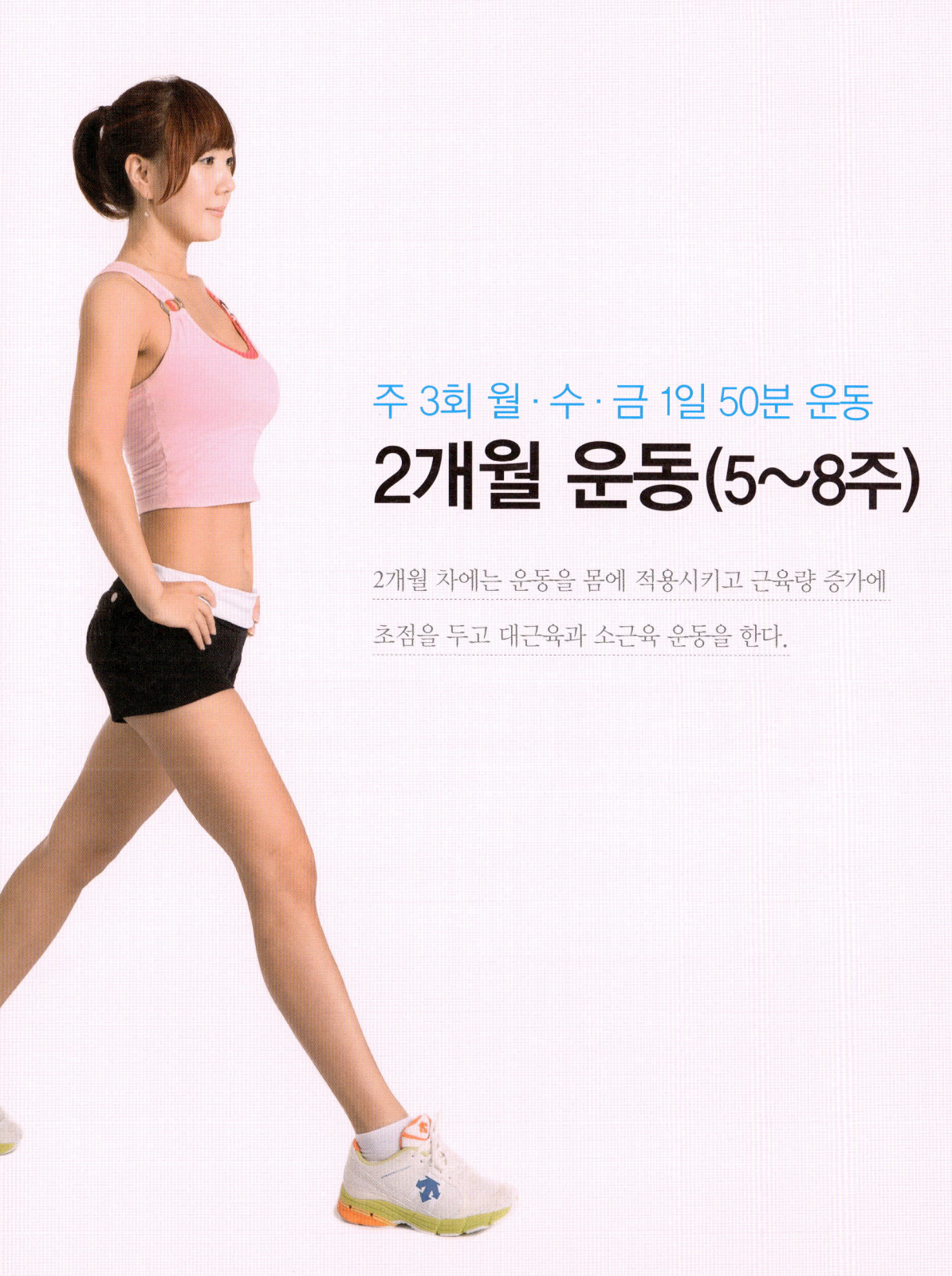

주 3회 월·수·금 1일 50분 운동

2개월 운동(5~8주)

2개월 차에는 운동을 몸에 적용시키고 근육량 증가에

초점을 두고 대근육과 소근육 운동을 한다.

몸에 붙는 운동,
탄탄한 몸매 만들기

▶▶ 5~8주 운동 프로그램

목　표 : 운동을 몸에 적용시키고 근육량 증가에 초점. 대근육 · 소근육 운동
준비물 : 편안한 복장, 매트, 운동화, 덤벨, 잡지책 몇 권

2개월째로 접어들었네요. 이제 본격적인 운동 단계에 들어갑니다. 그렇다고 어렵게 생각할 건 없어요. 첫달에 자세를 바르게 익혔다면, 익힌 동작을 바탕으로 이제 조금씩 운동의 강도를 높여갈 거예요.

1~4주 동안 정확한 자세를 익히고 대근육 운동에 중점을 뒀다면, 이번에는 무게와 횟수를 늘려 운동 강도를 높이고, 몇 가지 동작을 추가하면서 팔, 어깨와 같은 소근육에도 자극을 줄 겁니다. 본격적으로 운동에 익숙해지면 몸이 탄탄해지는 것을 느끼고, 운동의 재미에 푹 빠져들 수 있을 거예요.

근육량이 증가하기 위해서는 운동의 강도를 조금씩 높여야 합니다. 이제 무게와 횟수에 욕심을 내봅니다. 자신의 한계를 돌파하는 법도 배울 수 있을 겁니다. 단 정확한 자세로 운동해야 한다는 것 명심하시고요. 여전히 자세가 부정확하다면 먼저 자세를 가다듬어주세요.

이번 달부터는 덤벨도 사용합니다. 자세를 바르게 익혔으니, 이제 무게감이 있는 덤벨을 들고 운동을 하면서 강도를 좀 더 높여가는 거지요.

덤벨은 좁은 공간에서도 전신운동이 가능하고 근육을 늘리는 데 효과적인 운동 도구입니다. 나에게 맞는 덤벨을 고를 때에는 정확한 동작을 하여 더 이상 들지 못할 때까지 최대 15~20회 정도 나오는 수준의 무게가 적당합니다. 덤벨 대신 물병을 활용할 수도 있습니다. 500ml 물병에 물을 채워 덤벨 대신 사용합니다.

2개월은 몸매를 완성하기 위한 중간 단계로 기초대사량을 좀 더 높이는 운동으로 나아갑니다. 어느 정도 대근육 운동을 했으면 이제 소근육까지 사용하면서 좀 더 균형적인 몸매를 만드는 단계로 가야 해요. 소근육을 함께 쓰면서 운동을 하면 칼로리 소비도 더 높아지고 기초대사량도 증가합니다.

짧은 시간 동안 운동 효과를 높이기 위해서는 운동하는 동안 호흡수가 규칙적으로 지속되어야 합니다. 이제 쉬는 시간도 규칙적으로 리듬을 타도록 합니다. 동작과 동작 사이, 세트와 세트 사이 쉬는 시간을 조금 짧게 잡으세요. 1분이면 1분, 40초면 40초, 정해놓고 규칙적으로 쉬는 것이 좋습니다.

이때 포인트는 호흡수가 유지되도록 하는 거예요. 쉬는 시간을 짧게 규칙적으로 적당히 잡고 흐름을 놓치지 않아야 호흡수가 내려가지 않아서 운동 효과가 훨씬 높아진답니다. 살이 빠지는 것은 호흡수, 심장박동수와 관계가 있어요. 흐름을 이어가면서 호흡수를 유지시켜주는 것이 체지방 감소에 도움이 됩니다.

혹시 편안한 집에서 운동한다고 전화 오는 것 다 받고, 부엌 가스렌지에 올려둔 냄비 힐끗힐끗 보며 운동하는 건 아니세요? 요새는 피트니스 클럽에서도 TV를 보며 운동하는 분들이 있지만, 저는 별로 권장하지 않아요. 정해진 짧은 시간 동안 운동 효과를 제대로 보려면 50분 내내 호흡수가 제대로 유지되도록 집중해서 해야 해요. 운동하는 50분만이라도 내 호흡과 땀, 근육에 집중하는 거지요. 전화기는 잠시 꺼두는 게 어떨까요? 운동을 시작하기 전에 가스 불도 미리 점검해놓으세요.

참, 운동하는 동안 1리터의 물을 조금씩 나누어 마시면서 수분을 보충해주세요. 너무 강하게 운동해서 한꺼번에 땀이 나게 하는 것보다 땀을 조금씩 흘릴 수 있도록 강도를 조절하는 것이 운동 효과가 좋습니다.

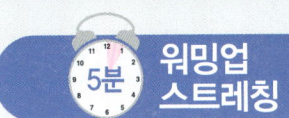
목 뒤 스트레칭

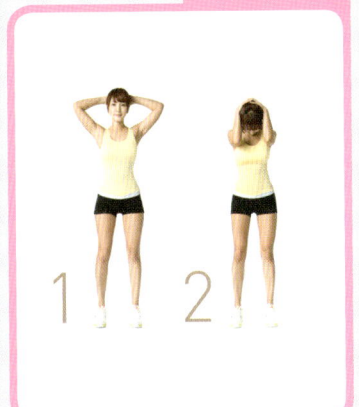

1   2

왼쪽 목 늘리기

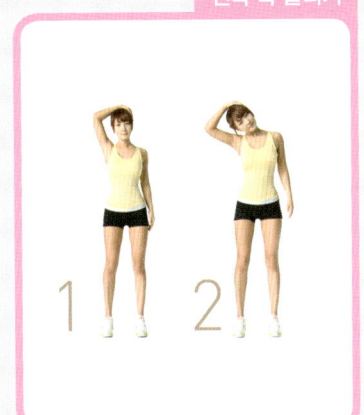

1   2

오른쪽 목 늘리기

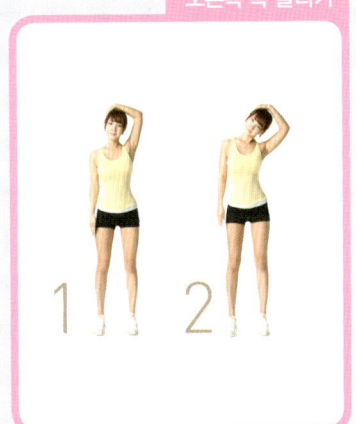

1   2

목 앞 스트레칭

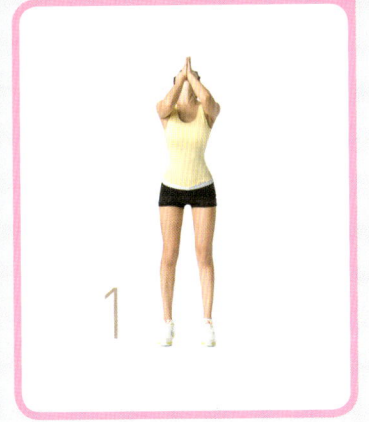

1

왼팔 늘리기

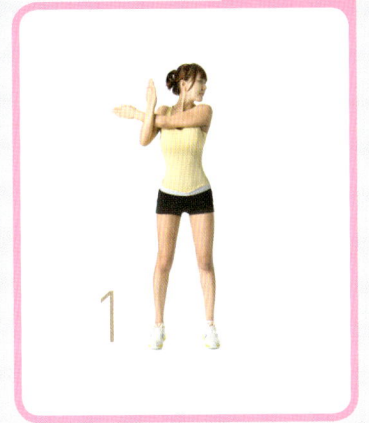

1

오른팔 늘리기

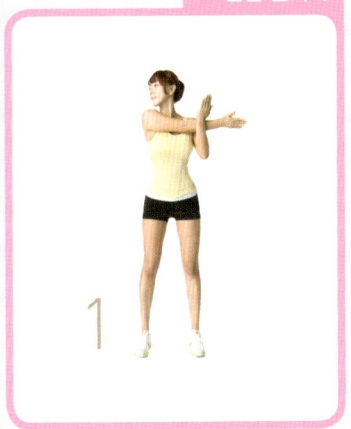

1

왼쪽 뒤팔 늘리기

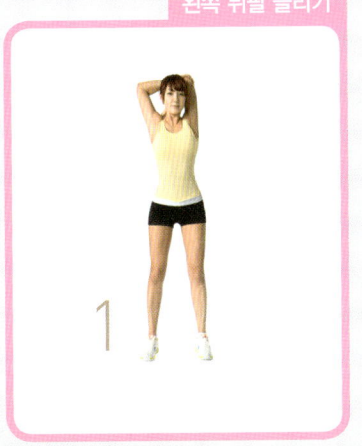

1

오른쪽 뒤팔 늘리기

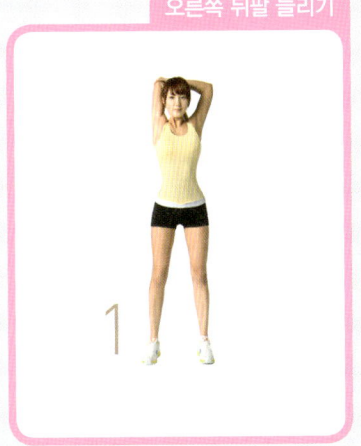

1

가슴 늘리기

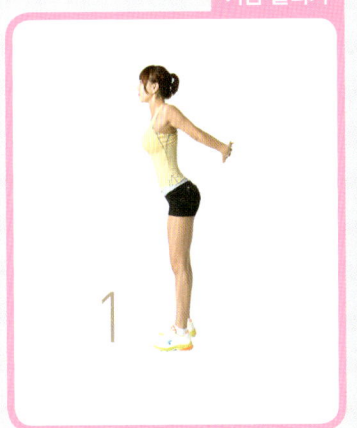

1

등 늘리기

허리 늘리기
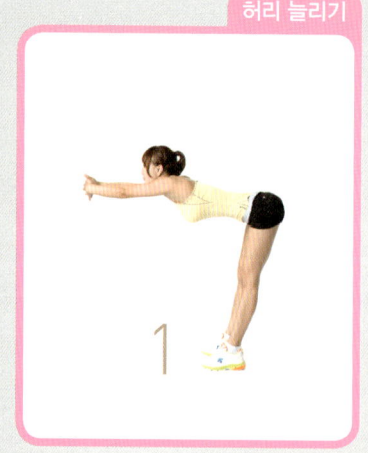

왼쪽 옆구리 늘리기
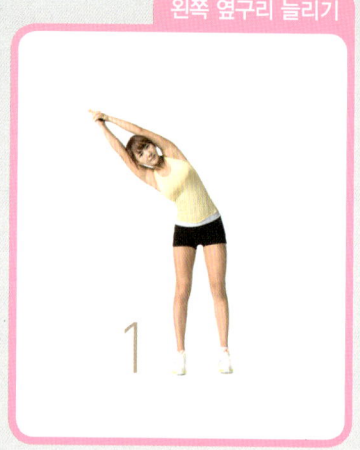

오른쪽 옆구리 늘리기
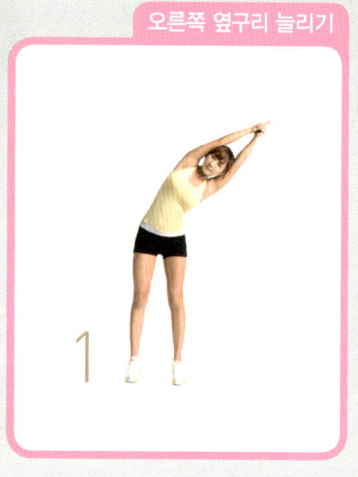

배 늘리기
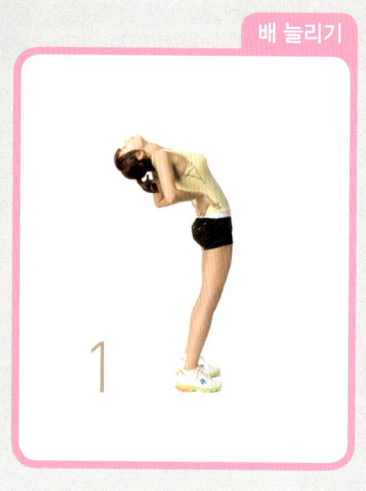

다리 뒤쪽 늘리기
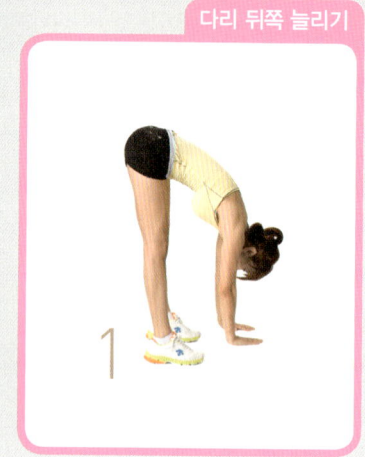

오른쪽 · 왼쪽 종아리 늘리기
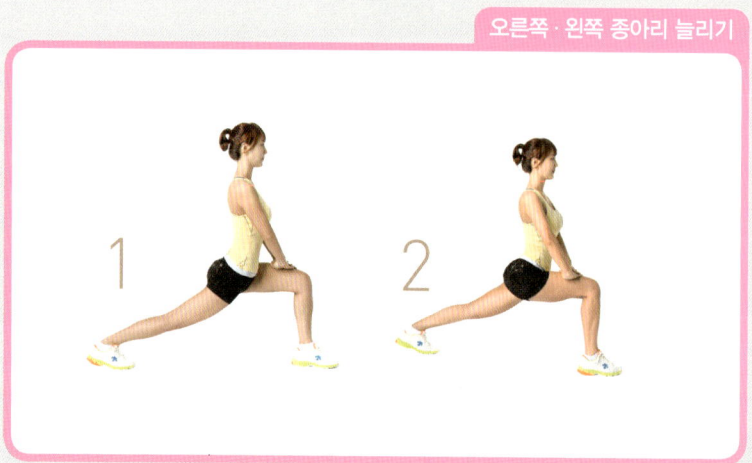

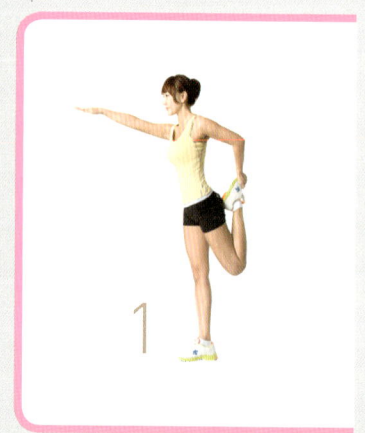

왼쪽 · 오른쪽 허벅지 앞쪽 늘리기

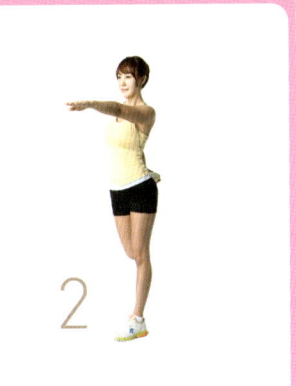

오른쪽 · 왼쪽 허벅지 안쪽 늘리기

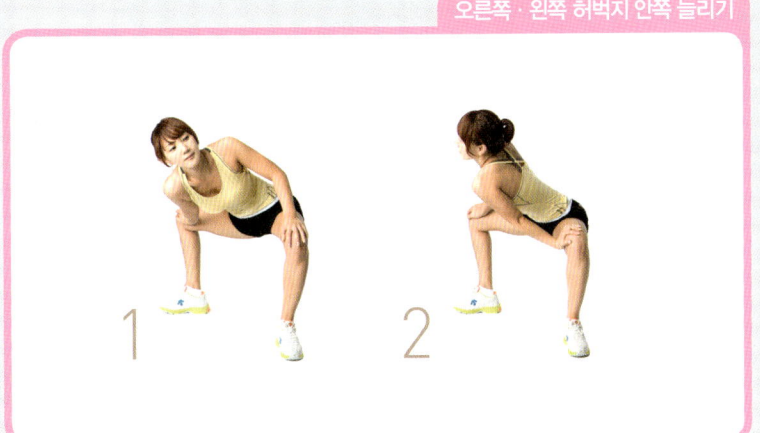

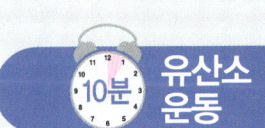

10분 유산소
운동

다리 앞으로 차기

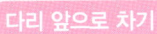
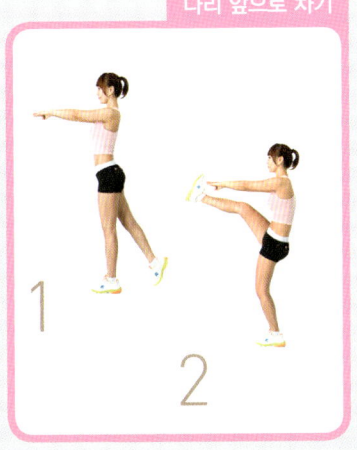

양팔 벌려 크로스 차기

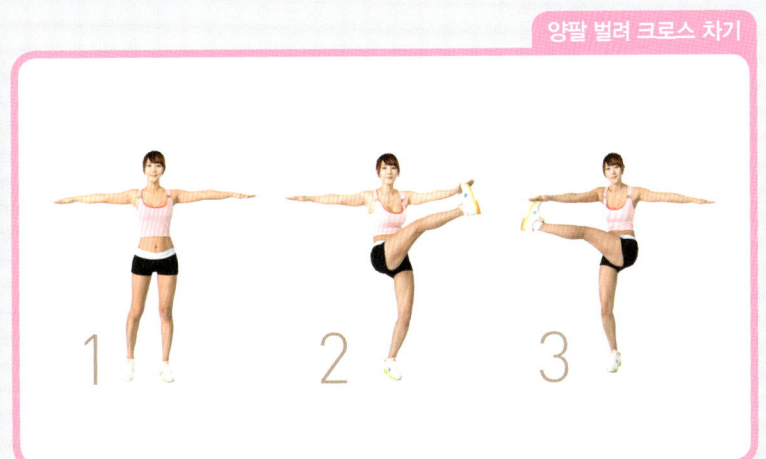

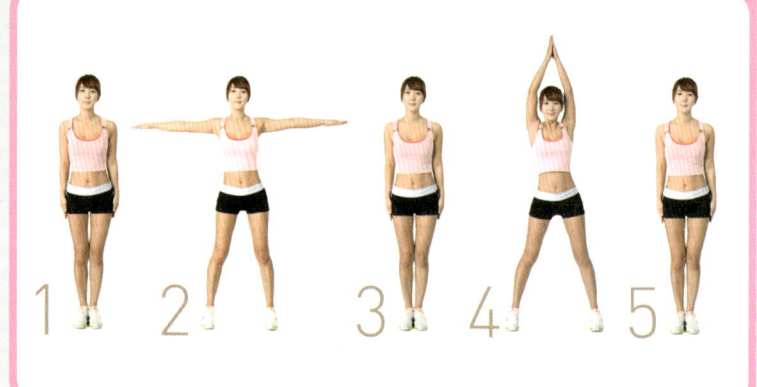

1 2 3 4 5

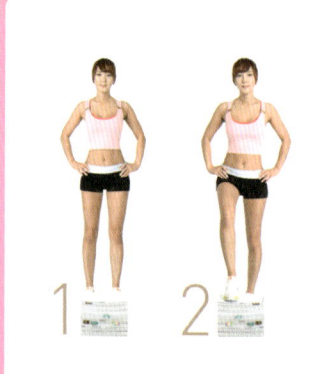

1 2

계단 밟기

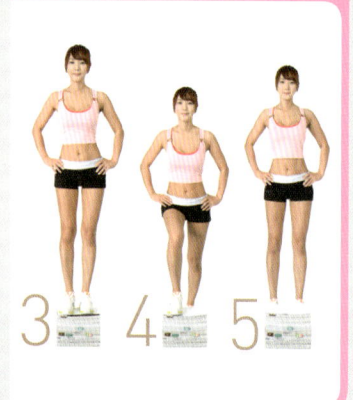

3 4 5

계단 건너기

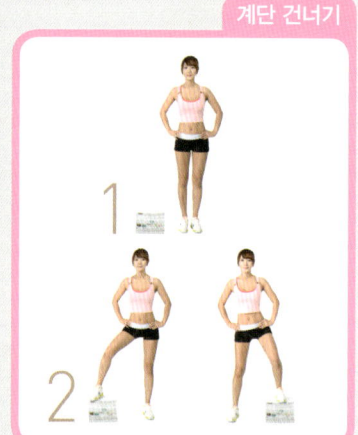

1

2

상체 숙였다 만세 부르기

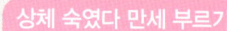
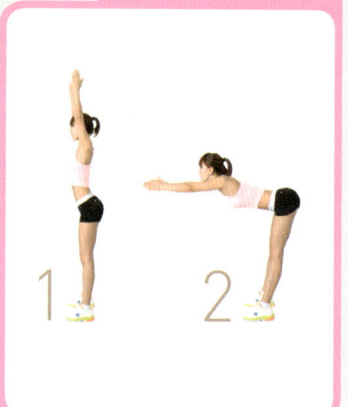

1 2

발끝 찍고 반원 그리기

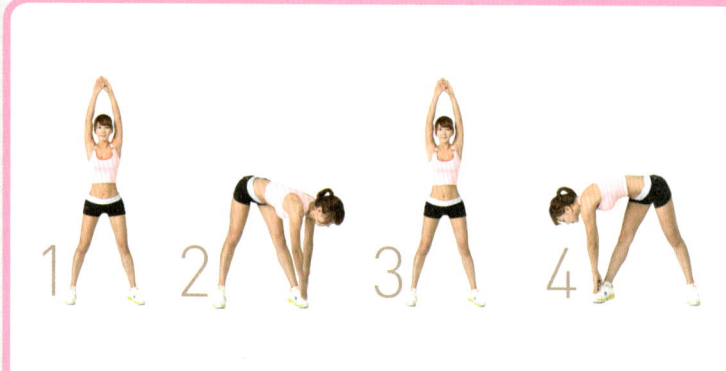

1 2 3 4

옆구리 운동

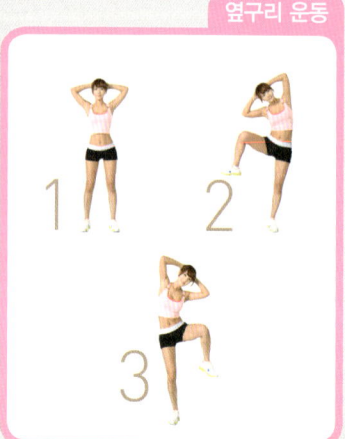

1 2

3

20분에서
30분 **근력 운동**

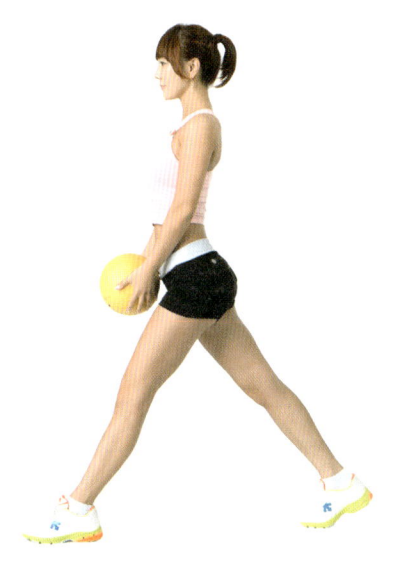
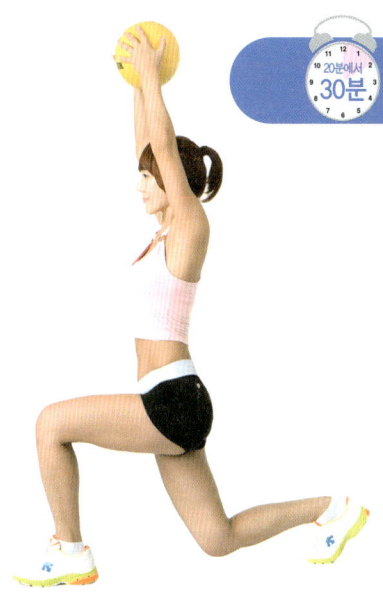

1 허벅지가 날씬해지고 종아리가 길어지는 동작이다. 발은 앞뒤로 어깨 넓이 한 배 반 정도로 벌린다.

2 호흡을 들이마시면서 메디슨 볼을 머리 위로 들어 올리고 앞다리 각도 90도가 되게 앉는다. 이때 뒷다리는 반드시 접어서 바닥 닿기 직전까지 내려오도록 한다.

3 호흡을 내쉬면서 일어날 때 메디슨 볼을 골반 앞으로 내린다. 한쪽 다리 15~20회, 다리 바꿔 15~20회를 1세트라 하고, 2~3세트 시행한다.

TIP 앞 무릎이 발끝을 넘지 않는다. 등을 편다.

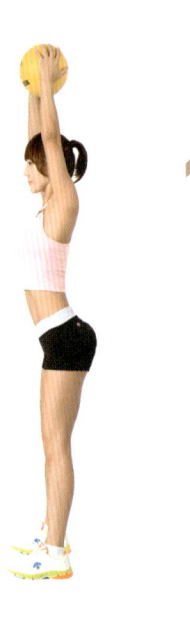

1

허벅지가 날씬해지고 엉덩이를 업시켜주는 동작이다. 양발은 어깨 넓이로 선다.

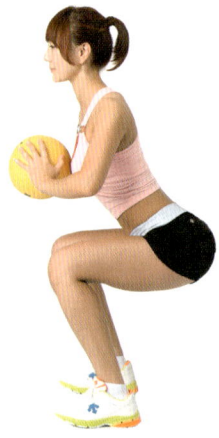

2

호흡은 들이마시면서 메디슨 볼을 가슴에 안은 채 엉덩이를 몸 뒤쪽으로 빼면서 앉는다.

3

허벅지가 바닥과 나란해지는 지점까지 앉았다가 호흡을 내쉬면서 메디슨 볼을 위로 들어 올리며 일어난다. 15~20회를 1세트로, 2~3세트 시행해준다.

TIP 양발 끝은 앞을 향하게, 무릎은 바깥쪽으로 벌어지지 않게 한다.
옆에서 보았을 때 앉았을 때의 무릎 위치가 발끝을 넘지 않는 지점까지만 앉는다.

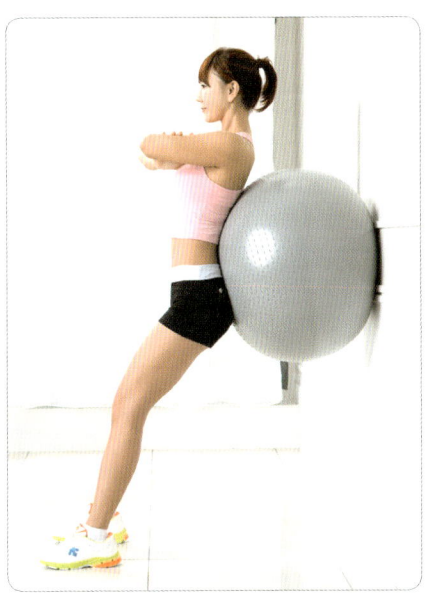

1 다리를 날씬하게 하고 엉덩이를 업시켜주는 동작이다. 벽과 몸 사이에 짐볼을 끼운다. 짐볼의 중심이 허리 아래쪽에 위치하도록 한다. 발은 어깨 넓이로 벌린 후 앉았을 때 다리 각도 90도가 되도록 발을 내민다.

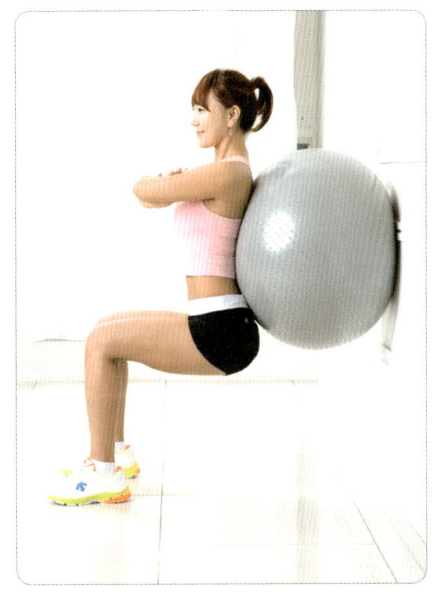

2 허리를 곧게 세워서 앉은 후 그대로 일어선다. 앉을 때 호흡을 내쉬고 일어설 때 호흡을 들이마신다. 15~20회를 1세트로, 3세트를 시행한다.

TIP 앉았을 때의 다리 각도가 90도가 되도록 발의 위치를 잘 정한다.
운동하는 동안 허리를 곧게 펴준다.

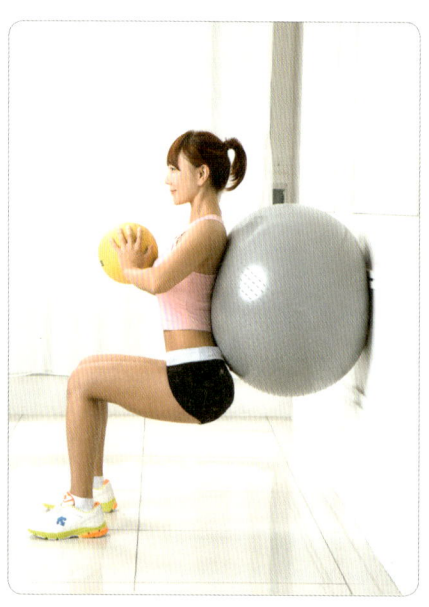

1 다리와 상체 라인을 아름답게 하는 운동이다. 벽과 몸 사이에 짐볼을 끼운다. 짐볼의 중심이 허리 아래쪽에 위치하도록 한다. 발 넓이는 어깨 넓이로, 발이 살짝 앞으로 위치하도록 선다.

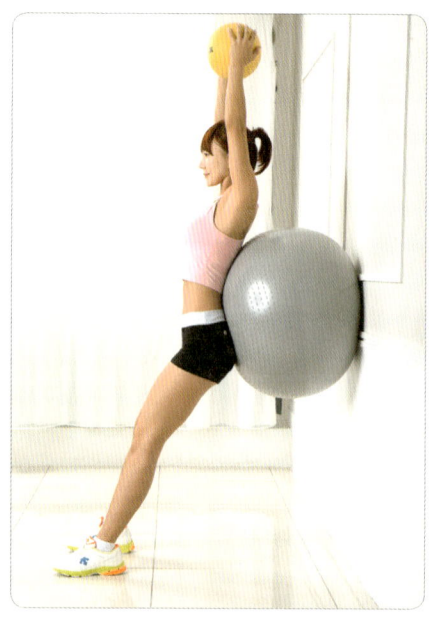

2 호흡을 들이마시면서 메디슨 볼을 가슴에 안고 앉는다. 호흡을 내쉬면서 메디슨 볼은 위로 올린다. 앉았다 일어났다를 반복해준다. 15~20회를 1세트로, 3세트 시행한다.

덤벨 들고 일어서서 등 조이기

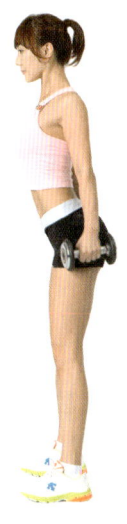

1 어깨와 등을 펴주고 허리디스크를 치료하는 동작이다. 덤벨을 들고 발은 어깨 넓이로 선다.

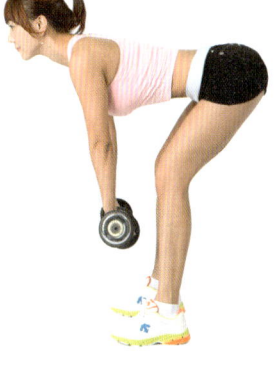

2 다리를 천천히 굽히면서 상체는 90도 굽힙니다.

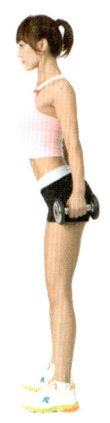

3 호흡을 내쉬면서 곧게 서고 이때 어깨를 뒤로 젖혀주면서 윗등을 조여준다. 15~20회를 1세트로, 2세트 시행한다.

TIP 상체를 내렸을 때 덤벨이 몸 쪽으로 가까이 붙도록 한다. 등이 약한 사람들은 허리 각도를 45도까지만 굽히도록 한다. 일어설 때 복부를 조이고 엉덩이도 조여준다. 운동하는 내내 등이 굽지 않게 한다.

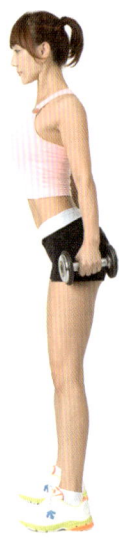

1 등살을 빼주는 동작이다. 발은 어깨 넓이로 벌려 한 손에 덤벨을 들고 선다.

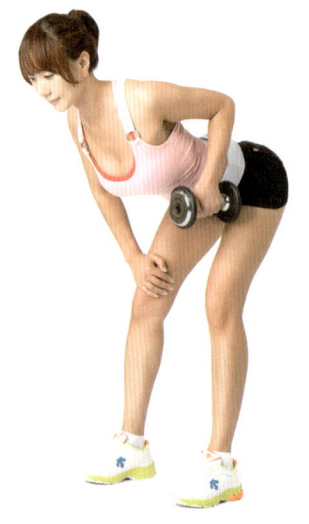

2 상체를 45도나 90도로 굽힌다. 덤벨을 들지 않은 손은 무릎 위에 살짝 올려준다. 덤벨 든 팔은 90도로 접어 올려 팔꿈치가 등 위로 올라가도록 힘껏 당겨 등을 조여준다.

3 덤벨을 내릴 때 등을 늘려주면서 호흡을 들이마시고 당길 때 호흡을 내쉰다. 이 동작을 15~20회가 1세트로, 2세트 시행한다. 반대도 똑같이 시행한다.

TIP 덤벨을 아래로 내렸을 때 몸 쪽에서 멀어지지 않게 한다. 운동하는 내내 등이 굽지 않게 한다.

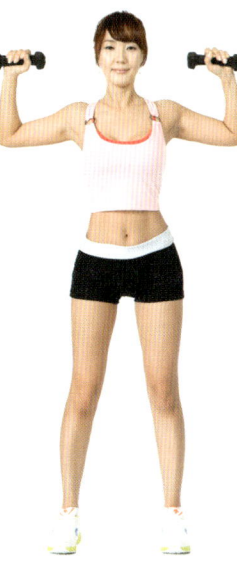

1 어깨선을 아름답게 해주는 동작이다. 양발
은 어깨 넓이로 선다. 덤벨을 양손에 들고
덤벨을 어깨 위 귀선에 위치하도록 한다.

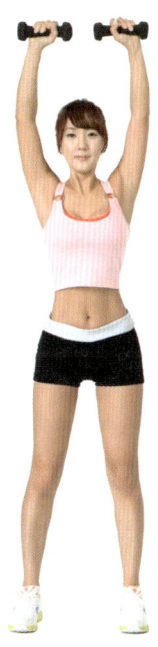

2 호흡을 들이마시고 내쉬면서 덤벨을 머리 위
쪽에서 모아준다. 호흡을 내쉬면서 내렸다 다
시 올려주기를 반복한다. 15~20회를 1세트로,
2세트 시행한다.

TIP 앞에서 보았을 때 덤벨을 귀선까지만 내리고 팔의 각도가 90도 밖으로 벌어지지 않도록
주의한다.

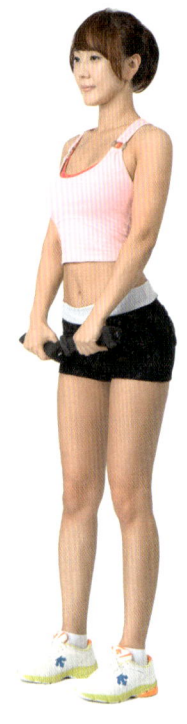

1 어깨의 군살을 빼주는 동작이다. 덤벨을 골반 앞쪽으로 놓고 어깨선 수평 앞쪽으로 들어 올리는 동작이다.

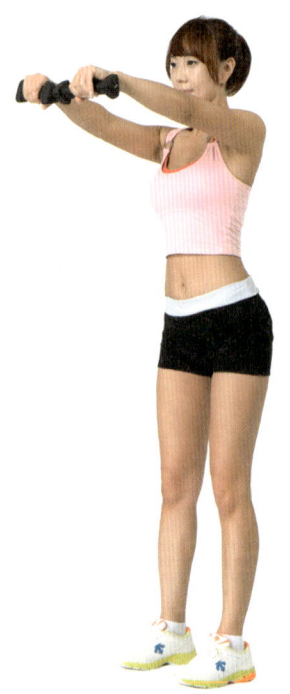

2 들어올릴 때 호흡은 내쉰다. 15~20회를 1세트로, 2세트 시행한다.

TIP 덤벨의 간격은 주먹 하나 공간을 유지한다. 덤벨을 내렸을 때 골반에 닿지 않도록 한다.

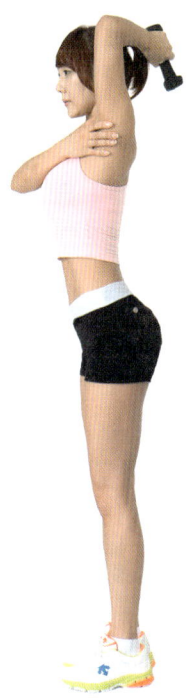

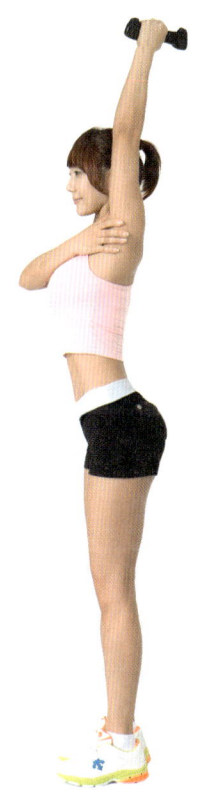

1 팔을 날씬하게 해주는 동작이다. 한 손으로 덤벨을 든다. 팔을 머리 위로 올려 위팔을 직각으로 세운다.

2 호흡을 들이마시고 내쉬면서 아래팔을 머리 뒤로 내렸다 올린다. 팔을 바꿔 15~20회를 1세트로, 2세트 시행한다.

TIP 운동하는 동안 팔꿈치는 고정시킨다. 윗팔은 몸선과 일직선이 되게 하고, 팔 각도는 90도까지만 내린다.

1

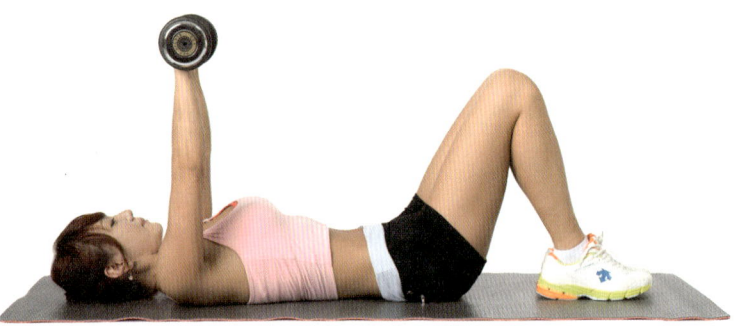

가슴 라인을 예쁘게 만들어주는 동작이다. 덤벨을 들고 매트에 눕는다. 무릎
을 세운 후 호흡은 들이마시면서 팔꿈치를 바깥쪽으로 향하게 내려준다.

2

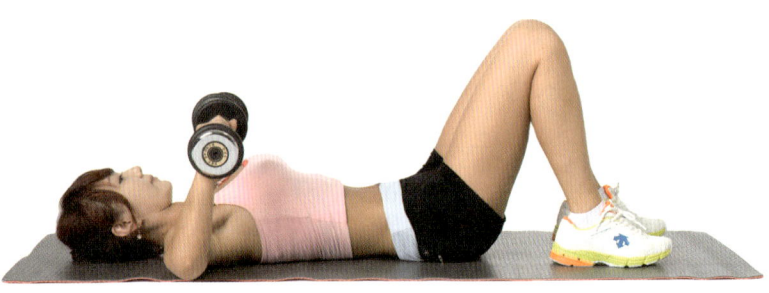

팔꿈치가 바닥에 닿기 직전까지 내렸다가 호흡을 내쉬면서 팔을 위로 편다.
15~20회를 1세트로, 2세트 시행한다.

TIP 덤벨이 머리 쪽으로 넘어가지 않도록 한다. 팔 각도가 90도 이상으로 벌어지지 않게
주의하고, 덤벨을 위쪽에서 모아준다.

1

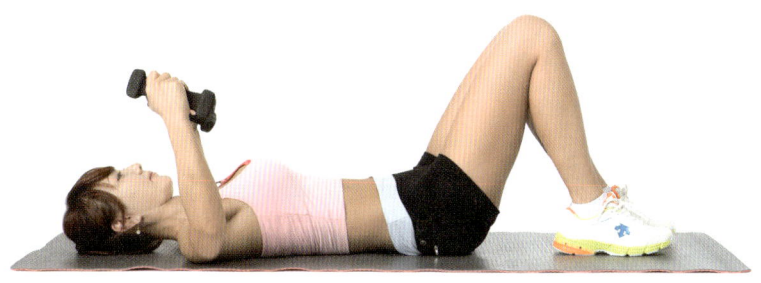

가슴을 봉긋하게 해주는 동작이다. 덤벨을 들고 매트에 눕는다. 팔꿈치는 살짝 구부려주고 팔을 밖으로 벌려준다.

2

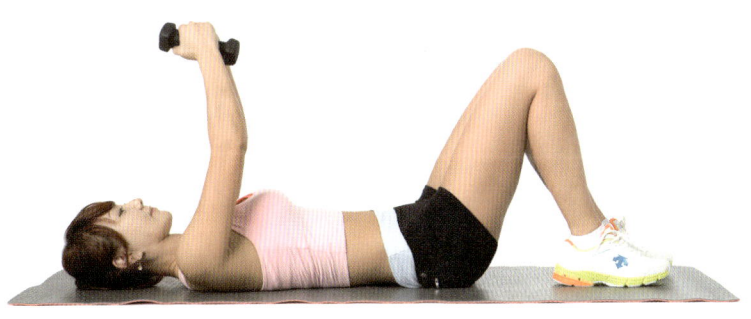

항아리를 안 듯이 덤벨을 가슴 앞으로 모아준다. 팔을 벌릴 때 호흡을 들이마시고 모을 때 호흡을 내쉰다. 15~20회를 1세트로, 2세트 시행한다.

TIP 동작하는 동안 어깨와 팔과 손목이 나란하게 한다. 팔을 벌려 내릴 때 팔꿈치가 바닥에 닿지 않도록 주의한다.

1

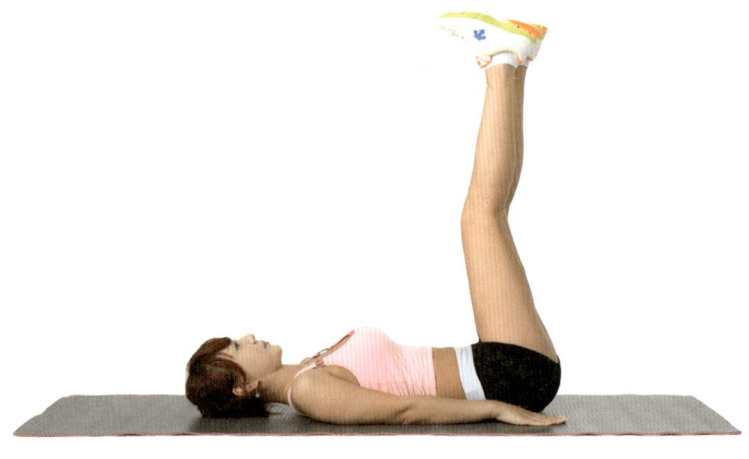

아랫배의 살을 빼주는 동작이다. 매트에 누워 다리를 90도 정도로 들어 올린 다. 손은 골반 옆에 둔다.

2

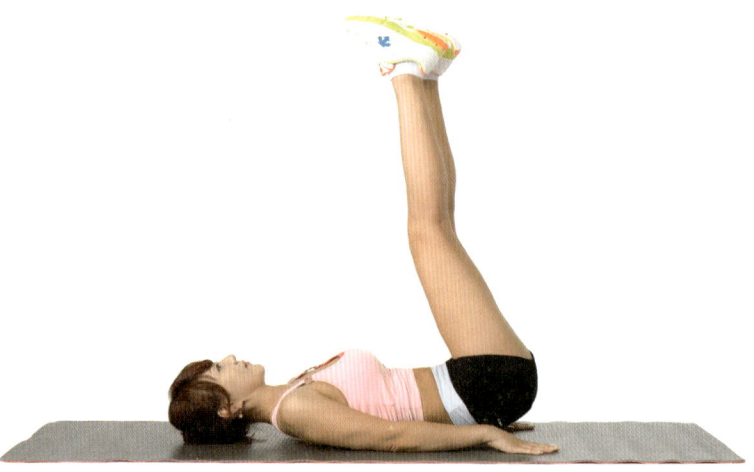

호흡을 들이마시고 내쉬면서 아랫배를 바닥 쪽으로 누른다. 이때 꼬리뼈를 살짝 끌어올려 준다. 다시 호흡을 들이마시면서 꼬리뼈를 바닥 쪽으로 내린다. 15~20 회를 1세트로, 2세트 시행한다.

TIP 반동을 쓰지 않도록 주의한다.

1

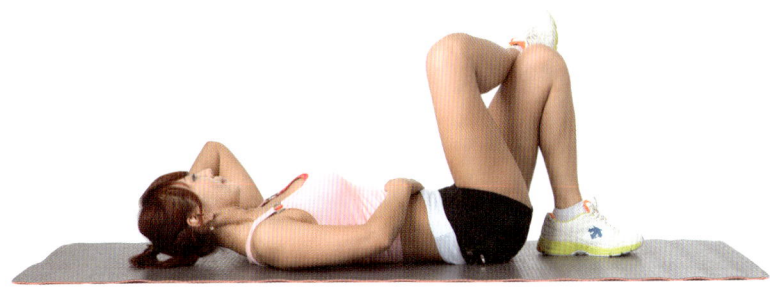

배 옆쪽 살을 빼주는 동작이다. 다리를 접어 매트에 눕는다. 오른쪽 다리를 꼬아 올린다.

2

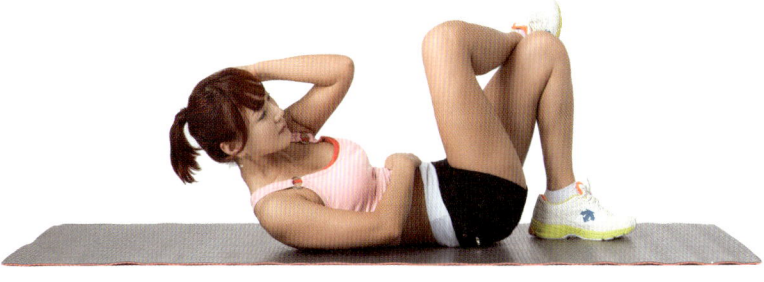

왼쪽 상체를 들어 올려 팔꿈치와 무릎 사이가 가까워지도록 한다. 상체를 들어 올릴 때 호흡을 내쉰다. 반대 동작도 똑같이 15~20회를 1세트로, 2세트 시행한다.

TIP 동작하는 동안 고개를 앞으로 꺾지 않는다. 턱과 가슴 사이에 주먹 하나 공간을 유지한다. 목의 힘을 뺀다.

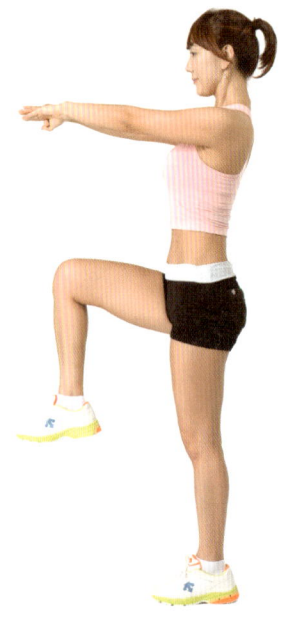

1 팔은 앞으로 나란히 뻗는다.

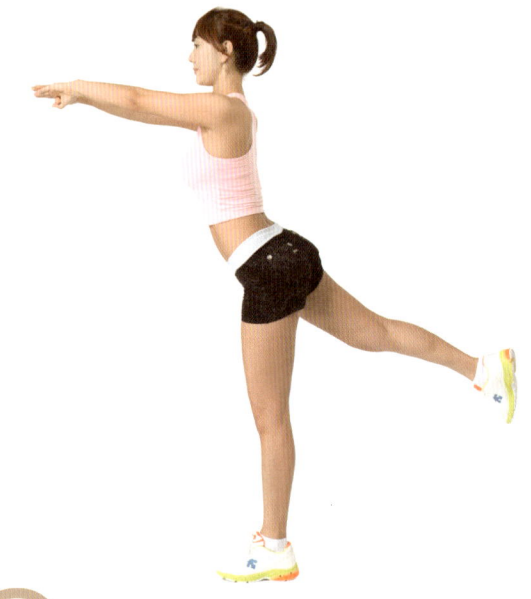

2 호흡을 들이마시면서 다리를 앞으로 90도로 들어 올린 후 호흡 내쉬면서 다리를 뻗어 뒤로 찬다. 한쪽 다리 10~20회 시행하고, 다리 바꿔 똑같은 횟수를 시행한다.

TIP 다리를 뒤로 찰 때 엉덩이가 지나치게 빠지지 않게 한다.

다리 교대로 차기

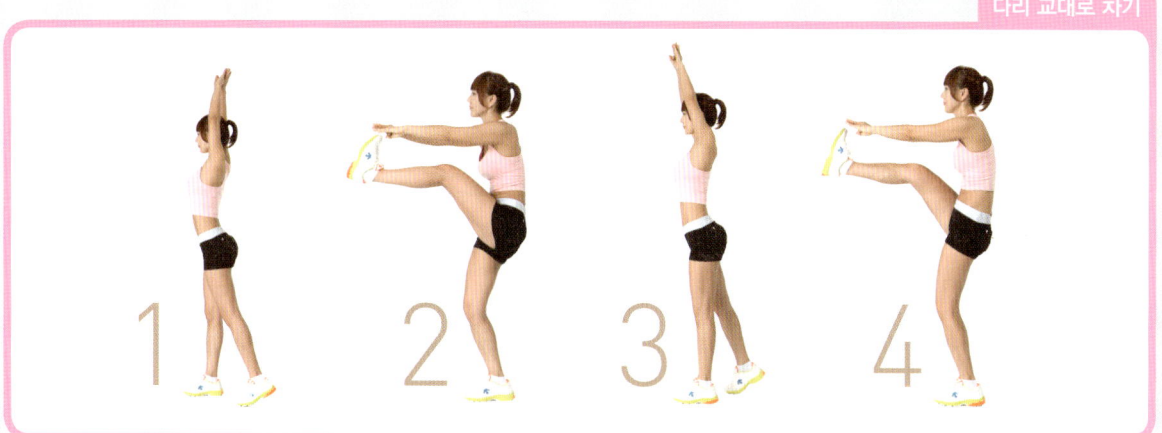

다리 90도 들어올렸다 차기

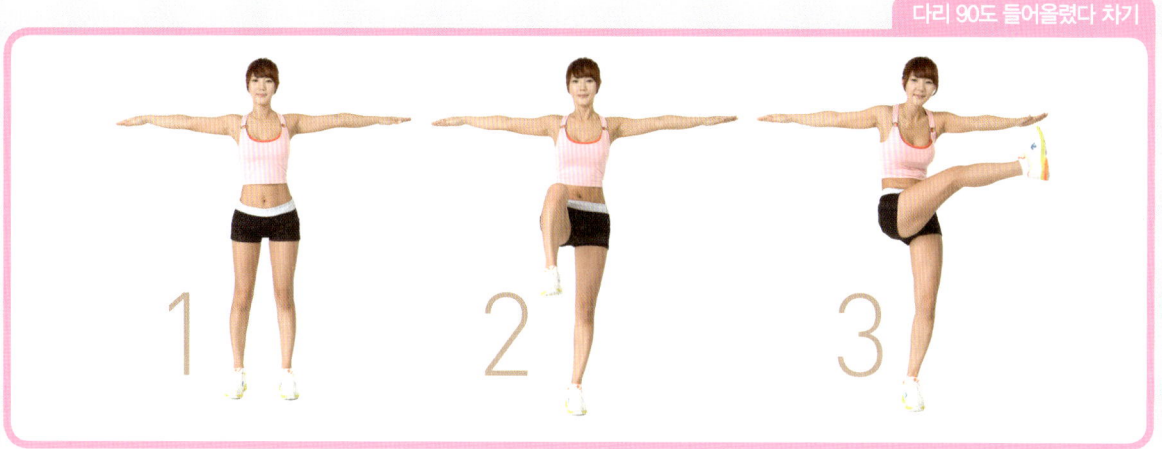

다리 밖으로 차기

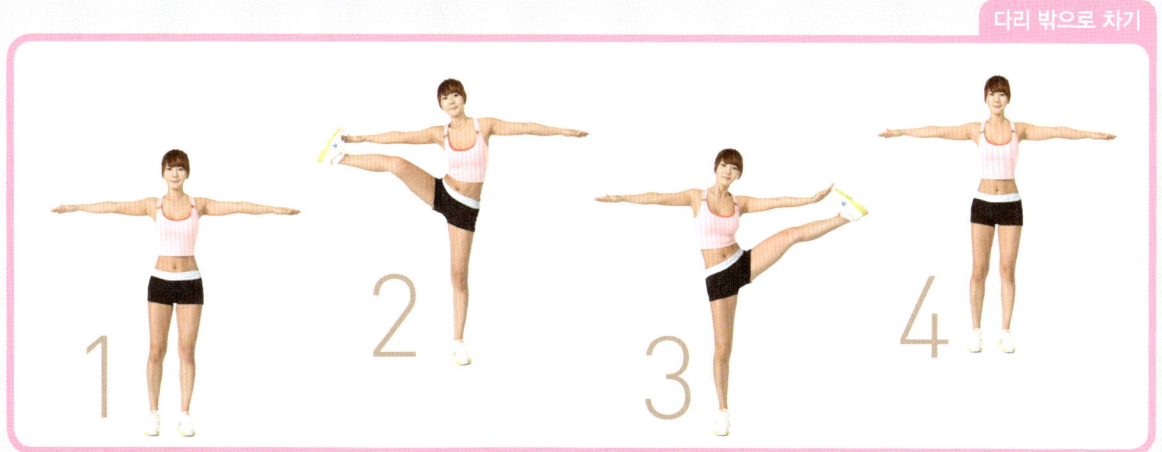

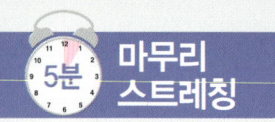
무릎 당기기

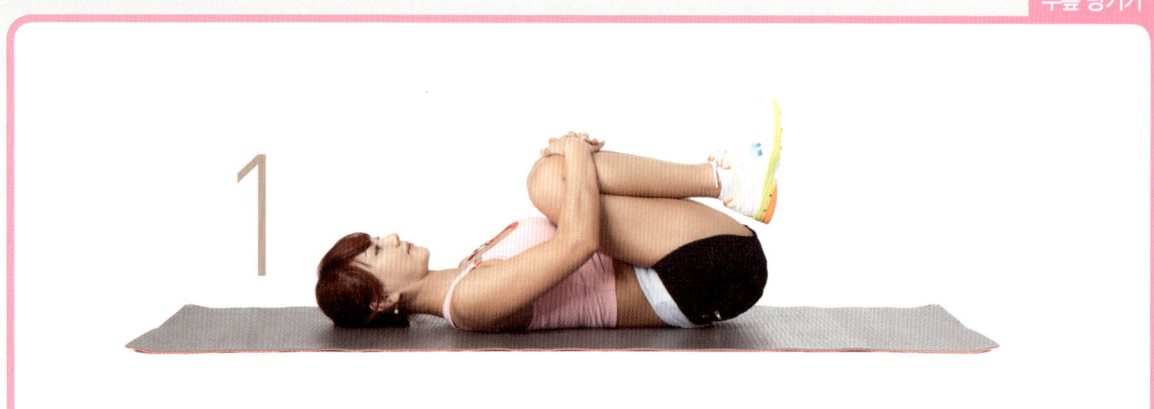

엎어져 상체 일으키기

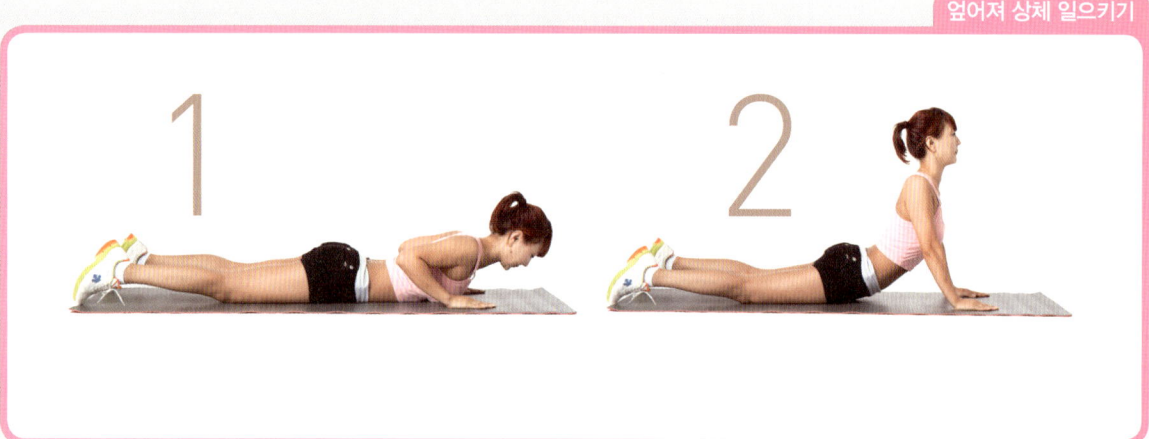

목 옆 늘리기

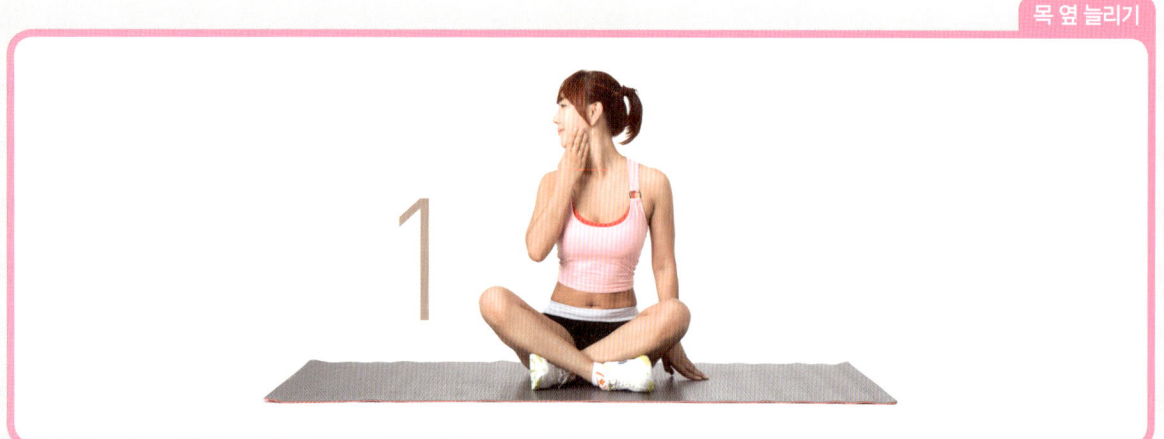

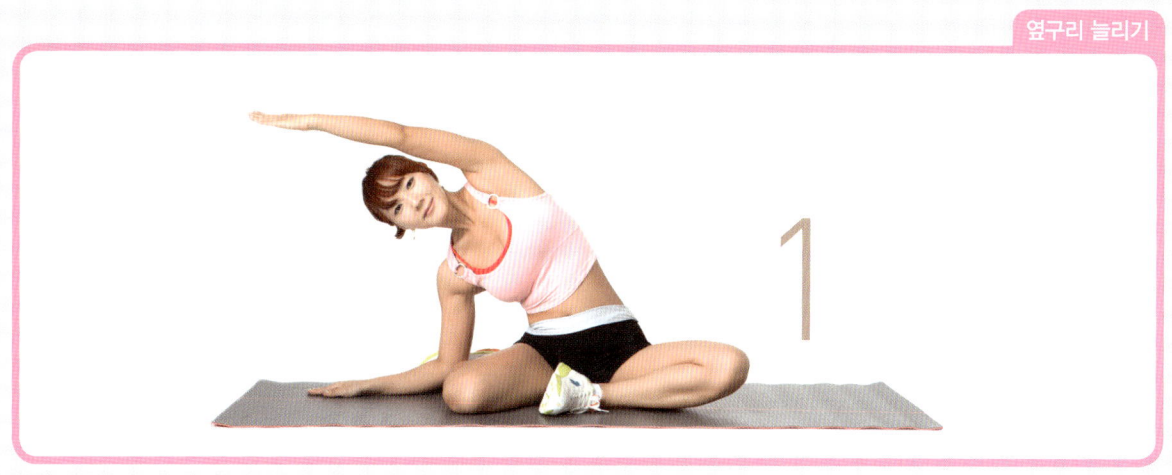

1

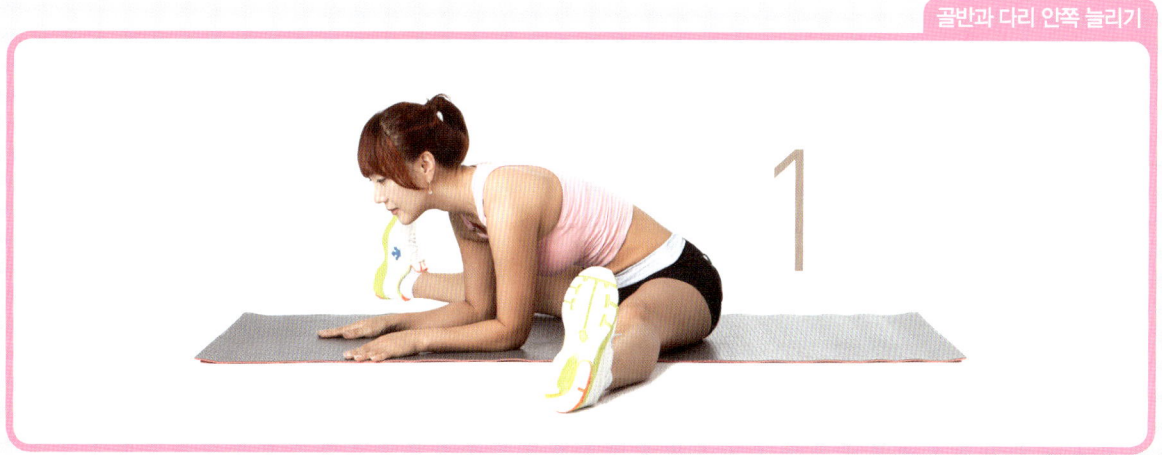

1

197

Cho

Young

Sun

Diet

1Day 50min
11 12 1
10 2
9 3
8 4
7 6 5

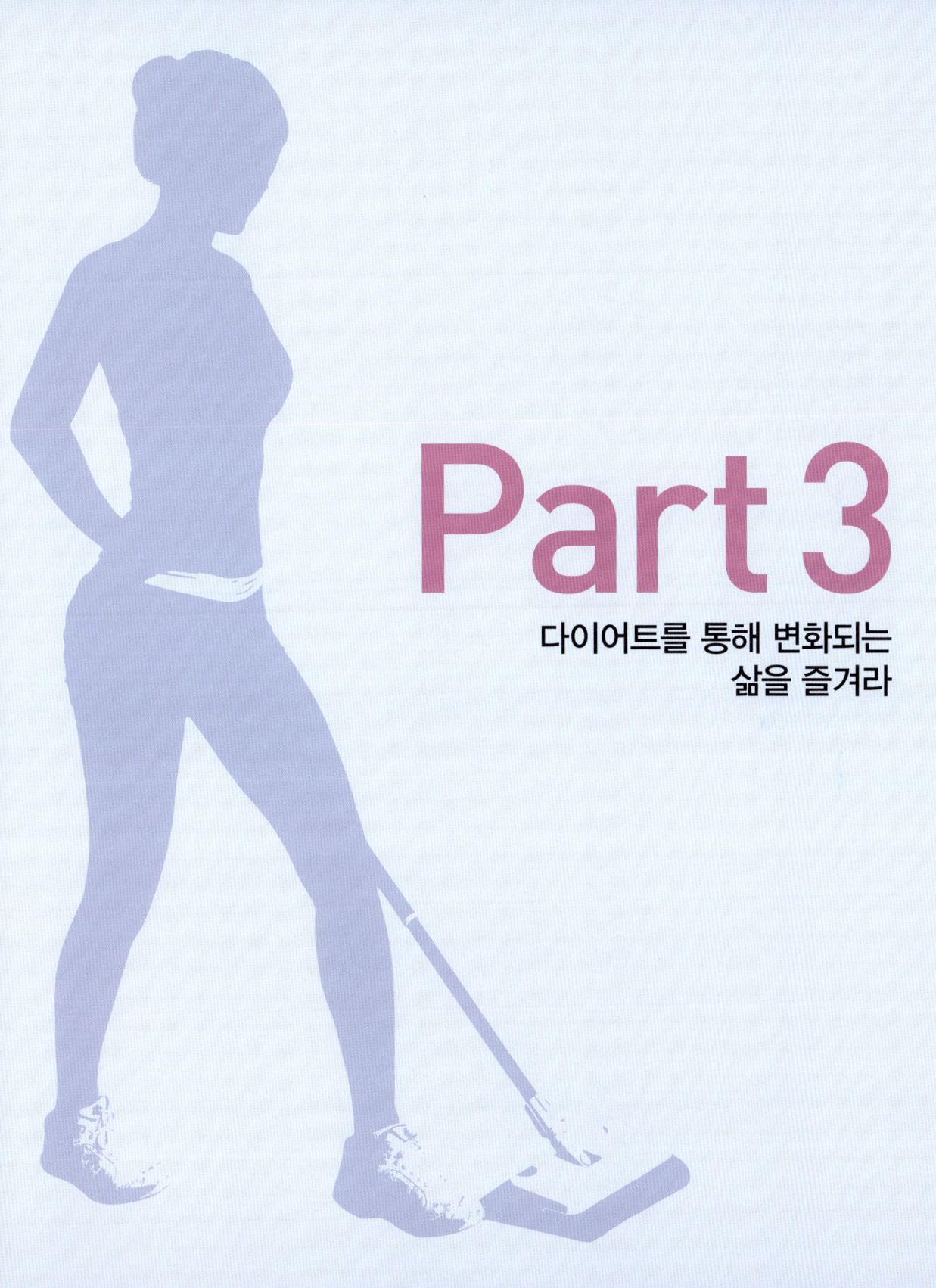

Part 3

다이어트를 통해 변화되는
삶을 즐겨라

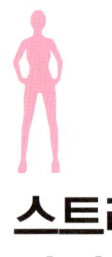

스트레스
받지 말고
즐겁게~
생활이 되는
다이어트

다이어트 정체기라고요?

운동을 시작하고 일주일 정도만 지나도 몸이 가벼워지는 걸 느낍니다. 2주째 지나면 근육통도 처음보다 덜하고 운동 자세에도 익숙해집니다. 이제 살이 빠지는 걸 눈으로 확인하며 의욕도 가득 충전됩니다. 그런데 초기에 급속히 내려가던 체중이 어느 순간 주춤합니다. 바로 다이어트 정체기가 온 겁니다.

살이 내 생각대로 빠지지 않으면 당연히 다이어트가 하기 싫어집니다. 운동도 무척 힘들게 느껴지죠. 맛이 없는 음식을 억지로 먹은 것 같고, 먹지 못한 음식에 대한 갈망으로 스트레스가 쌓이면서 식이 조절도 힘들어집니다. 많은 사람들이 이때 다이어트의 최대 고비를 맞습니다.

다이어트에서 정체기가 오는 것은 어쩌면 당연합니다. 몸에서 빠져야 할 것들이 어느 정도 빠지고 나니 당연히 체중이 줄어드는 속도도 느려지는 것이지요. 다이어트 초반에는 몸속에 저장된 탄수화물부터 줄어들기 시작하는데, 이때 체수분도 같이 줄어들면서 몸무게가 급속히 빠집니다. 그리고 어느

Tip 운동
파트너를
만드세요

운동을 처음 시작하던 당시 동네 헬스클럽에서 함께 운동하던 친구가 있었죠. 세 살 나이 차가 나는 동생이었지만, 운동 방법에 대해 이야기 나누고 서로 운동 자세도 바로잡아주며 더없이 좋은 운동 파트너가 되었죠. 때로 운동이 지겹고 하기 싫어질 때에 그 친구와 이야기하다 보면 스트레스도 풀리고 다시 동기부여가 되면서 게으름을 떨쳐버릴 수 있었던 것 같아요. 다이어트에 가장 도움이 되는 사람은 바로 함께 살을 빼려는 목표를 공유하고 있는 동료랍니다. 다이어트 도중에 느끼는 어려움을 서로 나누며 정보를 교환할 수도 있고, 힘이 들 때면 서로 격려하면서 힘을 북돋을 수 있지요. 운동 친구라면 목표도 같고 취미활동을 함께하게 되니 불필요한 간식이나 외식도 피할 수 있게 된답니다.

서로 자극이 되고 응원해주고 힘을 줄 수 있는 파트너를 만드세요. 꼭 헬스클럽에 같이 다닐 친구가 있어야 하는 것은 아닙니다. 남편, 아내, 형제자매, 부모님, 직장 동료 등 내 주변 사람들과 함께 건강한 다이어트를 시도해보세요. 아니면 나 자신이야말로 나를 격려해줄 가장 좋은 다이어트 파트너가 될 수 있습니다. 나를 가장 잘 알고, 가장 사랑하는 사람은 바로 나 자신이니까요.

정도 지나면 체지방이 본격적으로 연소되는 시기가 오는데, 고칼로리인 지방은 그 감량 속도가 느립니다. 정체기는 살이 빠지면서 나타나는 내 몸의 당연한 반응이라고 볼 수 있습니다.

또한 운동을 하면서 체중 감량을 하다 보면 어느 순간이 몸이 적응을 하는 시기가 옵니다. 이때에는 같은 양의 운동을 해도 이전과 같은 효과를 볼 수 없습니다. 그러니 다이어트 효과를 얻기 위해서는 운동의 강도를 높여줘야 하지요. 현재 하고 있는 운동 프로그램에서 무게나 횟수를 늘리면서 운동 강도를 높여야 합니다. 운동의 순서를 바꾸면서 근육에 달리 자극을 주는 것도 좋은 변화입니다. 이달에 다리-가슴-등 순으로 운동했다면 다음 달에는 가슴−등−다리 순으로 하는 겁니다.

사실 정체기를 겪는 시기는 사람마다 다릅니다. 그리고 모든 사람이 정체기를 겪는 것도 아닙니다. 단백질, 미네랄 등 필수영양소가 부족한 식사를 하거나, 끼니를 굶으며 다이어트를 할 경우에는 정체기가 더 잘 옵니다. 운동은 하지 않고 식이 조절로만 다이어트를 할 때에도 정체기가 잘 옵니다. 그러니 정체기가 왔다면 먹는 습관이 적절한지, 운동이 부족하지는 않은지 그동안의 다이어트 방법을 한번 점검해보는 것이 좋습니다.

정체기가 왔을 때는 기분 전환을 위해 지금까지 하지 않았던 다른 종목의 운동을 시도하면서 변화를 주는 것도 좋습니다. 시원한 바람을 쐬며 야외에서 파워워킹을 하거나 가벼운 조깅으로 활기를 느껴보는 것도 방법입니다. 개인적인 노력에 따라 정체기는 얼마든지 짧아질 수 있습니다.

다이어트 최대의 유혹, 그래도 포기란 없다

많은 분들이 식이 조절이 지루해지고 체중 감량 속도가 느려질 즈음 주말을 넘기기 힘들어합니다. 일주일 동안 식사 조절도 잘하고 운동도 열심히 하면서 체중을 빼놓고는, 주말에 가족 모임에서 혹은 친구들과 만나 외식 한번 했다가 몸무게가 다시 복귀하는 경우를 자주 볼 수 있습니다. 문제는 한 번 식이 조절의 끈을 놓쳤다고 해서 바로 다이어트를 포기하는 경우예요.

주말에 한번 맛있는 음식을 먹어서 몸무게가 늘면 "에라 모르겠다" "이제 다이어트도 끝이군" 하며 자포자기하는 분들이 많습니다. 다이어트를 하다가 식이 조절에 한 번 실패했다고 다이어트를 포기하면 몸무게는 그전보다 훨씬 더 늘어날 가능성이 커집니다. 몸무게가 더 이상 줄지 않는다고 다이어트를 중단한다면 요요의 노예가 되기 십상입니다.

가장 중요한 것은 포기하지 말고 다시 일상으로 돌입하는 겁니다. 주말에 맛있는 음식을 먹었다면 그 다음 날부터 바로 다시 다이어트를 시작하는 거지요.

물론 먹는 양을 좀 더 줄이고 운동을 더 해야겠지요. 만약 주말에 파스타 3그릇을 먹었다면 파스타 2그릇에 해당하는 칼로리를 식이 조절과 운동으로 덜어내는 겁니다. 그 정도 각오만 한다면 일주일에 하루쯤 다이어트 휴식기를 갖는 것도 괜찮습니다.

먹지 말아야 한다고 생각할수록 더 먹고 싶어지는 것이 사람입니다. 무조건 참는 것이 최선은 아닙니다. 오히려 식욕이 더 생기고, 더 괴로워질 수가 있지요. 결국 참다 참다 스트레스를 못 이기고 조금만, 한 개만 하면서 먹기 시작하다가 배가 부를 때까지 먹고 나서 그제야 정신을 차리니 후회와 죄책감에 사로잡혀 포기하고 맙니다.

다이어트가 자꾸 실패로 끝나는 이유는 지나치게 다이어트에 몰입하면서 나타나는 스트레스 때문입니다. 다이어트도 스트레스가 되면 실패하기 쉽습니다. 좋아하지도 않고, 맛있지도 않은 음식들을 그것도 억지로 먹는다면? 아무리 영양가 좋은 음식이라도 내 몸에 득이 되기 어렵습니다. 오히려 무리한 다이어트 욕심으로 음식을 제한할 경우 나중에 잃어버린 본능이 되살아나면서 폭식을 하게 될 가능성이 커집니다. 참는 것이야말로 다이어트의 적이 되는 셈이죠. 즐거운 마음으로 꾸준히 다이어트를 하는 것이 가장 중요한 이유입니다.

저도 다이어트식이 습관화되어 있지 않았을 때에는, 그전에 즐겨먹던 치킨, 과자, 빵을 못 먹고 참는 것이 가장 힘들었습니다. 물론 단순당이나 트랜스지방이 많이 들어 있는 청량음료, 과자류, 커피프림, 라면, 마가린 등은 먹

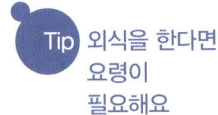
Tip 외식을 한다면
요령이
필요해요

탄수화물로 살이 찌는 것은 대부분 맛이 진한 면류나 파스타, 빵 등의 밀가루 식품을 너무 많이 먹은 경우가 대부분입니다. 특히 밖에서 외식을 할 때 주로 먹게 되는 메뉴지요.

피할 수 없다면 대체할 만한 것을 미리 염두에 두세요. 빵이 정말 먹고 싶다면 호밀빵처럼 검은 빵을 선택하는 것이 좋습니다. 검은 식품에는 비타민과 미네랄, 그리고 폴리페놀이 함유되어 있어 몸속의 항산화력을 높여주는 효과가 있습니다. 면류가 먹고 싶을 때에는 메밀국수가 칼로리도 낮고 담백해서 다이어트에 좋지요.

외식을 할 때 단백질 위주의 메뉴를 고르는 것도 한 가지 방법입니다. 해산물이나 양념이 적은 고기류를 선택하는 겁니다. 또 조금만 먹어도 배불러 저절로 소식할 수 있는 음식들을 고릅니다. 같은 재료라도 한식이 포만감이 높고 칼로리가 낮은 편이지요. 하지만 인스턴트 음식, 기름기 많은 중국 음식, 떡볶이나 김밥 같은 분식은 칼로리는 높으면서도 배부른 느낌은 주지 않기에 피하는 게 좋아요.

밖에서 먹는 음식이 대부분 자극적이고 짠 음식들이 많지요. 염분 섭취를 줄이기 위한 제 노하우를 알려드릴게요. 국물 종류에는 생수를 부어 간을 다시 맞추고 양념이 잔뜩 베인 음식의 경우 물에 살짝 헹궈 먹습니다. 다이어트를 위한 저만의 습관이지요.

지 않는 것이 좋지요. 하지만 다이어트한다고 해서 먹는 즐거움을 완전히 포기하는 것도 권하지 않습니다. 일주일에 한 번 정도는 평소 먹고 싶던 음식을 먹어주는 것이 스트레스도 풀고 이후 다이어트를 지속할 수 있는 힘이 되어줍니다. 저는 다이어트 돌입하기 전에 한 번 정도 '최후의 만찬'을 하시라고 권하기도 한답니다.

다만 먹은 만큼 운동으로 소모해준다는 각오는 해야지요. 그리고 평소에는 몸에 좋지 않은 음식은 피하려고 노력해야지요. 포만감이 느껴지면 수저를 놓는 것을 습관화하면서 내 몸이 보내는 신호에 귀를 기울여야 합니다.

다이어트는 스트레스받지 않고 즐기면서 하는 것이 중요합니다. 평생 같이 가야 할 친구처럼 나의 생활 습관이 되어야 합니다. 만약 주말에 친구들을 만나, 혹은 가족들 모임에 가서 평소 먹고 싶던 음식을 맛나게 먹었더라도 괜한 죄책감을 갖지 마세요. 그리고 포기하지 마세요. 내가 먹은 즐거운 식사가 오히려 다이어트를 더 열심히 하도록 도와줄 수도 있습니다. 중요한 것은 자신을 긍정적으로 받아들이는 자세입니다.

요요 없는 다이어트를 위해

3개월이 지났고, 목표 체중에 도달했다고 이제 "다이어트 끝~!"이라고 생각하는 건 아니죠? 건강과 몸매를 유지하려면 운동과 식이 조절은 꾸준히 해줘야 해요. 3개월째 프로그램을 기본으로 이후에도 지속적인 운동을 해주어야 지금 몸매가 유지될 수 있습니다.

요요현상을 막고 내가 원하는 다이어트 방향으로 가기 위한 몇 가지 팁을 알려드릴게요.

- 요요 방지 식이요법에서 가장 중요한 것은 다이어트가 끝난 바로 다음 주입니다. 이 기간에 단백질 섭취는 늘리면서 근력 운동을 하는 것이 중요해요. 그리고 탄수화물 섭취는 서서히 늘려가야 합니다. 무조건 칼로리 낮은 것만 찾지 말고, 열량은 낮으면서도 영양가가 높은 음식을 선택하세요.

■ 운동만큼 좋은 취미는 없어요. 목표한 다이어트 기간이 끝났다고 운동을 중단해버리면 금방 요요가 올 가능성이 커집니다. 3개월 차 운동 프로그램은 이제 꾸준히 해야 하는 거예요. 이후에도 프로그램의 내용에 변화를 줘서 지속적으로 운동해야 요요현상이 오지 않습니다. 다이어트 기간이 지났다면 운동의 양보다 운동 자체를 생활화하는 데 중점을 두세요.

■ 일주일에 한 번씩은 체중계에 올라 몸무게를 재보세요. 내가 먹는 양과 활동하는 운동량이 균형이 맞는가를 보여주는 객관적인 지표가 바로 몸무게예요. 너무 자주 체중계 위에 올라가서 몸무게에 연연할 필요는 없지만, 내가 잘하고 있는지 점검해볼 기준은 돼요. 그걸 보며 운동 강도를 높일 것인지, 식사를 조절할 것인지 체크할 수 있어요.

■ 사실 저울이 가리키는 눈금보다 더 정확하게 내 몸 상태를 알아채는 건, 바로 나의 눈이에요. 매일 아침 옷을 전부 벗고 전신 거울을 보세요. 이른 아침 공복 상태의 몸은 거짓말을 하지 않습니다. 전날 먹은 것, 전날 운동한 것이 그 다음 날 아침 몸에 정확히 나타나요. 밤 늦게 야식을 먹고 잤다면, 그 다음 날 반드시 어딘가 부어 있을 거예요. 그게 살이 되는 거고요.

■ 야식은 뱃살의 원인! 밤 늦게는 절대 먹지 마세요. 복부 비만의 최대 요인이 바로 밤 늦게 먹는 것이고, 그것은 성인병으로 가는 지름길이기도 하답니다. 여러분이 싫어하는 셀룰라이트 있죠? 배에 생기면 없애기도 쉽지 않답니다.

예쁜 옷을 입고 거울을 보자 : 나를 위한 자극제

운동복을 고를 때 몸에 꼭 달라붙는 옷을 골라보세요. 운동할 때 거울을 통해 자신의 몸을 잘 볼 수 있도록 말이죠. 척추를 바로 세우고 있는지, 각 관절의 각도를 바르게 한 자세로 운동하고 있는지 확인할 수 있습니다. 또한 점점 좋아지는 몸매를 눈으로 확인할 수 있기에 나를 위한 좋은 자극이 됩니다. 아주 초급자가 아니라면 짧은 탑은 아니라도 적어도 쫄티와 쫄바지 정도는 입고 운동하세요.

가끔은 몸매가 드러나는 짧은 치마와 쫄티를 입고 외출해보세요. 나를 바라보는 부러움의 시선을 느끼면서 생활에 활기를 얻고 다이어트 의욕도 재충전할 수 있답니다.

■ 그날 먹은 음식을 기록해보세요. 내가 어떤 식생활을 하는지, 나에게 부족한 것은 무엇인지 알 수 있어요. 장기적으로 체크하다 보면 자신이 먹는 것과 자신의 몸 상태 간의 관계도 알아갈 수 있어요. 피부가 좋아졌다고 느낀 날은 어떤 음식을 먹은 다음 날인지, 어떤 음식을 먹은 다음 날 왠지 속이 안 좋았는지 등이요.

현실적인 목표를 잡고 지속 가능한 다이어트를 하기 위해서 천천히 가는 다이어트를 권합니다. 결과적으로 성공률은 더 높고 요요현상도 피할 수 있지요. 천천히 가는 다이어트를 하기 위해서는 자신에게 지나치게 큰 변화를 요구하는 것은 좋지 않습니다. 물론 어느 정도 균형 잡힌 식단으로 조정하는 것은 필요하지만, 내가 즐기던 음식을 아예 금지하고 전혀 다른 음식을 먹으려고 하면 거부반응이 더 쉽게 오지요. 본인이 먹고 마시고 활동하던 생활 패턴을 잘 이해하고 음식과 생활 습관을 조금씩 바꿔가려는 자세가 필요합니다.

다이어트는 한두 달하고 말 것이 아니잖아요. 평생 함께 가야 할 친구 같은 거죠. 그렇기 때문에 너무 부담이 되어서도 안 되고 즐겁게 할 수 있어야 합니다. 운동도 평소 조금씩이라도 규칙적으로 꾸준히 하는 습관을 들이세요. 운동을 내 삶의 일부로 삼는 것만큼 좋은 다이어트는 없겠죠.

아무 생각 없이, 노력 없이 과연 다이어트가 될까요? 다이어트에도 집중력이 필요합니다. 어떤 것을 소원하고 마음에 두고 기도하면 반드시 이루어지는 것처럼, 다이어트도 얼마나 바라고 염두에 두느냐에 따라 결과가 달라지는 거랍니다. 건강하고 아름다운 나를 상상하며 다이어트를 즐기고 친구로 만드세요.

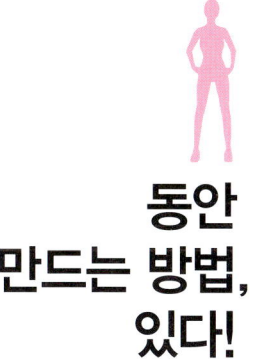

동안
만드는 방법,
있다!

얼굴살이 빠져서 나이 들어 보인다고요?

절 보고 개구리 같다고 놀리던 남편이 말하길 30대 초반까지 제가 동안인 줄 몰랐다고 합니다. 30대 중반이 넘어서 보니 동안이구나 싶더라는군요. 주위에서 동안이라고 부추겨주시긴 하지만 저도 늙기는 늙지요. 왜 늙지 않겠어요. 다만 유전적인 요인도 무시할 수 없는 것 같더군요. 어머니, 아버지 모두 일흔이 넘으셨는데 60대 초반으로 보이니 동안이신 편이죠.

하지만 무엇보다 운동을 시작하면서 얼굴도 생기 있고 어려 보인다는 이야기를 많이 듣게 되었어요. 동안 비법이요? 따로 없어요. 운동하면서 몸에 활력을 얻고 긍정적인 마음을 갖게 되면 자연스럽게 얼굴이 펴지고 생기 있고 어려 보입니다.

하지만 녹초가 될 정도로 운동을 많이 하면 오히려 몸이 더 늙을 수 있습니다. 규칙적이고 적당한 운동은 우리 몸의 면역력을 향상시키고 우리를 젊게 만드는 최고의 항산화제가 되지만, 지나친 운동은 우리 몸에 활성산소를 급속히 발생시켜 노화를 더 빠르게 진행시키고 오히려 질병과 감염이 더 잘 걸릴 수 있거든요. 이때는 비타민을 챙겨 먹고 영양에 신경 쓰며 운동량을 조정하는 것이 필요해요.

또 기껏 다이어트했더니 얼굴살이 빠져 더 늙어 보이고 가슴은 작아져 볼륨을 잃는다고 하소연하는 분들이 많아요. 다이어트를 하면서 살이 빠지기 시작할 때 얼굴살과 가슴살이 먼저 빠지면서 나타나는 증상인데, 이는 특히 굶거나 식사량을 급격히 줄이는 다이어트를 하는 분들에게 주로 나타납니다.

왜 그럴까요? 바로 영양소가 부족하니 몸의 방어본능이 작동해 생명 유지에 관계없는 부분부터 살이 빠지기 시작하니 허리와 뱃살이 아니라 가슴이나 얼굴살부터 빠지는 겁니다. 무리한 다이어트를 하는 분들 중에 생리가 멈추는 경우도 있지요. 이도 영양소가 부족해져서 몸이 방어본능을 가동시키기 때문이에요.

운동을 해서 더 나이가 들어 보인다는 말을 듣지 않으려면 그럼 어떻게 해야 할까요? 제대로 된 영양소를 골고루 섭취하며 다이어트를 해야 합니다. 두부, 청국장, 두유 등 콩류 식품을 챙겨 드세요. 콩에 함유된 이소플라본은 여성호르몬과 유사해서 호르몬 균형을 맞춰주고, 콩에 들어 있는 비타민B, 비타민E 등은 항산화 작용을 해 피부 노화를 늦춰줍니다.

몸에 체지방을 너무 없애는 것도 좋지 않아요. 적정 체지방을 유지하면서 몸의 라인에 맞게 적당히 근육을 키워주는 운동을 해야 볼륨 있는 여성스러운 몸매가 되는 거랍니다.

제가 산 증인이에요. 처녀 적 몸무게가 47kg으로 더 적게 나갔지만 그때보다 50kg인 지금이 몸매가 훨씬 탄력 있고 예뻐요. 다이어트를 하면서 더 줄여본 적도 있지만 제게는 50kg이 딱 적당하게 예쁜 것 같아서 더 빼지 않고 그대로 유지하고 있답니다.

동안이 되는 생활 습관

나이가 들면 노화되는 세포의 수는 늘면서 새로운 세포의 생성을 돕는 회복 능력이 떨어집니다. 피부층 안에 탄력성을 유지하는 콜라겐과 엘라스틴의 합성이 감소되기 시작하면서 제 기능을 하지 못해 주름이 생깁니다. 또 자연스레 지방이 아래로 늘어지면서 이로 인해 얼굴 골격이 드러나 늙어 보이고 빈곤해 보이기까지 합니다. 나이 먹는 건 어쩔 수 없다지만 겉으로나마 젊어지고 싶은 건 모든 여성들의 로망이지요. 노화를 최대한 늦추고 젊고 생기 있는 얼굴 만드는 방법 없을까요? 사실 영양 섭취 잘하고 운동만 꾸준히 해도 많이 젊어질 수 있답니다.

특히 저와 함께 하는 50분 운동을 하면 몸매가 예뻐질 뿐만 아니라 피부도 좋아집니다. 유산소 운동만 하거나 굶어서 살을 뺄 때와 달리 혈액순환이 잘 되고 피부로 영양 공급이 원활하게 이루어지기 때문에 피부가 매끄러워지고 젊어집니다. 피부조직도 탄탄해지지요. 다만 정확한 자세로 꾸준히 운동했을 때만 얻어지는 효과입니다.

영양가 있는 음식을 제대로 먹는 것도 건강하고 예쁜 얼굴을 만드는 데 필수 요소입니다. 필요한 영양을 얼마나 잘 섭취하느냐가 피부 건강의 기본이거든요. 저도 본격적으로 운동을 시작하면서 몸에 좋지 않은 인스턴트 음식을 자연스럽게 멀리하게 되었는데, 이도 동안이 된 이유라 할 수 있죠.

그럼, 동안 되는 몇 가지 비결을 알려드릴게요.

■ 단백질 섭취, 피부에도 중요합니다.
다이어트할 때 꼭 챙겨 먹어야 하는 영양소 단백질은 동안을 만드는 데도 매우 중요합니다. 단백질은 신체조직을 구성하는데, 마찬가지로 피부의 세포층을 유지하는 데도 단백질이 필요하죠. 탱탱한 피부를 갖고 싶다면 닭고기, 살코기, 두부, 두유 등 양질의 단백질 식품을 충분히 먹어줍니다.

■ 하루에 2리터 이상 물을 많이 마십니다.

나이가 들면 피부에서 점점 수분이 빠져나가는데 물을 많이 마시면 피부에 수분 공급이 원활해지고 몸속 노폐물 제거까지 이루어져 피부가 맑아집니다. 술을 마시는 것은 피부에 좋지 않은데, 그 이유는 신체에 수분 부족 증상이 생겨 피부가 건조해지고 푸석푸석해지기 때문입니다. 지나친 음주로 인한 피부의 수분 부족은 바로 주름살의 원인이 된답니다. 흡연도 주름살을 늘어나게 하고 피부를 칙칙하게 한다는 것 아시죠?

■ 규칙적인 운동을 하세요.

무리한 운동은 오히려 피부를 빨리 늙게 하고 면역력을 떨어뜨립니다. 하지만 규칙적인 운동은 신체 근육 단련에 도움이 되고 혈액순환 촉진과 노폐물 배출을 도와 피부를 건강하게 해준답니다. 동안 피부를 위해 평소 빠른 걸음으로 걷기와 계단 이용하기 같은 생활 속의 운동을 습관화해보세요.

■ 굶어서 빼는 다이어트, 피부 탄력을 잃는 지름길입니다.

우리 몸은 필요한 영양을 다 섭취하지 않으면 그 부족량을 다른 곳에서 끌어다 씁니다. 굶어서 빼는 다이어트는 기초대사량이 낮아져 얼굴살부터 빠지고, 결과적으로 더 늙어 보이게 만듭니다. 요요현상도 쉽게 올 수 있죠. 동안 유지를 위해 다이어트를 하더라도 영양 챙기기는 필수입니다.

■ 바른 자세는 얼굴의 혈액순환도 좋게 합니다.
턱을 괴는 습관이나 구부정한 자세는 몸의 골격과 근육을 틀어지게 하고 혈액순환을 방해해 얼굴 비대칭이나 부종, 피부 처짐, 주름살 등을 유발할 수 있습니다. 몸과 마찬가지로 얼굴도 혈액순환이 잘되고 뭉친 근육이 풀어져야 세포와 조직이 탄력 있게 살아납니다. 자세부터 바르게 하는 습관을 들이세요.

■ 웃는 표정, 얼굴 스트레칭입니다.
매사 긍정적인 마음을 갖고 자주 웃을수록 우리 몸에는 좋은 호르몬이 많이 생깁니다. 그리고 자연스럽게 미소 띤 얼굴은 그 무엇보다도 당신을 아름답고 젊게 만들지요. 자주 웃으세요.
무표정한 얼굴은 얼굴 근육을 퇴화시키고 얼굴 탄력을 저해시킵니다. 이에 반해 웃는 표정은 자연스러운 얼굴 운동이 됩니다. 피부 속 콜라겐을 활성화시켜 탄력 있는 피부로 만들어주거든요. 바로 얼굴 스트레칭 효과이지요. 얼굴로 가는 혈관과 근육을 자극해 순환이 잘되도록 하는 스트레칭 동작을 익혀 꾸준히 운동하는 것도 동안 비법입니다.

■ 피부를 위해 숙면하세요.
잠을 못 자거나 불면증이 있으면 신경도 날카로워지고 다크서클과 피부 트러블도 더 잘 생깁니다. 숙면은 우리 피부에 가장 기본적이면서도 중요한 부분입니다. 바로 밤 10시부터 새벽 2시까지는 성장호르몬이 나와 피부 재생이 가장 활발해지는 시간으로, 이 시간에 충분한 수면을 해주는 것이 동안 피부에 도움이 됩니다. 일찍 자고 일찍 일어나는 습관. 규칙적인 생활은 피부 미인의 기본이겠죠.

잘 때 베개를 너무 높이 베거나 엎드려서 자는 습관은 얼굴의 수분 대사를 방해해 얼굴 라인이 처질 수 있습니다. 적당한 높이의 베개를 베고 똑바로 누워 자는 습관을 들이세요.

- **흐린 날도 자외선 차단제는 꼭 바르고 나가세요.**

  자외선은 피부 노화를 일으키는 주범으로 꼽히죠. 콜라겐 섬유가 파괴되어 주름이 빨리 생기기 때문입니다. 바쁘더라도 외출할 때는 자외선 차단제를 꼭 바르고 나가세요. 자주 태닝을 하거나 장시간 햇빛에 피부를 노출시키는 것도 피부에는 좋지 않답니다. 비 오거나 흐린 날에는 자외선 차단제를 바르지 않는 사람들이 있는데, 구름을 뚫고 내려오는 자외선이 피부에는 더욱 치명적이랍니다. 자외선 차단제 꼼꼼하게 발라주세요.

- **화장은 지우는 것이 더 중요합니다.**

  화장은 하는 것보다 지우는 것이 더 중요하다고 하죠. 화장품 잔여물이나 외부 오염이 남지 않게 깨끗하게 세안하는 것만으로도 피부 손상을 막을 수 있습니다. 꼼꼼한 세안은 동안의 지름길입니다. 다만 지나치게 세게 문지르거나 너무 자주 세수할 경우 피부 건조를 유발할 수 있는 점 유의하세요.

■ 붉은 토마토, 초록 브로콜리 꼭 챙겨 드세요.

항산화 식품이 풍부하게 들어 있는 과일, 채소, 녹차, 생선, 조개류, 콩류 등도 체내 활성산소를 억제해 피부 노화를 막는 데 도움을 줍니다. 다이어트에 좋은 토마토와 브로콜리 등도 피부를 좋아지게 하는 대표적인 항산화 식품들이랍니다.

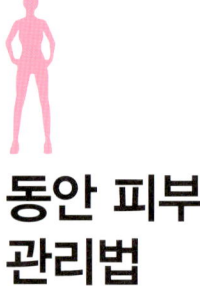

동안 피부
관리법

자신의 피부 상태에 따라 천연팩을 선택하고 일주일에 2~3번 잠자기 전에 해줍니다. 천연팩의 부작용도 있는데, 먼저 목과 손목에 올려 보아 패치 테스트를 하고 붉어지거나 트러블이 생기지 않으면 천연팩을 하도록 합니다.

얼굴은 세안제를 이용하여 미지근한 물로 깨끗하게 씻습니다. 스팀 타올로 5~10분 모공을 열어줍니다. 피부 건조함을 예방하기 위하여 눈가와 입가에 아이크림과 수분크림을 발라준 후 팩을 합니다. 팩을 하고 나서 미지근한 물로 씻어낸 후 찬물로 마무리합니다. 팩을 하는 시간은 15분 정도로 하고, 20분을 넘기지 않습니다.

1. 각질을 제거해주는 사과팩

사과에 들어 있는 폴리페놀 성분은 피부 노화를 늦춰주고 피부를 뽀얗게 만들어준다고 하는데요. 팩틴과 비타민, 칼륨이 많아 동안 피부를 만들어주는 데 좋습니다.

사과팩 만들기

1. 사과를 껍질째 강판에 갑니다.
2. 플레인 요구르트 1큰술과 밀가루 조금을 섞어줍니다.
3. 얼굴에 마스크 시트를 한 후 사과팩을 올려줍니다.

2. 모공을 조여주는 원두커피 찌꺼기팩

원두커피 찌꺼기는 커피 판매하는 곳에서 돈을 들이지 않고 가져올 수 있습니다. 원두커피 찌꺼기는 얼굴의 기름기를 제거해주며 카페인 성분이 다크써클도 제거해줍니다.

꿀과 힘께 설딩으로 깊이 팩을 하면 피부 노화에도 좋고 각질 제거에노 낙월해 매끈한 피부로 가꾸어줍니다. 지성피부인 이들은 포도껍질을 믹서에 갈아 섞어서 팩을 해줍니다. 포도껍질은 기름기를 제거하는 데 아주 탁월합니다. 또 매일 1~2잔의 원두커피는 노화를 늦춰준다고 하네요.

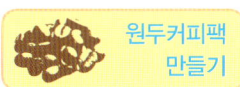
원두커피팩 만들기

1. 원두커피 1큰술, 설탕 2큰술 그리고 꿀 1큰술을 서로 섞습니다.
2. 여기에 믹서로 포도껍질 간 것을 추가로 넣어 팩을 올려줍니다.

3. 여드름에 좋은 마늘꿀팩

항균 기능이 있고 노폐물 배출 효과가 좋아 여드름과 트러블 피부에 좋습니다. 또한 상처 치유 효과도 있습니다. 보습, 탄력, 수분 공급에도 탁월합니다.

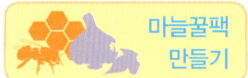

1. 마늘을 잘라 깨끗이 씻어 꿀에 담가 냉장고에서 3주 정도 숙성합니다.
2. 마스크 시트 위에 마늘꿀을 바릅니다.

4. 기미 잡티 제거에 좋은 키위팩

키위는 오렌지보다 비타민C가 2배나 더 풍부하게 들어 있어 얼굴 기미와 잡티를 없애줍니다. 콜라겐 성분도 풍부하게 들어 있어 피부 노화 방지에도 좋습니다.

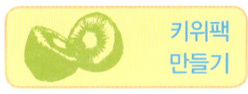

1. 키위는 껍질을 벗겨 강판에 갑니다.
2. 꿀 1큰술과 밀가루를 조금 섞어줍니다.
3. 마스크 시트 위에 키위팩을 올려줍니다.

5. 피부 탄력에 좋은 달걀흰자팩

달걀 흰자에는 단백질과 타닌 성분이 풍부히 들어 있어 처진 피부를 올려주고 탄력 있게 가꾸어줍니다. 기미, 지성피부의 피지 제거에도 좋고 건성피부와 노화된 피부에도 좋습니다.

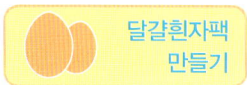

달걀흰자팩
만들기

1. 달걀 흰자를 거품기로 저어 거품을 내줍니다.
2. 얼굴에 발라 당겨지는 느낌이 있으면 그 위에 또 바릅니다.
3. 세 번 정도 발라 당겨지는 느낌이 있으면 씻어냅니다.

6. 주름을 펴주는 바나나팩

바나나팩을 하면 피부 나이가 거꾸로 간다고 합니다. 바나나는 비타민A 성분과 당분이 피부를 매끄럽고 촉촉하게 해주고 피부 재생에도 탁월합니다. 비타민C가 풍부해 화이트닝 효과에도 좋으며, 마그네슘이 들어 있어 피부 근육을 수축시켜 리프팅에도 효과가 있습니다.

바나나팩
만들기

1. 바나나 1/2개를 으깨어 꿀 1큰술과 달걀 노른자 1개와 밀가루를 넣고 잘 섞어줍니다.
2. 마스크 시트를 한 후 바나나팩을 올려줍니다.

15분 더하기 운동
동안 만드는 운동

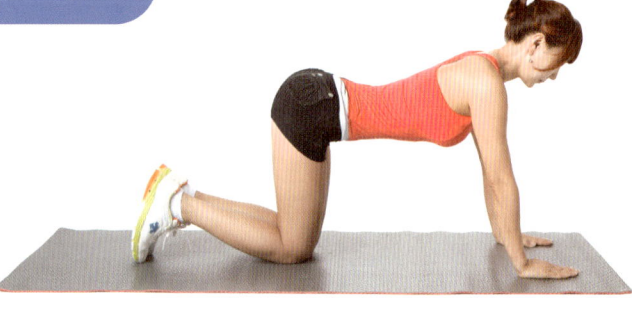

1 목과 가슴선, 배를 늘려 동안을 만들어주는 동작이다. 양 무릎을 매트에 댄다.

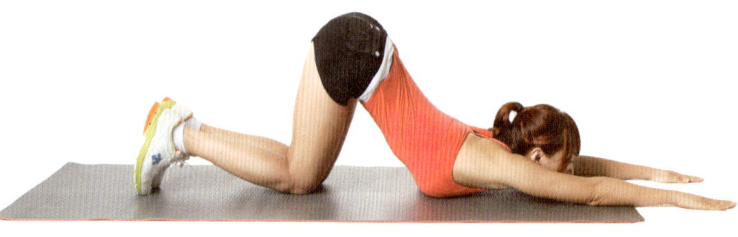

2 턱과 가슴이 바닥에 닿도록 상체를 내리고 동시에 두 팔을 앞으로 뻗어 바닥에 닿도록 한다. 턱과 가슴을 바닥에 댈 때 호흡을 내쉰다. 1회 1분 동작을 시행한다.

TIP 턱을 댄 후 시선은 정면을 보고, 골반이 중앙에서 어느 한쪽으로 치우치지 않게 한다.

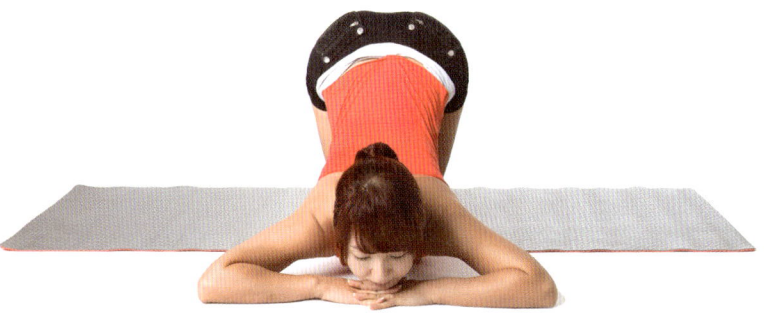

1 얼굴의 혈액순환을 돕는 동작이다. 양 무릎을 매트에 댄다.

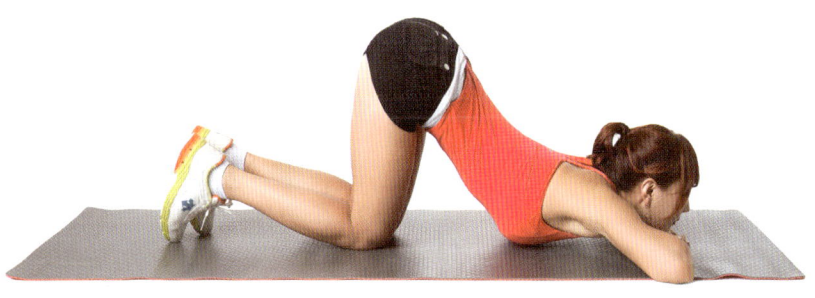

2 호흡을 들이마시고 팔꿈치가 몸 바깥쪽으로 향하게 손을 깍지 껴 턱을 받치고 가슴도 바닥에 닿게 한다. 1분 동안 동작을 시행한다.

1

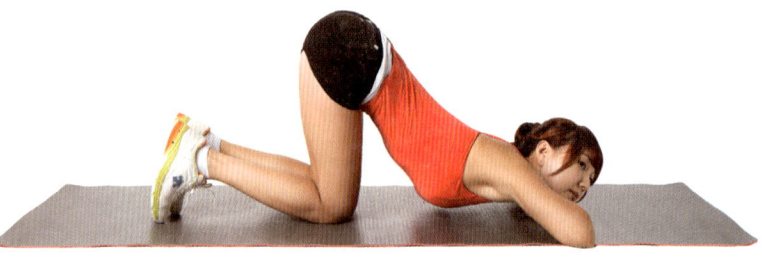

왼쪽 얼굴의 혈액순환을 돕는 동작이다. 양 무릎을 매트에 댄다.

2

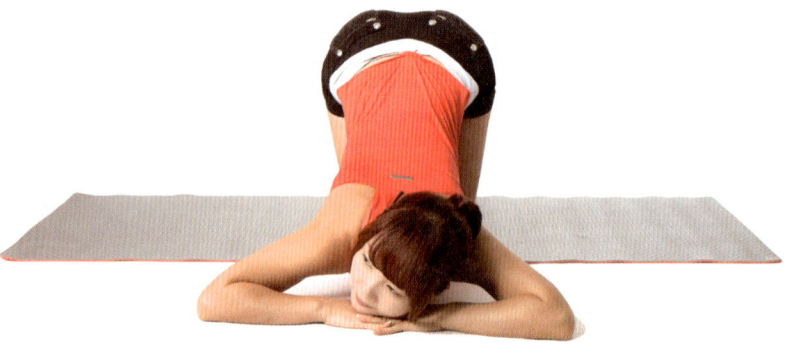

팔꿈치가 몸 바깥쪽으로 향하게 손을 깍지 껴 호흡을 들이마시고 내쉬면서 왼쪽 턱을 받치고 천장을 바라본다. 1분간 시행한다.

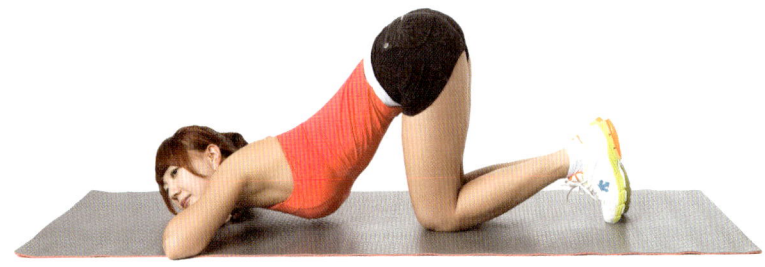

1 오른쪽 얼굴의 혈액순환을 돕는 동작이다. 양 무릎을 매트에 댄다.

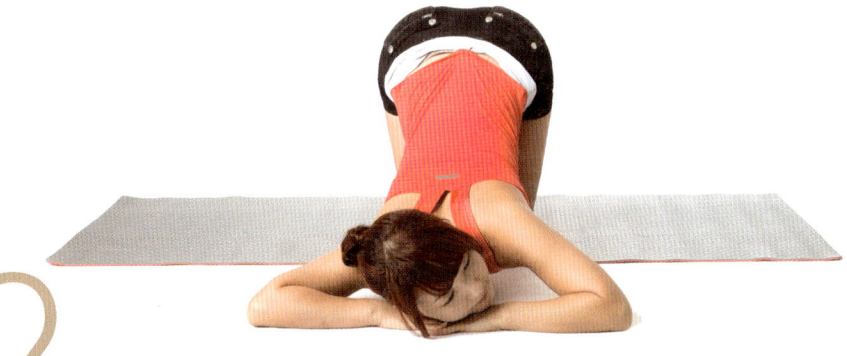

2 팔꿈치가 몸 바깥쪽으로 향하게 손을 깍지 껴 호흡을 들이마시고 내쉬면서 오른쪽 턱을 받치고 천장을 바라본다. 1분간 시행한다.

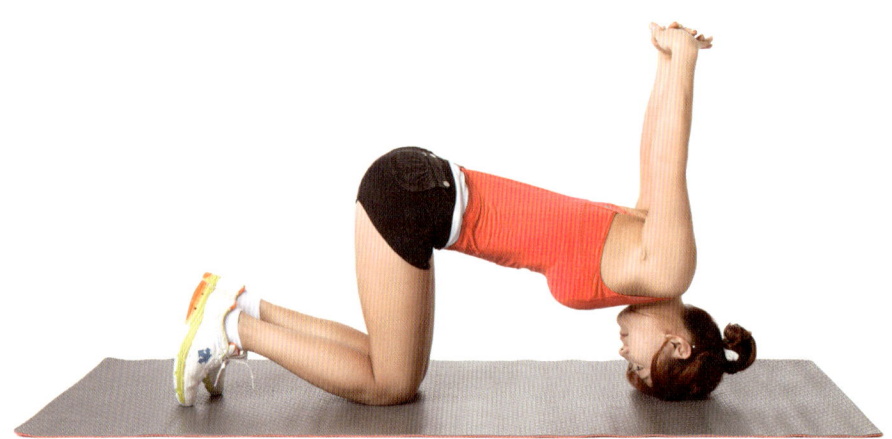

1

머리와 뒷목의 혈액순환을 돕는 동작이다. 양 무릎을 매트에 댄다. 고개 숙여
정수리를 매트에 대고 호흡을 들이마시고 내쉬면서 손을 깍지 껴 팔을 최대한
머리 쪽으로 들어 올린다. 1분간 시행한다.

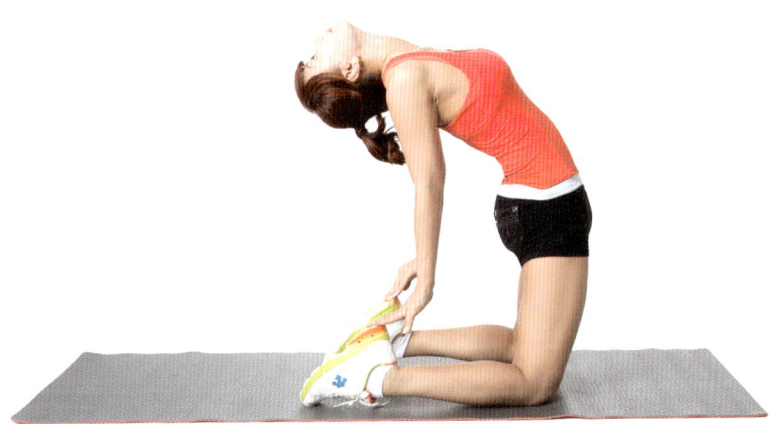

1 배, 가슴선과 목선을 예쁘게 잡아주어 동안을 만들어주는 동작이다.
양 무릎을 매트에 댄다. 가슴을 앞으로 내밀면서 상체를 몸 앞쪽으로
민다. 고개는 뒤로 젖히고 두 손은 발끝을 잡고 몸을 활처럼 휜다.
1분 동안 호흡을 내쉬면서 시행한다.

TIP 골반을 앞으로 밀고 고개에 힘을 뺀다.

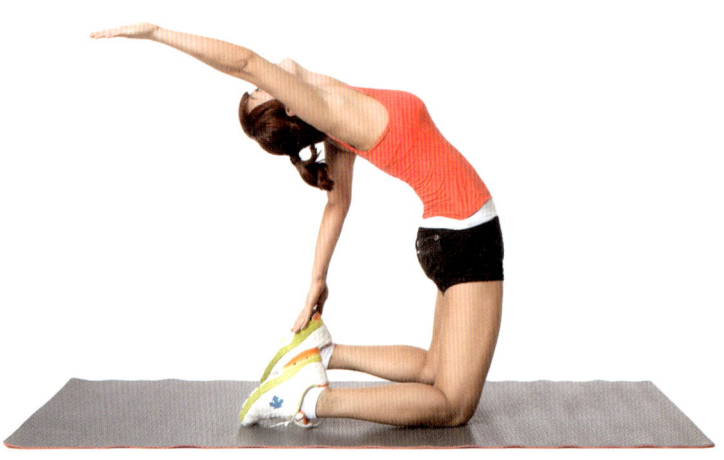

1 배, 가슴선과 목선을 아름답게 해 동안을 만들어주는 동작이다. 양 무릎을 매트에 댄다. 가슴을 앞으로 내밀면서 상체를 몸 앞쪽으로 밀어준다.

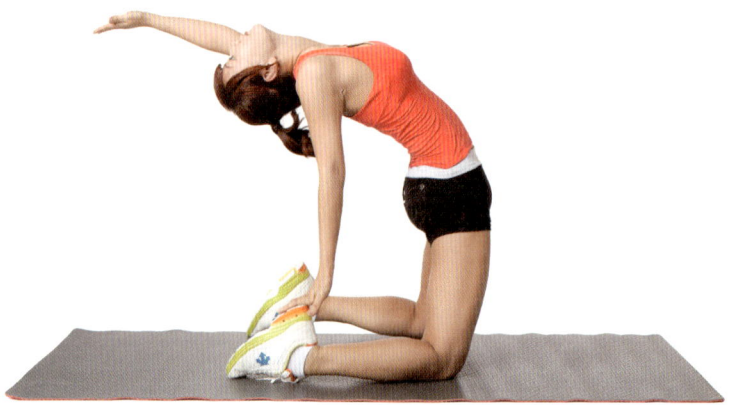

2 고개를 뒤로 젖히면서 한 손은 발끝을 붙잡고 몸을 활처럼 휜다. 한 팔을 뒤로 뻗고 한 손은 뒤꿈치에 둔다. 동작은 30초 동안 호흡을 내쉬면서 시행하고, 호흡이 끊기면 다시 호흡하며 1분 동안 동작한다. 반대쪽도 똑같이 30초간 동작한다.

TIP 동작하는 동안 고개에 힘을 빼고 골반을 앞쪽으로 민다.

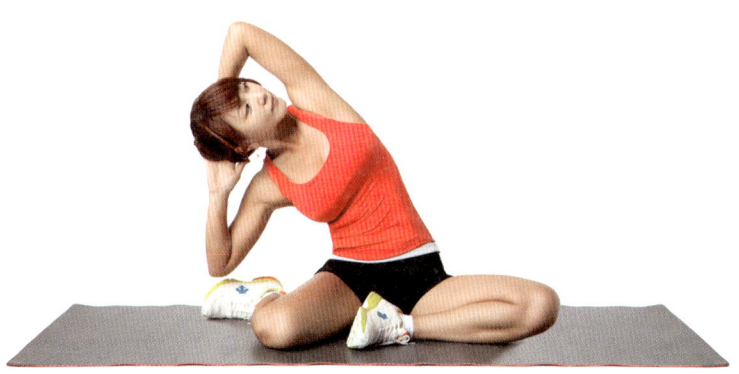

1 몸 옆선을 아름답게 해 동안을 만드는 동작이다. 매트에 앉은 채 무릎을 같은 방향으로 다리를 접는다. 손은 깍지 껴 머리 뒤에 둔다. 호흡을 들이마시고 내쉬면서 상체는 옆쪽으로 기울이고 시선은 천장을 본다. 1분간 동작을 유지한다.

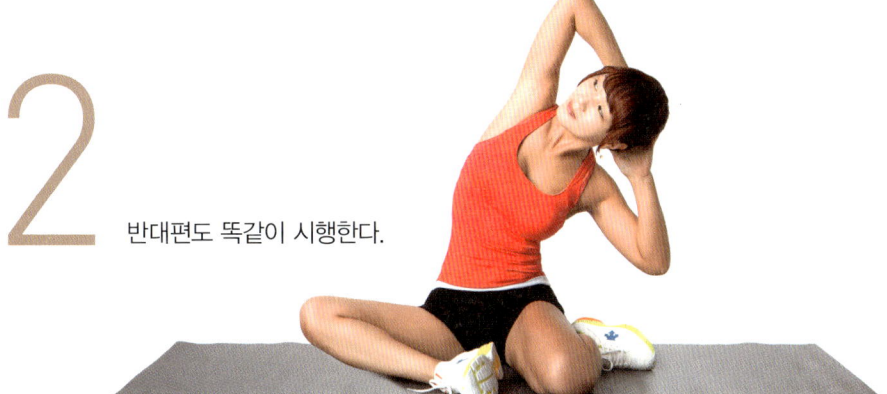

2 반대편도 똑같이 시행한다.

1

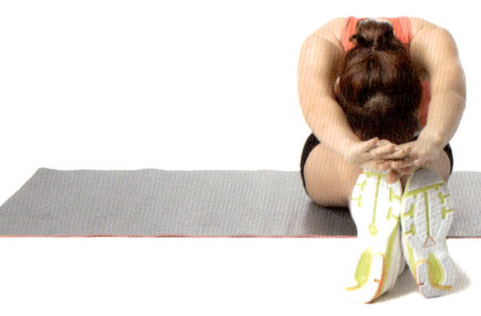

몸 뒷선을 잡아주어 순환을 돕고 동안을 만드는 동작이다.

2

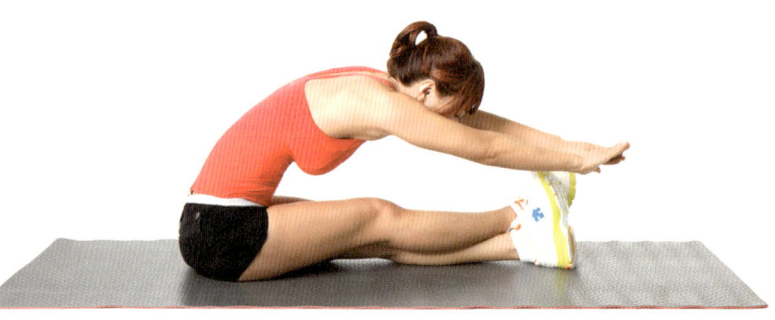

바닥에 앉아 다리를 뻗는다. 한쪽 다리 위에 다른 쪽 다리를 교차한 후 호흡을 들이마시고 내쉬면서 팔을 앞쪽으로 밀어준다. 반대편 다리도 교차하여 1분간 똑같이 시행한다.

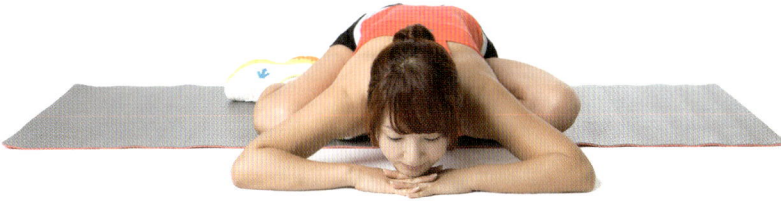

1 골반의 노폐물이 빠져 예뻐지는 동작이다. 다리를 오른쪽으로 접어 앉는다. 팔은 바깥으로 접고 손가락은 깍지 껴 매트에 짚고 상체를 숙여 손등 위에 턱을 댄다.

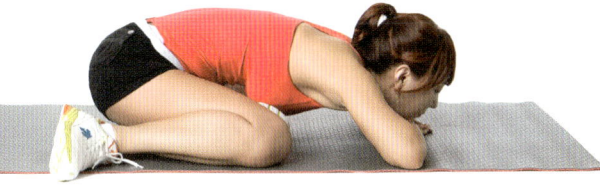

2 호흡을 내쉬면서 상체를 숙인다. 30초간 시행한 후 다리 방향을 바꿔 반복 시행한다.

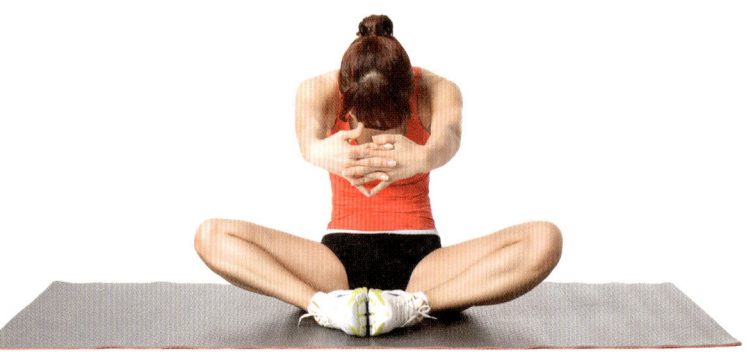

1 골반의 혈액순환을 도와 젊어지게 하는 동작이다. 매트에 앉아 발을 모아 골반 쪽으로 붙여준다. 손은 몸 앞으로 깍지를 낀다.

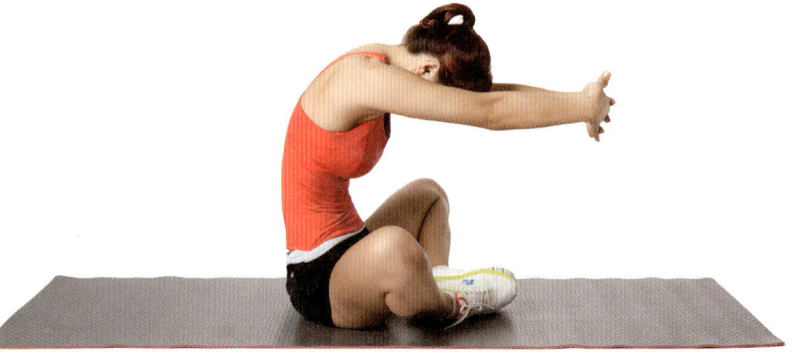

2 호흡을 들이마시고 내쉬면서 팔을 앞으로 뻗는다. 이때 등을 동그랗게 말고 고개는 최대한 숙인다. 1분간 시행한다.

TIP 무릎을 바닥 쪽으로 내리고 무릎의 높이를 같게 한다.

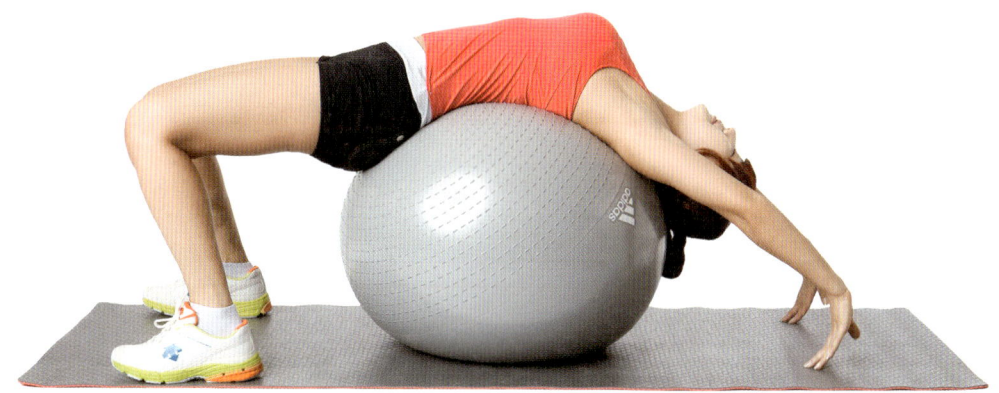

1

몸 앞 라인을 늘려 얼굴로 가는 혈액순환을 돕는 동작이다. 짐볼 중간에 허리 중심이 위치하도록 하고, 호흡을 들이마시고 내쉬면서 짐볼 위에 눕는다. 손을 바닥에 대고 고개에 힘을 뺍니다. 1분 동안 시행한다.

1

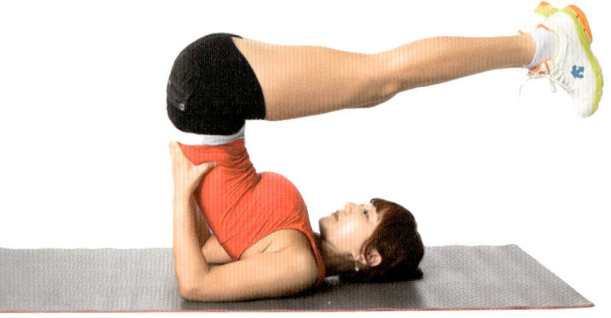

목과 척추를 늘려 얼굴을 예쁘게 하는 동작이다. 매트에 누운 후 호흡을 들이마시고 내쉬면서 다리를 들어 올린 후 허리는 손으로 받쳐준다.

2

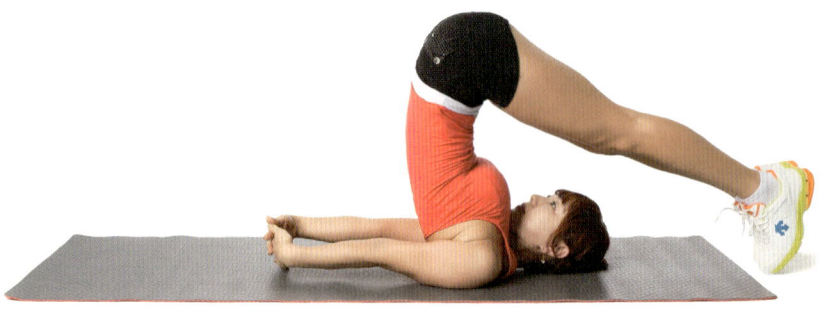

무릎을 펴고 다리를 바닥과 나란한 지점까지 상체를 머리 쪽으로 넘긴다.

TIP 초보자의 경우 목에 무리가 갈 수 있으므로 내 몸 상태를 봐가면서 시행한다.

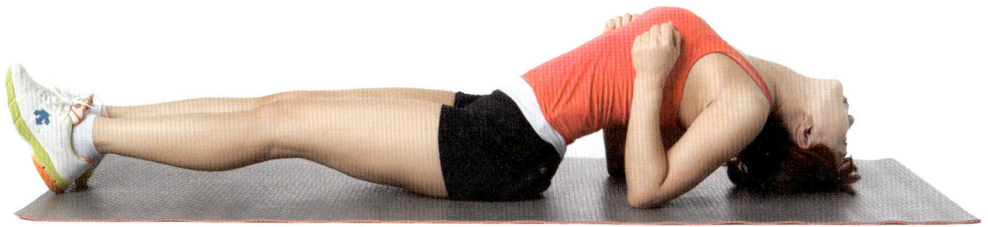

1
머리와 앞 목선, 가슴선의 혈액순환을 도와 젊어지게 하는 동작이다. 매트에 누워 목에 힘을 뺀다. 호흡을 들이마시고 내쉬면서 등을 들어 올려 정수리를 바닥에 댄다. 동작은 천천히 하고 내 체력에 맞게 1분간 시행한다.

TIP 최대한 정수리가 바닥에 닿도록 하고 초보자의 경우 무리하지 않는다.

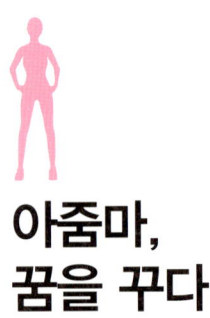

아줌마,
꿈을 꾸다

사랑하라, 아름다워지기 위해

사랑을 하면 젊어진다는 말이 있지요. 실제 사랑을 하면 우리 몸에서 좋은 호르몬이 많이 나온답니다. 여성호르몬과 자율신경 모두 긍정적으로 작용해서 건강도 피부도 더 좋아진다고 하네요. 사실 연애만큼 좋은 다이어트는 없습니다. 사랑에 빠진 사람들을 보면 피부에 윤기가 흐르고 얼굴에도 빛이 나요. 억지로 굶거나 운동을 따로 하지 않았는데도 살이 빠집니다. 이게 모두 우리 몸이 대사를 더 활성화하는 쪽으로 바뀌었기 때문이라네요.

그렇다고 다이어트하겠다고 아무하고나 사랑에 빠질 수 있나요. 결혼하고 아이 낳고 나이가 들어보니 사랑이 꼭 남녀 간의 사랑만 있는 건 아니더라고요. 아기를 안고 있는 엄마들, 물론 육아에 지치고 여기저기 군살이 있을지 모르지만 아기에 대한 사랑으로 얼굴이 환하게 빛나는 걸 볼 수 있습니다.

열심히 다이어트하는 분들이요? 운동으로 스트레스를 풀고 몸도 건강해지고 스스로에 대한 만족과 애착이 커지면서 더 활기차고 예뻐지는 분들을 많이 봅니다. 실제 운동을 하면 마음의 여유가 생기고 고집도 누그러들고 성격도 긍정적으로 변화합니다. 그게 운동의 효과 때문이기도 하지만, 다이어트 과정에서 나에 대한 사랑이 커지기 때문이기도 합니다.

나 스스로를 사랑하는 사람은, 남에게 사랑받을 자격도 충분해집니다. 내가 밝아지면서 주변 사람도 밝아지고, 서먹했던 남편과도 새로운 연애를 시작하는 기분이 드는 게 자연스러워집니다.

자신이 좋아하는 일을 하고 그것을 즐기는 것만큼 행복한 일은 없습니다. 외국의 어떤 교수가 실험을 했다고 하네요. 자신이 좋아하는 일을 찾아 나서는 여성과 하루하루 따분한 가사일을 반복적으로 하는 여성의 신체 나이가 많게는 10세에서 적게는 2~3세 정도 차이가 난다고 합니다.

집안일이 즐겁고 행복하다면 다행이지만 집안일이 짜증 나고 지겹다면 하루하루 짜증이 늘어가고 그에 따라 주름살도 늘어간다는 뜻이겠죠? 이럴 때는 가족들을 움직여 집안일을 분담하거나, 내가 행복할 수 있는 일을 찾아 활력을 갖고 사는 것이 무엇보다 중요합니다.

나를 사랑하는 첫걸음이 뭐겠어요. 바로 내 몸과 마음을 건강하고 아름답게 가꾸는 일이지요. 다른 말로 풀어서 우리가 흔히 말하는 다이어트가 시작이 될 수 있습니다. 다이어트는 나를 위한 것일 뿐만 아니라 내 가족, 내 주변 사람들 모두를 위한 변화의 시작이기도 해요.

나한테 이런 독한 기질이?

서른여섯에 난생처음으로 운동을 시작한 후 제 인생도 몰라보게 달라졌습니다. 몸이 아파 억지로 시작한 운동이었는데 점점 살이 빠지고 건강해지니 운동에 재미를 붙이게 됐고, 상상할 수 없을 정도로 몸이 좋아지면서 자신감도 생겼습니다.

어떻게 하면 몸을 더 예쁘게 만들 수 있을까 욕심이 생기기 시작했고, 나와 같은 고민을 안고 있는 이들에게 노하우를 가르쳐주고 싶은 마음도 생겼죠. 그러면서 자연스럽게 트레이너라는 꿈을 가지게 되었습니다. 이때만큼 열정을 가지고 인생을 살아본 적이 있을까 싶을 정도로 정말 열심히 운동을 했어요.

사실 전 설렁설렁하고 느긋한 성격이에요. 대학에서 국어교육학을 전공했지만 사실 학교 공부는 둘째였고, 지금의 남편을 만나 놀러 다니고 연애하기 바빴지요. 지금 생각하면 비쩍 마르고 체력도 안 되어 제대로 놀지도 못했으면서 미니스커트 입고 힐 신고 예쁘게 꾸미고 다니던 것만 낙이었던 것 같아요. 대학 졸업 무렵부터 과외도 하고 학원 강사를 하기도 했지만 아이 낳으면서는 전업주부로 죽 지냈는데, 생각해보면 인생에 크게 열정이나 보람을 가져본 일이 없었던 것 같아요.

운동을 시작하고 제가 달라지면서 가장 놀란 분이 바로 친정어머니였어요. 대학 공부도 설렁설렁하고 힘이 없이 늘 비실비실하던 애가 어디서 이런 독한 기질이 나온 건가 하셨답니다.

사실 몸이 심하게 아프면서 인생의 혹한기를 지났고, 당시 남편의 사업도 어려워지면서 심리적으로 여러 가지 복잡했던 시기를 겪어야 했는데, 운동이 그런 저를 일으켜 세우고 무언가를 해야겠다는 생각이 들게 한 계기가 되었지요. 그리고 어차피 할 거라면 나처럼 힘든 사람들에게 도움을 줄 수 있는 걸 하면 좋겠다 생각했어요.

당시에는 한창 몸짱 신드롬이 일던 때였어요. 배용준, 비 등 유명 연예인들의 몸을 만들었다는 트레이너들이 주목받기 시작했고, '봄날 아줌마'로 유명했던 트레이너 정다연 씨는 제게 롤모델이 되었습니다. 운동하며 틈틈이 각종 자격증을 따며 헬스 트레이너로 일하던 어느 날 정다연 씨가 주최하는 피규어 페스티벌이 열린다는 소식을 듣고 단박에 이거다 싶었습니다.

새로운 도전이 주는 설렘과 열정

저는 올해 불혹의 나이로 두 자녀를 둔 주부입니다.

식습관과 더불어 생활 습관병을 개선하고자 체계적인 웨이트 트레이닝과 심폐력 운동을 시작한 지 벌써 4년이 되었네요.

첫아이, 둘째 아이 임신 기간 동안 폭식증에 걸려, 몸무게가 25kg이나 늘었었죠. 갑자기 늘어난 체중 때문인지 출산 후엔 꼭 병치레를 했어요. 제 기억으로 한 끼에 흰 밥 2공기, 치킨 1마리를 혼자서 먹어치웠던 때도 있었으니까요. 병치레로 한동안은 일상생활이 불가능했었죠. 골수염, 척추디스크, 산후허증 등의 병을 얻어 삶을 모두 포기하고 싶을 정도의 심한 통증으로 생활 자체가 고통이었어요. 아팠던 기간 동안 전 우울했고, 스스로 불행하다 생각했어요.

하지만 운동을 시작한 후 점차 제 생각과 삶이 바뀌기 시작했죠. 그후 잃었던 건강과 자신감을 되찾고 모든 일에 적극적인 성격의 소유자가 되었어요. 가족들은 저의 밝은 모습을 보고 행복해하고요.

운동하며 조금 힘들었던 건 식습관 고치기였어요. 제가 좋아했던 식용유에 튀긴 음식, 과자를 포함한 가공식품 등 영양가 없는 식품들을 줄여가며 끊는 일이었죠. 쉽지 않았지만 영양이 풍부한 잡곡밥, 오트밀, 닭가슴살 등의 살코기 음식, 연어를 포함한 갖가지 생선류, 여러 가지 신선한 채소류로 식단을 바꾸었고, 처음에는 하루에 5~6끼로 나누어 먹었어요. 평소 운동은 일주일에 5~6일 합니다. 웨이트 트레이닝은 효율적인 근육 성장을 위해 1시간 이상 하지 않고 심폐력 운동은 하루에 20분 정도 하고 있답니다.

규칙적인 운동과 올바른 식습관을 통해 더 이상의 건강은 기대할 수 없을 정도로 지금의 제 건강 상태는 완벽하답니다. 이번 기회를 통해서 개인적으로 바람이 있다면, 병중인 분도 건강하신 분도, 나이와 상관없이 건강한 몸매로 만들 수 있다는 것을 많은 사람들에게 알리고 권하고 싶어요.

도전하신 모든 분들은 승자라고 생각해요. 주어진 상황 속에서 최선을 다했으니까요. 마음도 몸도 예쁜 모든 분들께 박수를 보내요.

2006년에 '정다연 피규어 페스티벌'에 나가면서 썼던 참가 동기예요. 오랜만에 보니 새로운 일에 대한 도전정신과 열정으로 가득했던 그때가 그리워지네요. 당시 페스티벌에는 젊고 몸매 좋은 참가자들이 많았는데도 불구하고 제게 입상의 기회가 주어졌습니다. 아무래도 나이에 비해 열정적인 모습을 좋게 봐주셨던 것 같아요. 이후 피규어 댄스 지도자로 사람들을 만나면서 그 어느 때보다 열정을 쏟으며 일을 하게 되었습니다.

피규어 체조는 체지방 분해 효과가 있는 유산소 운동과 몸매의 라인을 살려주는 근력 운동이 결합된 운동이에요. 살도 빼면서 자기가 갖고 있는 골격에서 근력 운동을 통해 체형을 예쁘게 바로잡아주는 운동이죠.

솔직히 말하면 운동하는 것이 제 일이긴 하지만 평범한 사람들이 접근하기에 너무 완벽해 보이는 몸은 거부감이 듭니다. 운동을 가르치면서도 보통 사람들도 쉽게 접근하고 편안하게 할 수 있도록 돕는 데 주력하지요. 사실 제가 직접 겪었던 경험들을 전하고 생활 습관을 개선시키는 데 중점을 두기 때문에 많은 분들이 더 좋아해주셨던 것 같아요. 저 또한 살 때문에 고민하는 많은 여성들에게 할 수 있다는 자신감과 희망을 줄 수 있어 그 어느 때보다 일하면서 보람을 느끼고 행복했습니다.

여성스러움, 포기하지 마라

아이들 성적 걱정하느라, 남편 뒷바라지하느라 나는 어디로 가고 있는지 모르는 여성분들! 장기적으로 볼 때 내가 건강하지 않으면 남편도, 자식도 돌보지 못합니다. 내가 우거지상을 하고 앉아 걱정한다고 해서 남편이나 자식이 더 고맙게 생각하지도 않고요. 내가 건강해져야 가족들도 행복하고 활력 있는 에너지를 받게 됩니다.

"이 나이에 웬 다이어트? 그냥 먹고 싶은 것 마음껏 먹고 편하게 살래"라고 말씀하시는 분들. 이유 없이 몸이 피곤하거나 구석구석 통증을 느낀다면, 예전에 입던 옷이 맞질 않는다면 내 몸에 독소가 많이 쌓여 있다고 보면 되어요. 100세 시대를 준비한다면 입에 좋은 음식만이 아니라 몸에 좋은 음식 먹고 운동하면서 건강도 챙기고 예뻐지세요.

사람 만나 교제하느라, 드라마 보느라, 봉사활동 다니느라, 쇼핑하러 다니느라 운동할 시간 없다고 하는 분들도 있어요. 그 시간 조금만 줄여도 충분히 운동할 수 있습니다.

어느 날 40대 중반의 한 여성분이 여성스럽고 예쁜 몸매를 갖고 싶다며 찾아오셨어요. 평소 운동을 하던 분이었는데 근육이 너무 굵어져서 고민이었던 거죠. 제가 도와드린 건 운동에서 몇 가지 방법적인 오류를 잡아주고 동작을 수정해드린 정도였지요. 저와 함께 운동을 다시 시작한 지 얼마 되지 않아 입었던 옷들을 수선하느라 정신없다며 기분 좋은 비명을 지르더군요.

그 분은 모임에 나가 예쁘게 보이고 싶고, 거기서 삶의 자신감과 활력을 얻는다고 해요. 그런 활력이 밖에 나가 일을 하는 데에도 도움이 된다고 합니다.

저는 다른 분들에게도 강조합니다. 최소한 40대까지는 여성스럽고 예쁜 몸매를 좀 더 과시해도 된다고요. 물론 50대가 넘어서도 운동을 통해 건강하고 아름다운 모습으로 지낼 수 있지요. 하지만 짧은 치마에 쫄티를 입고 여성스러운 매력을 즐길 시간은 아무래도 한계가 있잖아요.

전 좀 더 많은 여성들이 젊고 예쁜 몸매를 되찾아 여성으로서 즐길 수 있는 시간을 최대한 즐기기를 바랍니다. 즐길 수 있는 시간이 얼마 남지 않았으니 어서 운동 시작하세요!

행복한 내일, 당신도 꿈을 꿀 권리가 있다

다이어트는 돈을 많이 버는 것 못지않게 나의 인생을 행복하게 열어주는 계기가 됩니다. 운동과 식이 조절을 통한 다이어트라면 실패해도 크게 잃을

게 없어요. 밑져야 본전이니까 시작도 어렵지 않고 언제라도 만만하게 다시 도전할 수 있는 일이 바로 다이어트입니다.

늦었다고 그냥 포기하는 분들도 있는데 겁내지 말고 지금부터 시작하세요. 100세 시대다. 뭐다 하며 좀 더 긴 내일을 준비해야 하는 요즘 시대잖아요. 오늘이 행복해야 내일이 행복한 것 아니겠어요. 내가 건강하고 행복하면 내 남은 인생을 준비하는 자세도 분명 달라질 거예요. 오늘의 행복이 내일의 행복한 삶을 위한 토대가 되겠지요.

인생의 봄날은 한 번 가면 다시는 안 올 것 같지만 계절이 지나고 해가 바뀌면 다시 또 봄이 돌아오잖아요. 아줌마에게도 기회가 있어요. 아직 늦지 않았습니다. 본인이 원하고 노력한다면 충분히 건강하고 예뻐질 수 있습니다.

늦기 전에 시작하세요. 늦을수록 자꾸 마음이 포기하는 쪽으로 가게 되더라고요. 절대 포기하진 마세요. 남아 있는 생이 지금 살아온 것보다 더 길게 펼쳐져 있으니까요. 저처럼 평범한 사람도 해낸 일이니까요. 중간에 흐트러졌더라도 지금부터 다시 시작한다면 누구나 행복한 도전을 꿈꿀 수 있습니다.

週3回
月水金
一日50'

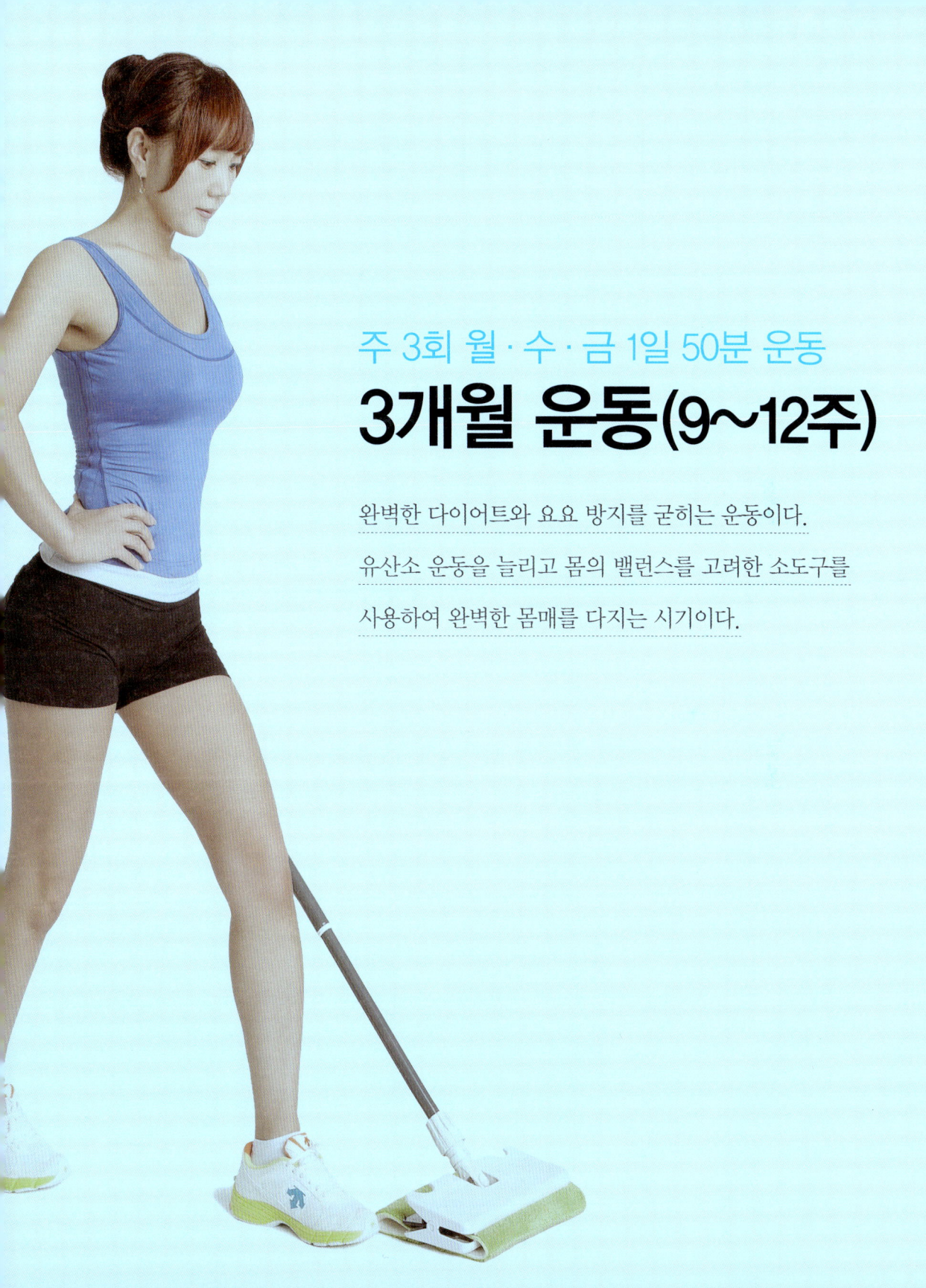

주 3회 월·수·금 1일 50분 운동

3개월 운동(9~12주)

완벽한 다이어트와 요요 방지를 굳히는 운동이다.

유산소 운동을 늘리고 몸의 밸런스를 고려한 소도구를

사용하여 완벽한 몸매를 다지는 시기이다.

균형 잡힌 예쁜 몸매를 완성하다

▶▶ 9~12주 운동 프로그램

목　표 : 유산소 운동을 늘리고, 몸의 밸런스를 도와주는 소도구를 사용한 완벽한 몸매를 만드는
　　　　시기. 완전한 다이어트와 요요를 방지하는 운동.
준비물 : 편안한 복장, 매트, 운동화, 중량 덤벨, 짐볼, 메디슨 볼(1~5kg)

　　　3개월째 프로그램에서는 단순하면서도 중요한 기구를 사용할 거예요. 바로 짐볼과 메디슨 볼. 균형 잡힌 몸매를 만드는 데 효과적인 기구들입니다. 가격도 비싸지 않아요. 인터넷 쇼핑몰이나 운동전문점에서 저렴한 가격에 구입할 수 있답니다.

　　　예쁜 몸, 멋진 몸매를 완성하는 데 가장 중요한 요소가 무엇일까요? 바로 몸의 균형입니다. 운동을 시작했지만 그동안 살아오면서 굳어진 생활 습관으로 우리 몸의 중심 근육이 여전히 틀어져 있는 사람들이 많아요. 특히 척추와 허리, 골반을 중심으로 붙어 있는 근육을 '코어근육'이라고 하는데, 이 근육이 많이들 굳어 있는 거지요.

　　　운동을 해도 허리와 어깨가 구부정하거나 바른 자세가 안 나오는 분들은 다양한 원인이 있지만 무엇보다 몸의 균형이 맞지 않기 때문입니다. 오랫동안 살아오면서 생긴 습관으로 어느 한쪽은 잘 사용하지 않아 약해지고 어느 한쪽은 너무 많이 사용해서 굳어진 것이죠. 이런 것이 불균형을 이루면서 자

세도 틀어지고 체형도 변형되고 만성통증이 오게 되는 겁니다.

우리 몸은 왼쪽과 오른쪽, 상체와 하체, 앞면과 뒷면이 균형을 잘 맞춰야 건강하고 아름답게 보입니다. 이렇게 몸의 균형을 이루기 위해서는 근육과 관절을 골고루 사용해야 합니다. 우리 몸에는 겉에 보이는 근육뿐 아니라 몸속 뼈와 관절을 잡아주는 속근육이 있는데, 이 속근육이 튼튼해야 뼈와 관절을 제대로 보호할 수 있습니다. 속근육이 약하면 조금만 잘못 움직여도 허리를 삐끗하거나 뻐근함을 느끼게 되지요. 눈에 보이는 근육뿐만 아니라 보이지 않는 근육까지도 전체적으로 균형을 이뤄야 하는 것이 중요한 이유입니다.

코어근육은 몸의 중심부의 위와 아래, 그리고 앞뒤를 구성한다고 해서 코어(core), 즉 '중심 근육'이라고 불러요. 겉에서 볼 수 있는 척추기립근이나 복직근 같은 근육에 비해 겉에서 볼 수 없는 속층에 위치한 근육들이에요. 이 코어 근육이 제 역할을 하지 못한다면 디스크 같은 질병이 생기기 쉽지요. 최근에는 건강을 위해서도 코어근육의 중요성이 더 강조되고 있어요.

코어근육은 '밸런스 근육'이라고 불리는 만큼 균형 잡힌 몸매를 만드는 데 중요한 부분 운동이라고 할 수 있습니다. 건강하고 예쁜 몸의 가장 중요한 포인트가 뭔지 아세요? 바로 밸런스입니다. 몸의 균형이 잡혀야 건강하고 아름다운 몸매가 되고 옷맵시도 좋아집니다.

몸의 균형을 만들기 위해서는 운동을 통해서도 온몸의 근육과 관절을 골고루 사용해줘야 합니다. 이번에 소개하는 짐볼과 메디슨 볼을 이용한 운동을 잘 따라 하면 틀어진 근육을 바로잡아주는 효과를 얻을 수 있습니다. 바로 코어근육의 부족한 부분을 채워주고 과하게 뭉쳐 있는 근육을 풀어주는 과정이죠. 눈에 보이지 않는 근육까지 골고루 사용하면서 우리 몸의 균형을 잡아주는 운동입니다.

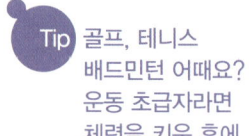 Tip 골프, 테니스
배드민턴 어때요?
운동 초급자라면
체력을 키운 후에

골프나 테니스, 배드민턴과 같은 운동은 유산소, 근력 운동 효과도 높은 좋은 운동이지만 한쪽 몸을 주로 사용하기 때문에 전체적으로 몸을 불균형적인 상태로 만들기 쉽습니다.

어느 정도 기초 체력이 있고 운동에 숙련된 이들에게는 흥미 있는 운동이 될 수 있으나 운동 초보자의 경우 운동 효과도 얻지 못할뿐더러, 도리어 관절과 근육에 무리를 주고 자칫 질환으로 이어질 수도 있습니다. 체력이 낮은 분들이라면 유산소 운동과 근력 운동으로 기초 체력 강화에 좀 더 집중한 후 시도하는 것이 좋아요.

3개월째부터는 운동 강도도 조금 높여볼 계획입니다. 어느 정도 운동에 익숙해졌다면, 호흡수가 어느 정도 차오르는 단계까지 횟수와 무게를 점점 늘려보세요. 유산소 운동도 그동안 5분을 했다면 이제 10분으로 늘려보세요.

3개월이 지났다고 운동을 그만두는 건 아니죠? 운동은 생활이 되어야 합니다. 3개월째 프로그램을 기본으로 횟수와 무게를 늘리고 운동 순서를 바꿔가면서 지속적으로 꾸준히 운동하세요. 그래야 요요 없이 멋진 몸매를 유지할 수 있답니다.

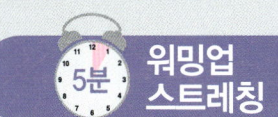
목 뒤 스트레칭
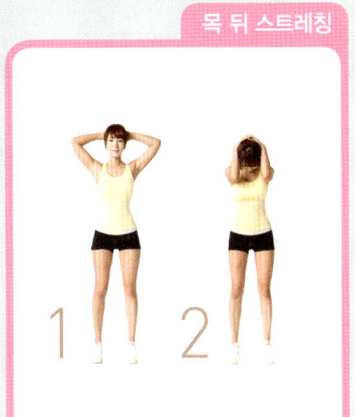

왼쪽 목 늘리기
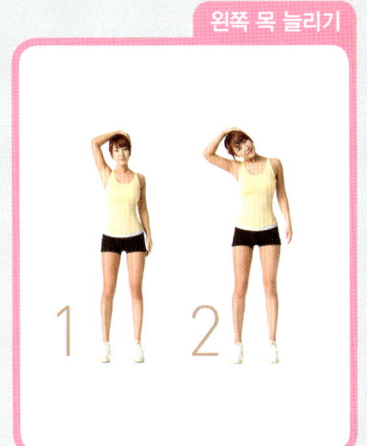

오른쪽 목 늘리기
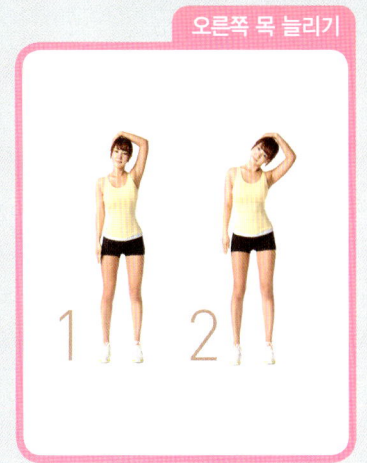

목 앞 스트레칭
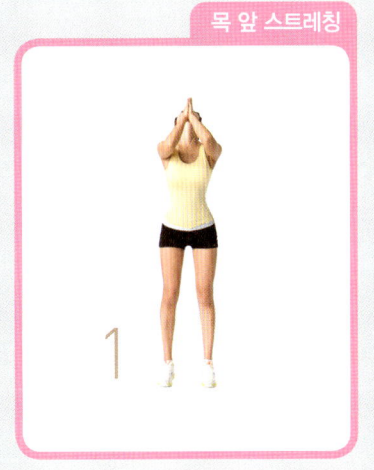

왼팔 늘리기
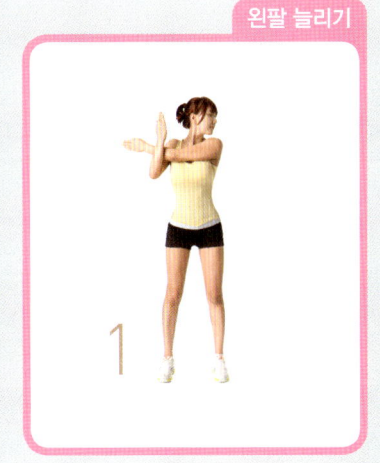

오른팔 늘리기
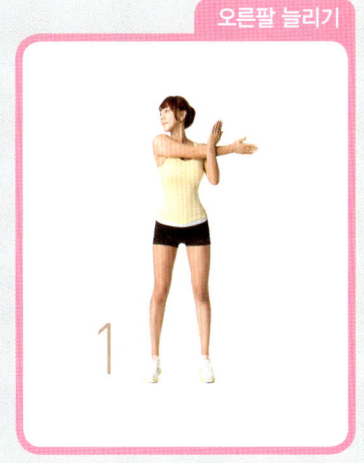

왼쪽 뒤팔 늘리기
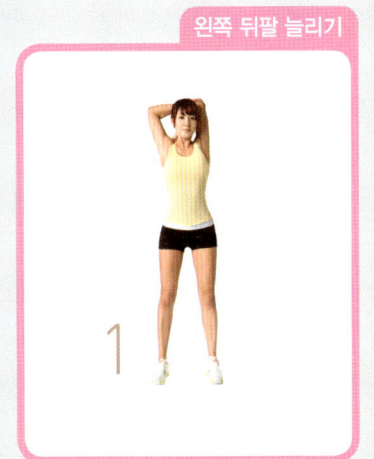

오른쪽 뒤팔 늘리기
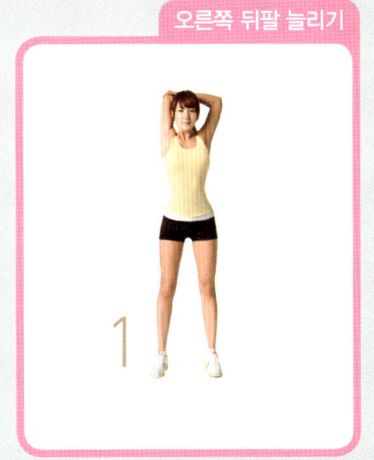

가슴 늘리기
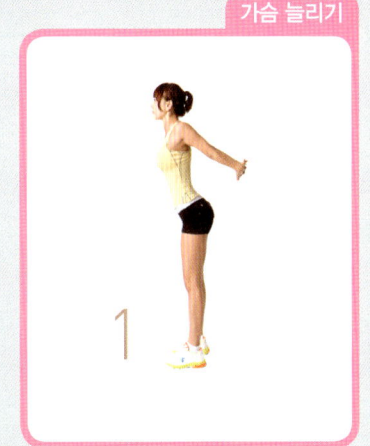

등 늘리기

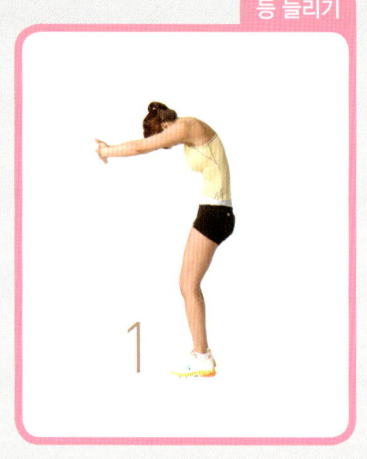

1

허리 늘리기

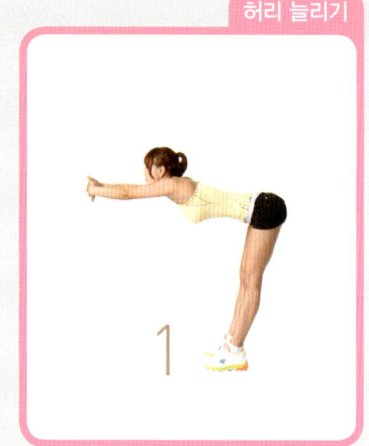

1

왼쪽 옆구리 늘리기

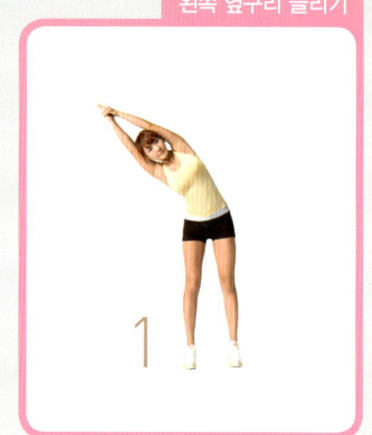

1

오른쪽 옆구리 늘리기

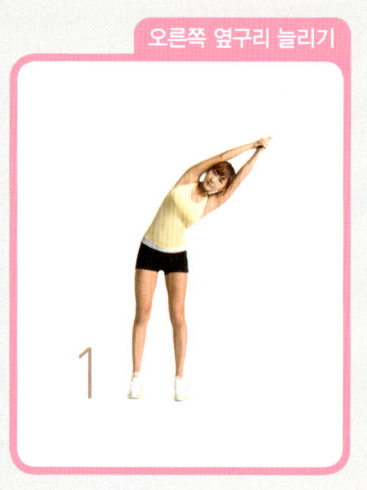

1

배 늘리기

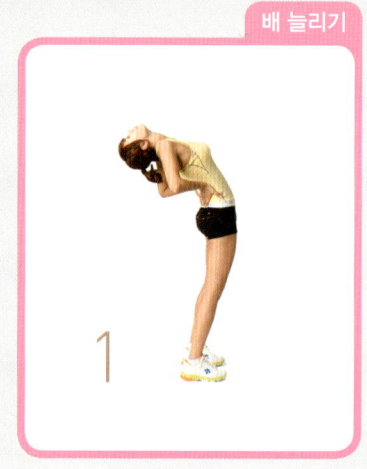

1

다리 뒤쪽 늘리기

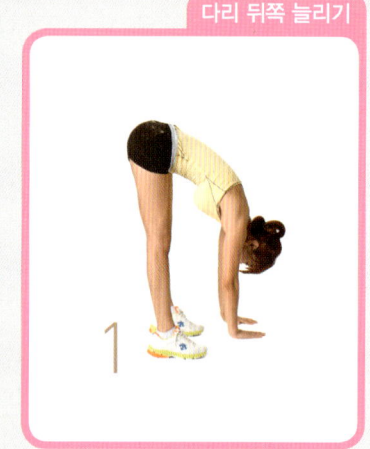

1

오른쪽 · 왼쪽 종아리 늘리기

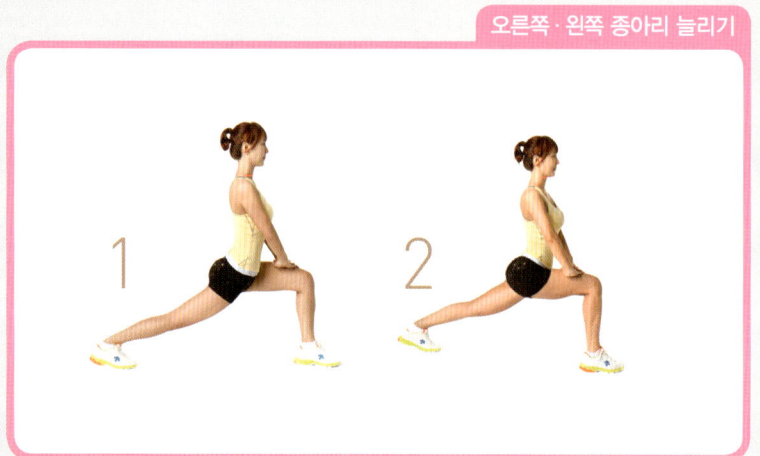

1   2

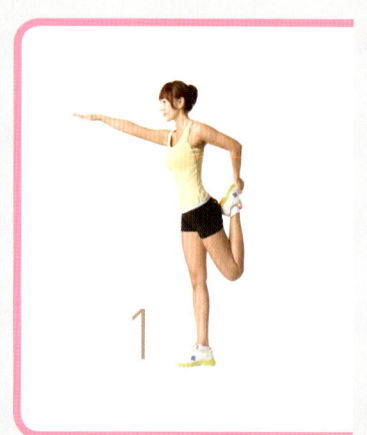

1

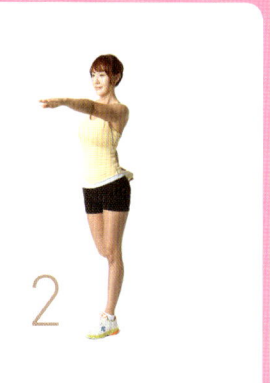

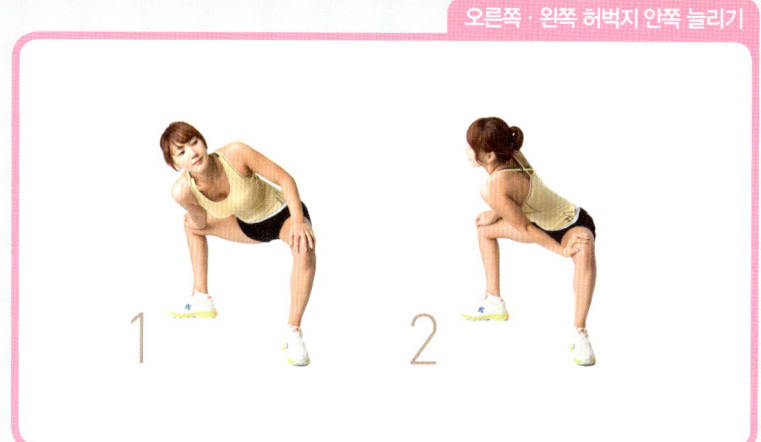

10분 유산소
운동

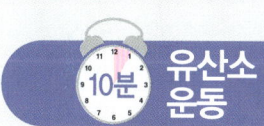

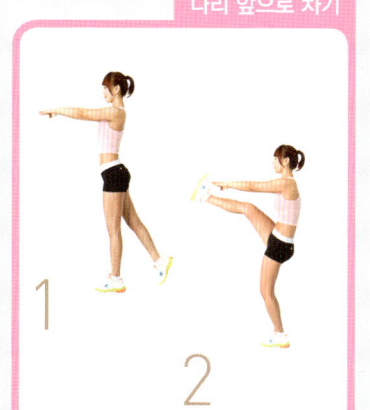

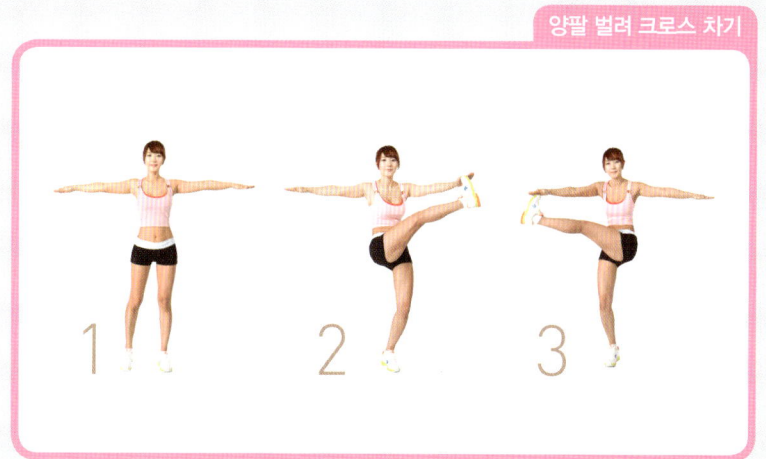

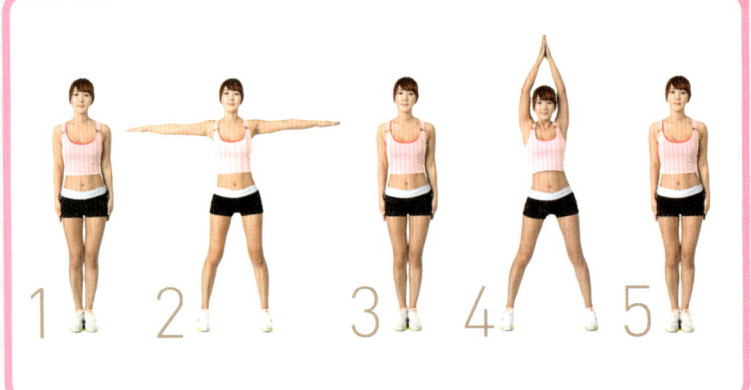

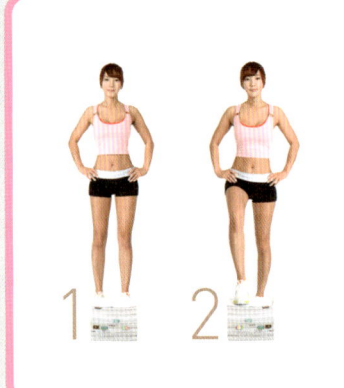

계단 밟기

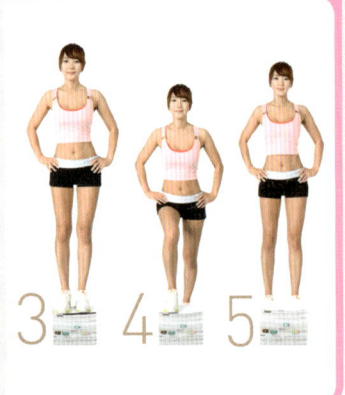

계단 건너기

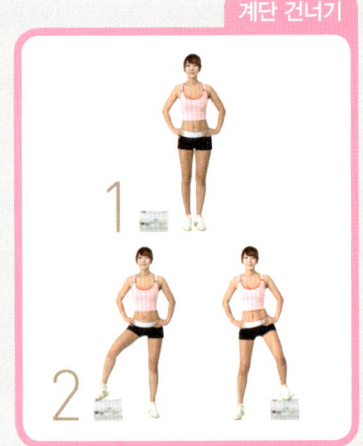

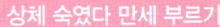

상체 숙였다 만세 부르기

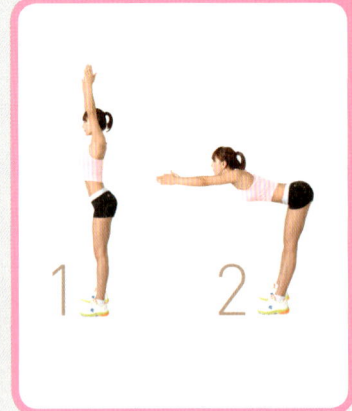

발끝 찍고 반원 그리기

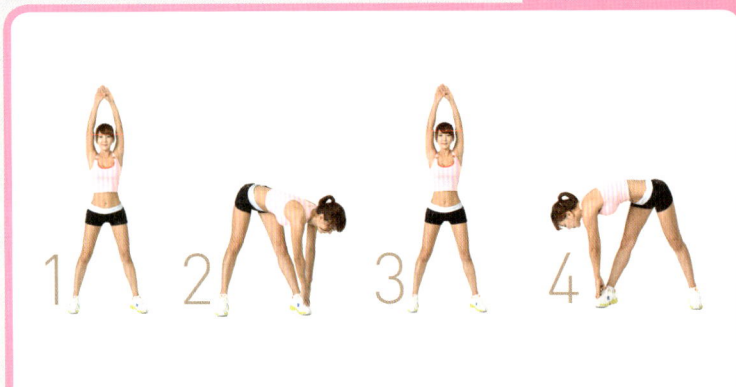

옆구리 운동

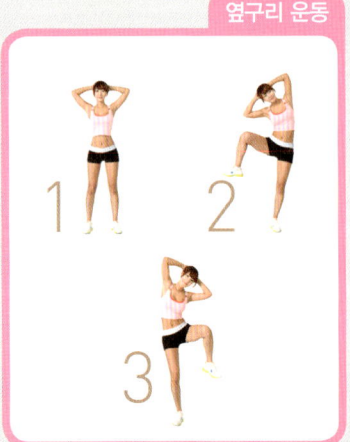

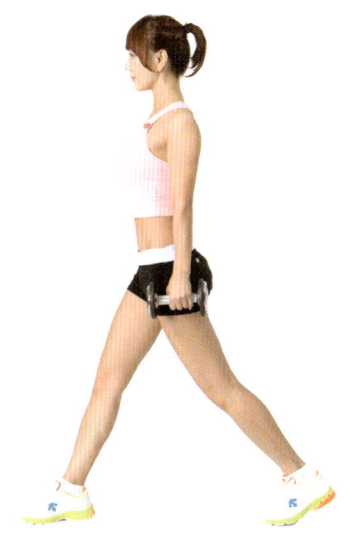

1 다리 살을 빼주는 동작이다. 덤벨 들고 앞뒤
로 가윗자로 벌려 선다. 발 넓이는 어깨 넓이
한 배 반 정도로 벌린다.

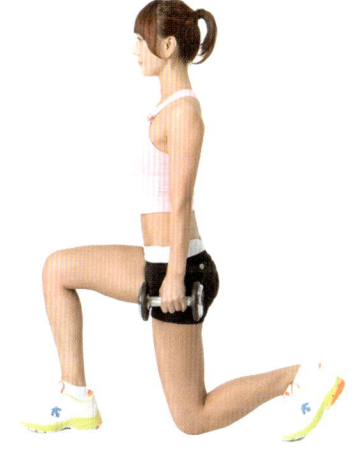

2 호흡을 들이마시고 내쉬면서 앞다리 각도 90도
가 되게 앉는다. 이때 뒷다리는 반드시 접어 바닥
에 닿기 직전까지 내려오도록 한다.

3 호흡을 내쉬면서 일어선다. 한쪽 다리 15~20회,
다리 바꿔 15~20회를 2~3세트 시행한다.

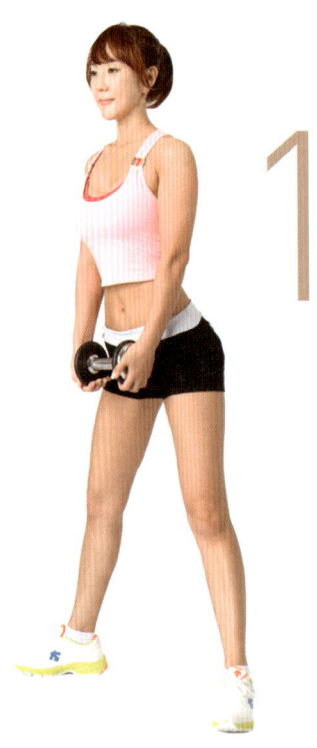

1 허벅지와 엉덩이의 군살을 제거하는 동작이다. 덤벨을 앞에서 들고 어깨 넓이 두 배로 양발을 넓힌다. 발끝은 45도 각도 바깥으로 향하게 한다. 무릎을 바깥 방향으로 향하게 한다.

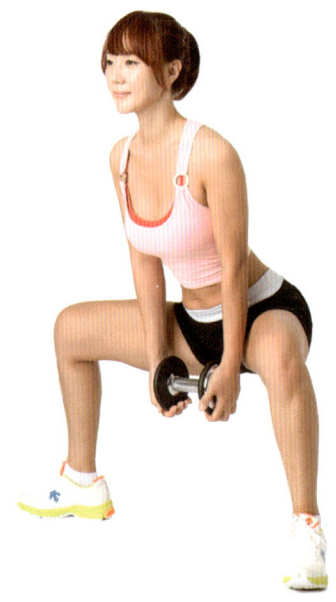

2 엉덩이를 뒤로 빼고 허리를 곧게 하고 앉는다. 이때 무릎이 발끝을 넘지 않게 한다. 앉을 때 호흡을 들이마시고 일어설 때 내쉰다. 15~20회를 1세트로, 2~3회 세트 시행한다.

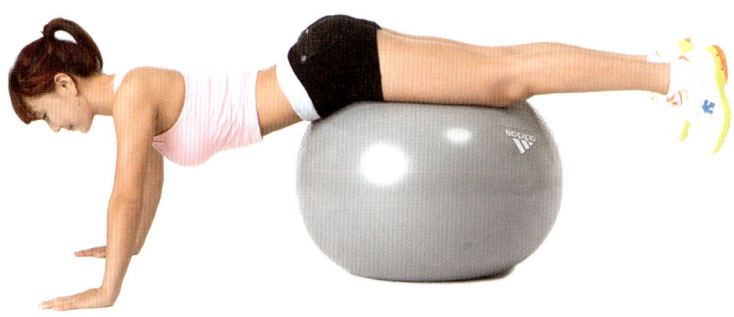

1 가슴을 예쁘게 해주고 상체 살을 빼주는 동작이다. 짐볼 위에 골반을 얹고 앞으로 엎어진다.

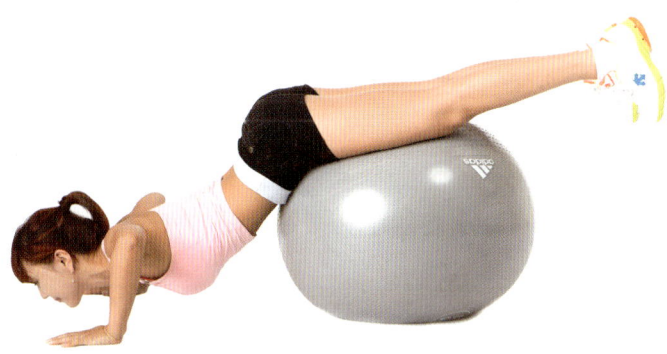

2 팔을 굽히면서 가슴을 내리고, 팔을 펴서 가슴을 올린다. 팔을 굽힐 때 호흡을 내쉬고, 팔을 펼 때 호흡을 들이마신다. 어깨와 팔꿈치를 나란히 되도록 한다. 복부에 힘을 준다. 15~20회를 1세트로, 2~3세트를 시행한다.

1

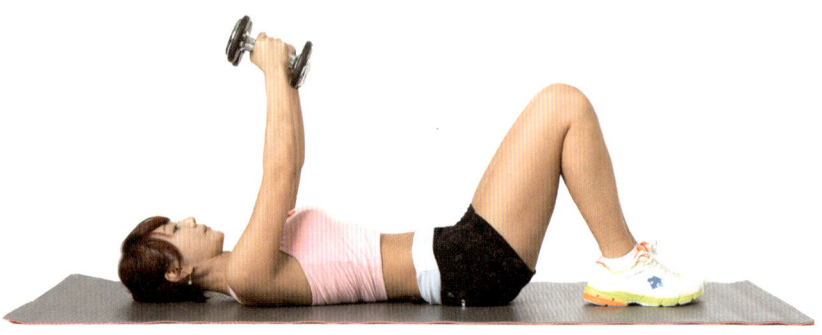

가슴을 봉긋하게 해주는 동작이다. 덤벨을 들고 매트에 누워 다리를 세운다.

2

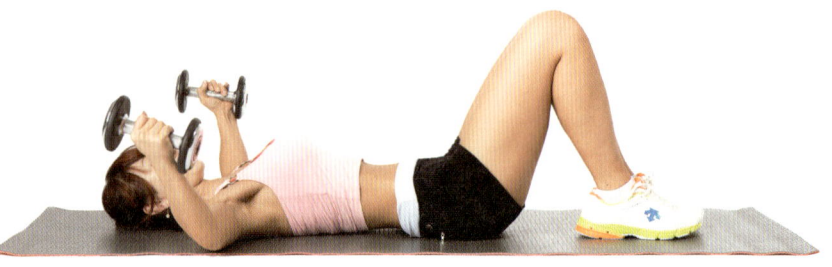

덤벨을 든 팔을 살짝 구부려준다. 덤벨을 가슴 앞에서 모은 상태에서 팔꿈치를 바깥쪽으로 내려준다. 팔꿈치가 바닥에 닿기 직전까지 내려왔다가 다시 가슴 위로 모아준다.

TIP 덤벨이 머리 쪽으로 올라가지 않도록 한다.

덤벨 들고 일어서서 등 조이기

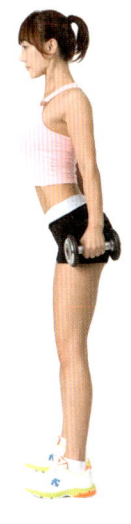

1 어깨와 등을 펴주고 허리디스크를 치료하는 동작이다. 덤벨을 들고 발은 어깨 넓이로 선다.

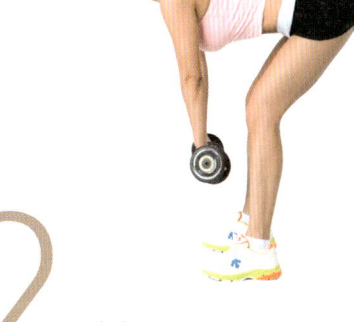

2 다리를 천천히 굽히면서 상체는 90도 굽힙니다.

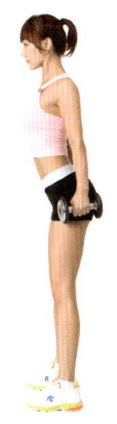

3 호흡을 내쉬면서 곧게 서고 이때 어깨를 뒤로 젖혀주면서 윗등을 조여준다. 15~20회를 1세트로, 2세트 시행한다.

TIP 덤벨이 몸 쪽으로 가까이 붙도록 한다. 허리도 굽히지 않고 편다. 등이 약한 사람들은 허리 각도를 45도까지만 굽히도록 한다. 일어설 때 복부를 조이고 엉덩이도 조여준다.

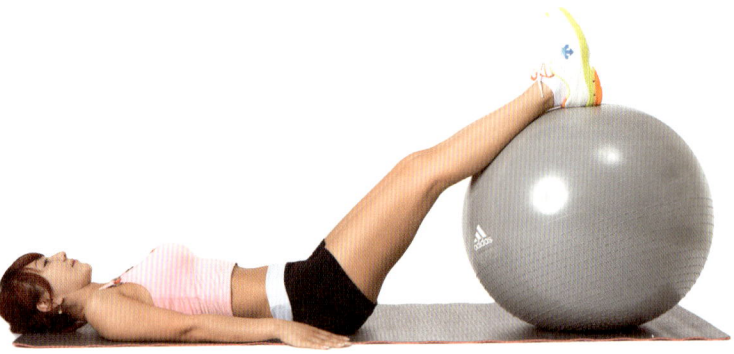

1 아래 등을 강화시키고 엉덩이를 업시켜주는 동작이다. 매트에 누워 짐볼 위에 종아리를 올려놓는다. 손은 골반 옆에 둔다.

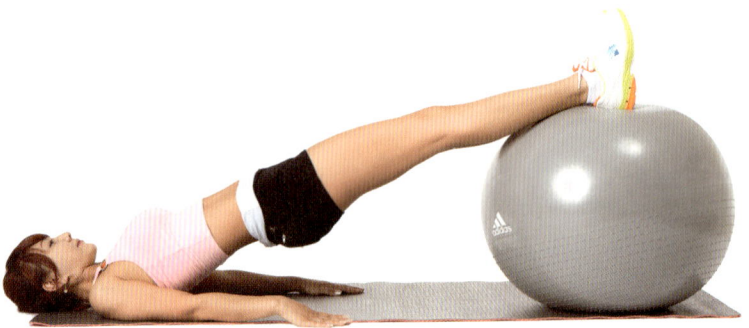

2 호흡을 들이마시고 내쉬면서 엉덩이를 들어 올린다. 엉덩이가 바닥에 닿기 직전까지 내렸다가 다시 들어올리기를 반복한다. 15~20회를 1세트로, 2~3세트를 시행한다.

TIP 골반 위쪽과 허벅지가 나란히 되는 지점까지만 올린다. 엉덩이를 너무 위로 과도하게 올리지 않는다.

덤벨 들어 양팔 벌리기

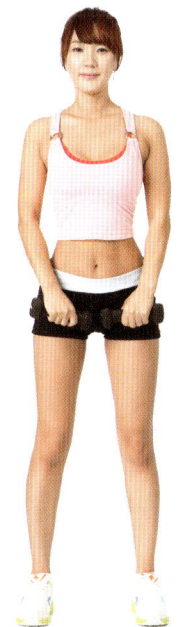

1 어깨 옆쪽을 위한 동작이다. 덤벨을 양손에 들고 골반 앞쪽에서 모아준다.

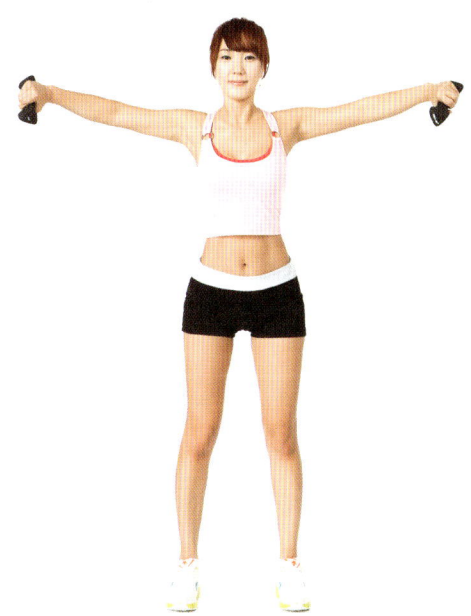

2 두 팔을 양옆으로 들어 올려준다. 팔꿈치는 살짝 굽힌다. 어깨와 팔꿈치가 옆으로 나란히 되어야 한다. 덤벨을 양옆으로 들어 올릴 때 호흡을 내쉬면서 엄지손가락을 아래로 살짝 기울여준다.

TIP 어깨의 긴장을 유지하기 위해 골반에 덤벨이 닿지 않도록 한다.

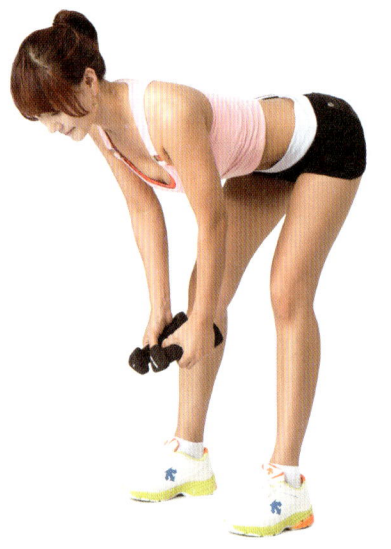

1

어깨 뒤쪽을 위한 동작이다. 상체를 90도로 숙인다.

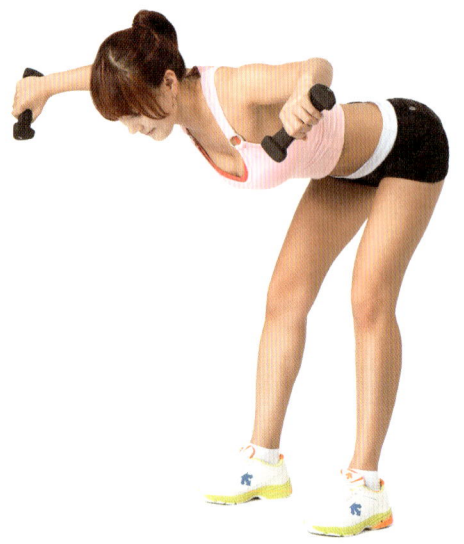

2

덤벨을 아래에서 모아 머리 쪽으로 들어 올려준다. 이때 엄지손가락을 아래쪽으로 기울이면서 팔을 들어 올린다. 손목의 힘을 빼고 호흡을 내쉬면서 덤벨을 올리도록 한다. 15~20회를 1세트로, 3세트를 시행한다.

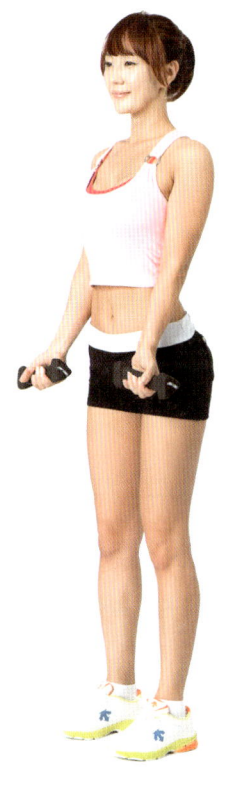

1 팔 앞쪽을 위한 동작이다. 손바닥이 앞쪽을 향하도록 덤벨을 든다. 이때 팔을 앞으로 내렸을 때 덤벨이 골반 앞쪽에 위치하게 한다.

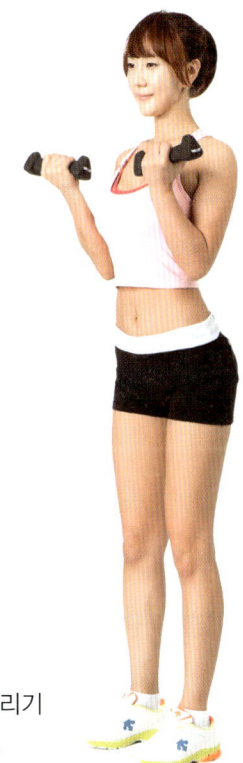

2 팔꿈치를 몸 쪽에 붙이고 아래팔만 꺾어 올렸다가 내리기를 반복한다. 15~20회를 1세트로, 3세트를 시행한다.

TIP 팔꿈치를 고정한다. 팔 각도는 아래로 45도까지만 내렸다 올린다. 이때 손목이 꺾이지 않게 힘을 뺀다.

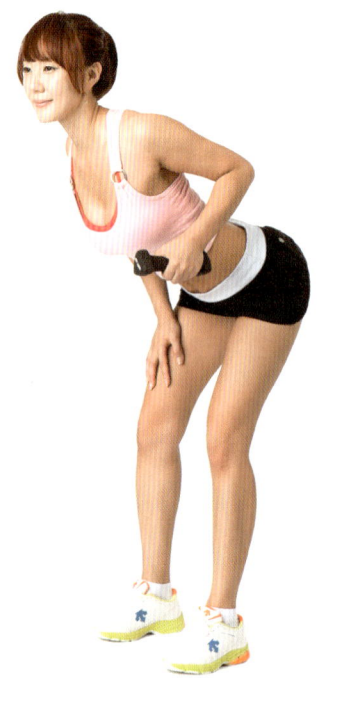

1 뒤팔을 위한 동작이다. 덤벨을 한 손에 들고 선 후 상체를 45도로 기울인다.

2 덤벨을 든 팔을 곧게 펴서 등 위로 올렸다가 아래 팔을 90도까지 꺾기를 반복한다. 덤벨을 차올릴 때 호흡을 내쉰다. 팔을 바꿔 똑같이 시행한다.

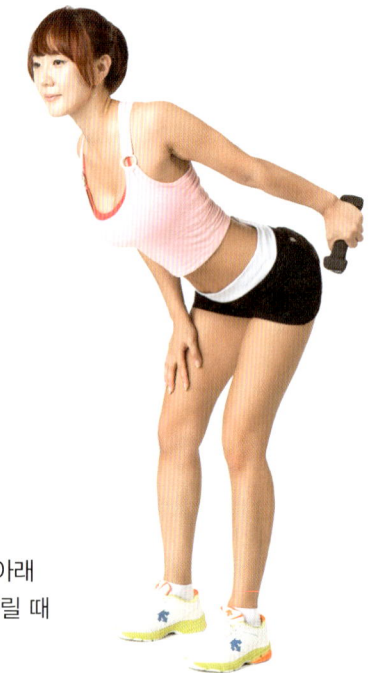

TIP 허리를 일자로 펴고 등 위에서 팔꿈치를 고정시킨다. 덤벨 든 손이 꺾이지 않게 손목에 힘을 뺀다.

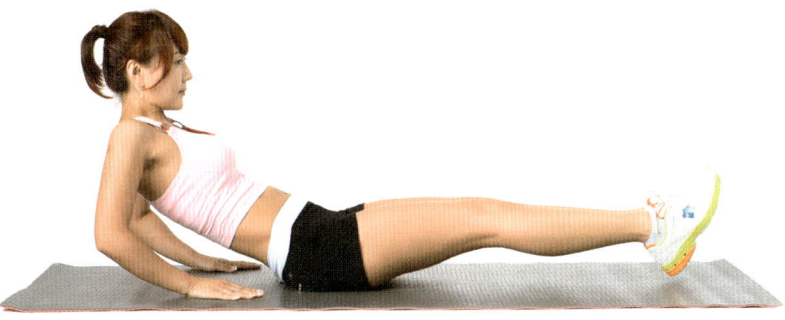

1 뱃살을 정리해주는 동작이다. 매트에 다리를 뻗고 앉는다. 손은 등 뒤에 둔다.

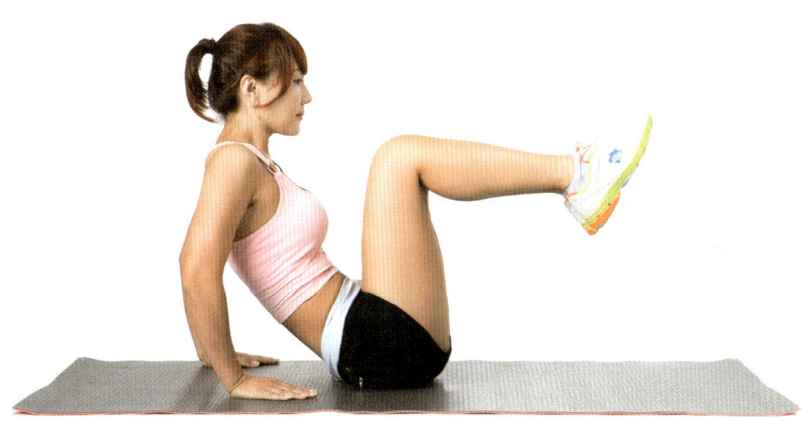

2 다리를 접어 올리면서 상체를 몸 앞쪽으로 들어 올려 무릎과 가슴이 가까워 지게 한다. 다리를 매트 쪽으로 쭉 뻗으면서 상체를 뒤로 눕힌다. 다리를 당길 때 호흡을 내쉰다.

TIP 동작하는 동안 팔꿈치가 바닥에 닿지 않도록 한다. 다리를 접어 올릴 때 각도가 90도에 가깝게 한다.

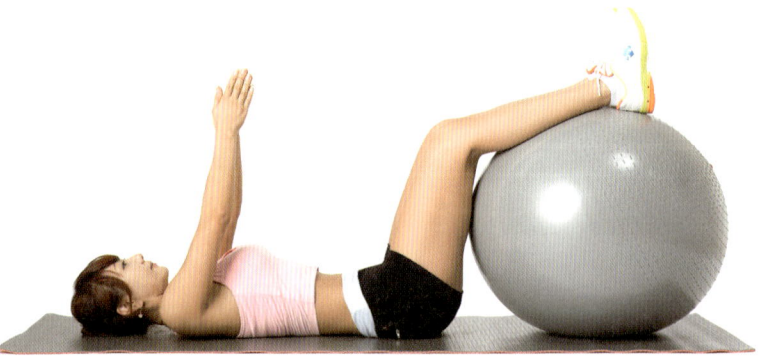

1 윗배 운동으로 뱃살을 빼주는 동작이다. 매트에 누워 짐볼 위에 종아리를 걸쳐놓는다. 팔은 위로 뻗어 손을 모아준다.

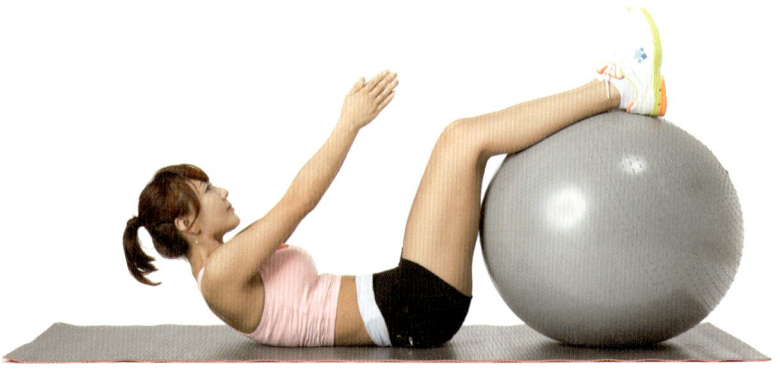

2 호흡을 들이마시고 내쉬면서 상체를 들어 올린다. 다시 상체를 내릴 때 머리가 바닥에 닿지 않게 하고 들어올리기를 반복한다.

TIP 목과 고개를 앞으로 지나치게 꺾지 않는다. 턱과 가슴 사이에 주먹 하나가 들어갈 정도의 공간을 유지해준다.

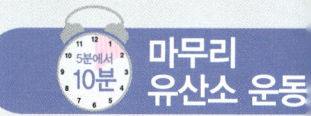
다리 교대로 차기

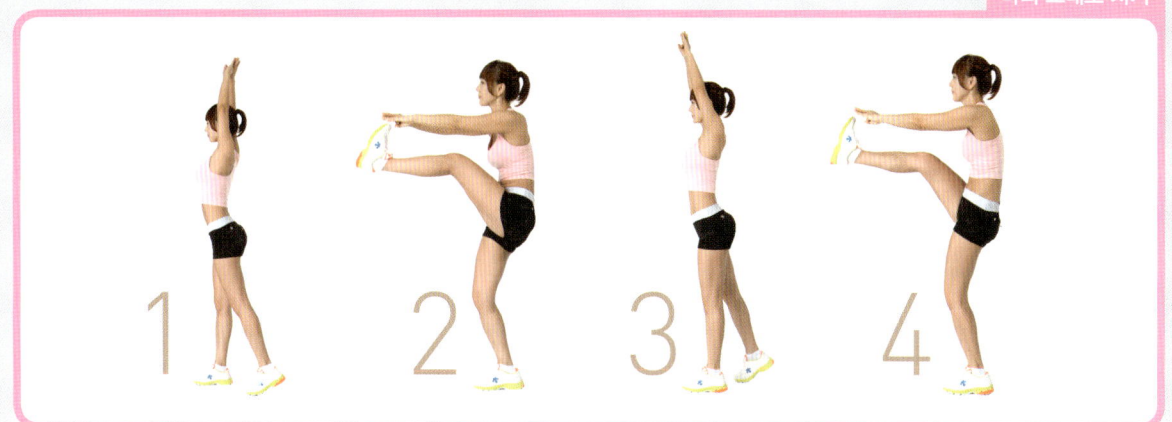

1   2   3   4

다리 90도 들어 올렸다 차기

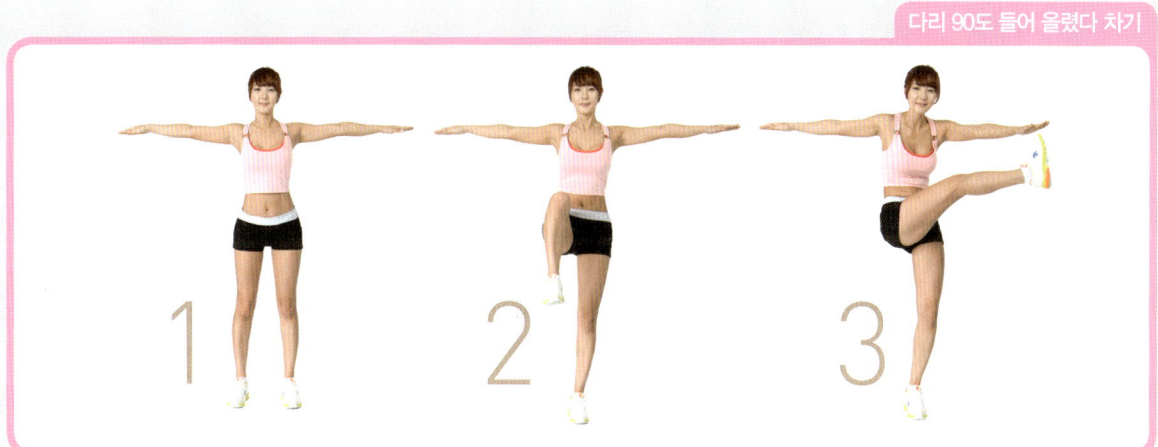

1   2   3

다리 밖으로 차기

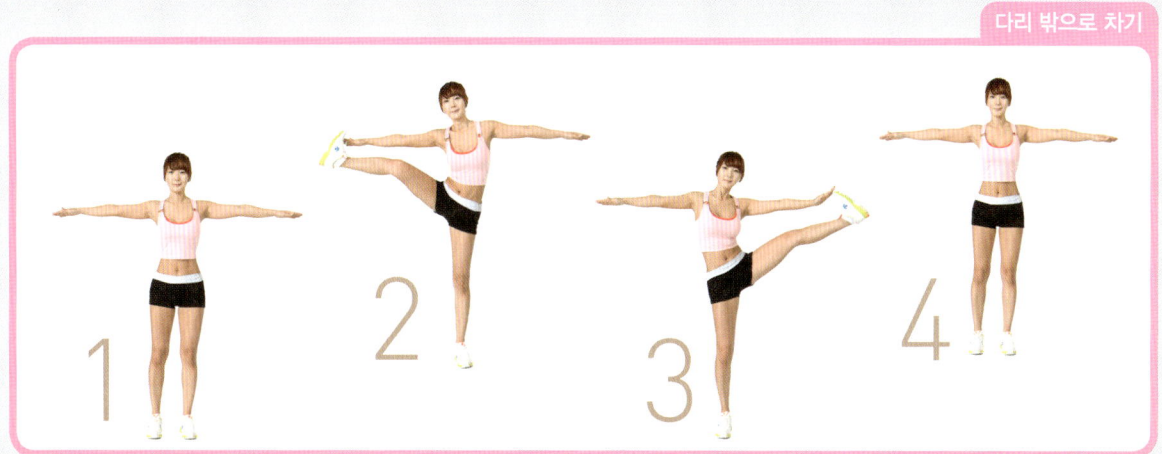

1   2   3   4

무릎 당기기

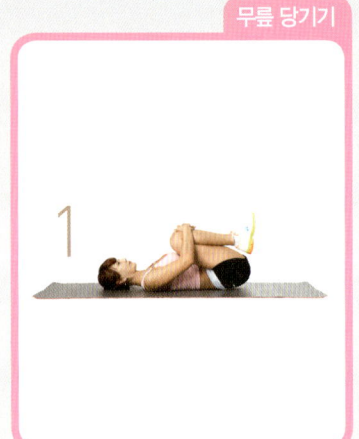

엎어져 상체 일으키기

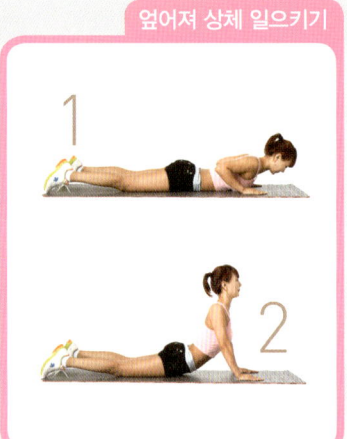

목 옆 늘리기

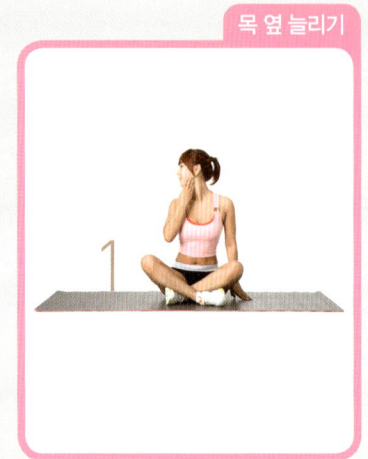

옆구리 늘리기

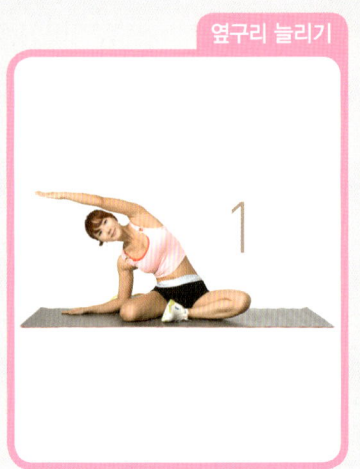

골반과 다리 안쪽 늘리기

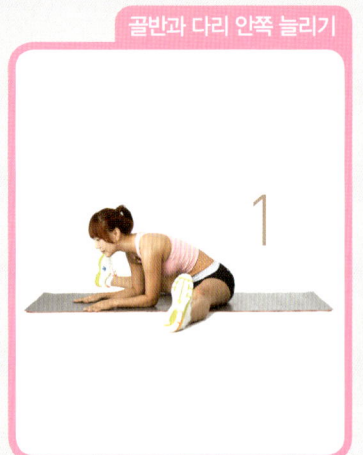

■ 1개월(1~4주) 운동

운동 종류 및 시간	부위	운동 종류	반복 횟수	세트 수
워밍업 스트레칭 5분	전신	목 뒤, 목 옆, 목 앞, 왼팔·오른팔, 뒤팔, 가슴, 등, 허리, 옆구리, 배, 다리 뒤, 종아리, 허벅지 앞쪽, 허벅지 안쪽		
유산소 운동 5~10분	전신	다리 앞으로 차기 양팔 벌려 크로스 차기 PT 체조 계단 밟기 계단 건너기 상체 숙였다 만세 부르기 발끝 찍고 반원 그리기 옆구리 운동	10~20회	
근력 운동 20~30분	다리 가슴 등 복근	양발 넓혀 앉았다 일어나기 발 앞뒤로 넓혀 앉았다 일어나기 팔굽혀펴기 덤벨 가슴 위로 들어올리기 상체 숙여 덤벨 들어올리기 엎드려 팔다리 들어올리기 윗배 운동 아랫배 운동	15~20회	2~3세트
마무리 유산소 운동 5~10분	전신	다리 교대로 차기 다리 90도 들어 올렸다 차기 다리 밖으로 차기 무릎 당기기 엎어져 상체 일으키기 목 옆 늘리기 옆구리 늘리기 골반과 다리 안쪽 늘리기	15~20회	
마무리 스트레칭 5분	전신	무릎 당기기 엎어져 상체일으키기 목옆 늘리기 골반과 다리 안쪽 늘리기		

■ 2개월(5∼8주) 운동

운동 종류 및 시간	부위	운동 종류	반복 횟수	세트 수
워밍업 스트레칭 5분	전신	목 뒤, 목 옆, 목 앞, 왼팔 · 오른팔, 뒤팔, 가슴, 등, 허리, 옆구리, 배, 다리 뒤, 종아리, 허벅지 앞쪽, 허벅지 안쪽		
유산소 운동 5∼10분	전신	다리 앞으로 차기 양팔 벌려 크로스 차기 PT 체조 계단 밟기 계단 건너기 상체 숙였다 만세 부르기 발끝 찍고 반원 그리기 옆구리 운동	10∼20회	
근력 운동 20∼30분	다리 등 가슴 어깨 팔 복근	발 앞뒤로 넓혀 앉았다 일어나기 – 메디슨 볼 양발 넓혀 앉았다 일어나기 – 메디슨 볼 짐볼 다리 운동 메디슨 볼을 이용한 다리 운동 덤벨 들고 일어서서 등 조이기 덤벨로 한쪽 등 당기기 덤벨 어깨 위로 올렸다 내리기 덤벨 어깨 앞으로 들어올리기 덤벨 머리 뒤로 내리기 덤벨 가슴 위로 들어 올렸다 내리기 덤벨 가슴 앞으로 모으기 엉덩이 들어 올렸다 내리기 누워 옆으로 상체 올리기 다리 뒤로 차기	15∼20회	2∼3세트
마무리 유산소 운동 5∼10분	전신	다리 교대로 차기 다리 90도 들어 올렸다 차기 다리 밖으로 차기 무릎 당기기 엎어져 상체 일으키기 목 옆 늘리기 옆구리 늘리기 골반과 다리 안쪽 늘리기	15∼20회	
마무리 스트레칭 5분	전신	무릎 당기기 엎어져 상체일으키기 목옆 늘리기 골반과 다리 안쪽 늘리기		

■ 3개월(9~12주) 운동

운동 종류 및 시간	부위	운동종류	반복 횟수	세트 수
워밍업 스트레칭 5분	전신	목 뒤, 목 옆, 목 앞, 왼팔 · 오른팔, 뒤팔, 가슴, 등, 허리, 옆구리, 배, 다리 뒤, 종아리, 허벅지 앞쪽, 허벅지 안쪽		
유산소 운동 5~10분	전신	다리 앞으로 차기 양팔 벌려 크로스 차기 PT 체조 계단 밟기 계단 건너기 상체 숙였다 만세 부르기 발끝 찍고 반원 그리기 옆구리 운동	10~20회	
근력 운동 20~30분	다리 가슴 등 어깨 팔 복근	덤벨 들고 발 앞뒤로 벌려 앉았다 일어나기 손 모아 양발 넓혀 앉았다 일어나기 짐볼 팔굽혀펴기 덤벨 가슴 모으기 덤벨 들고 일어서서 등 조이기 짐볼 힙업 덤벨 들어 양팔 벌리기 상체 숙여 덤벨 양옆으로 들어올리기 덤벨 들고 팔 꺾기 덤벨 뒤로 차기 앉아서 무릎 당겨 배 접기 짐볼 상체 들어올리기	15~20회	2~3세트
마무리 유산소 운동 5~10분	전신	다리 교대로 차기 다리 90도 들어 올렸다 차기 다리 밖으로 차기 무릎 당기기 엎어져 상체 일으키기 목 옆 늘리기 옆구리 늘리기 골반과 다리 안쪽 늘리기	15~20회	
마무리 스트레칭 5분	전신	무릎 당기기 엎어져 상체일으키기 목옆 늘리기 골반과 다리 안쪽 늘리기		

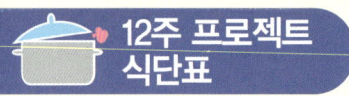

12주 프로젝트 식단 : 월 · 화 · 수

1,400~1,600kcal	월	화	수
아침	잡곡밥 1/2공기 달걀국 1/3대접, 고등어조림 1쪽(파, 마늘, 양파) 두부 조림(두부 1/4모, 식용유 1큰술) 오이 무침 1작은접시 물김치 1작은접시 저지방 우유 1/2잔	현미밥 1/2공기 미역국 1/2대접(참기름 1큰술, 조갯살 50g, 미역 불린 것 30g) 달걀찜(달걀 1개, 파 다진 것) 총각김치 1작은접시	현미밥 1/2공기 북어국 1대접(북어 15g, 참기름 1작은술) 무생채 1작은접시 얼갈이김치 1작은접시 저지방 우유 1/2잔
간식	포도 1/2송이	오렌지(중) 1개	수박(대) 1/2쪽, 토마토 1개
점심	보리밥 1/3공기 동태찌개 1/2대접(쑥갓, 무) 가지 나물 1접시(참기름 1작은술) 시금치 나물 1작은접시(참기름 1작은술)	팥밥 1/3공기 북어국 1/3대접(북어 20g, 참기름 1작은술) 달걀말이(달걀 1개, 파, 당근, 식용유 1작은술) 미나리 무침 1작은접시	잡곡밥 1/3공기 콩나물국 1대접 갈치구이 1토막 오이 생채(도라지, 오이 20g, 참기름 1/2작은술) 배추김치 1/2작은접시
간식	저지방 우유 1/2잔, 토마토 1개	견과류(호두, 땅콩, 아몬드 1/2작은접시), 토마토 1개	저지방 우유 1잔
저녁	현미밥 1/3공기 된장국 1/3대접(호박, 양파, 당근, 우렁) 달걀 프라이(식용유 1작은술) 브로콜리 삶은 것 30g(초고추장) 배추김치 1작은접시	보리밥 1/3공기 돼지안심 불고기 1작은접시(돼지고기 35g, 양파, 당근, 느타리버섯, 식용유 1작은술) 오이냉국 1/2대접 깍두기 1작은접시	잡곡밥 1/3공기 순두부찌개 1/2대접(순두부 1/2컵, 오징어 35g, 꽃게20g, 호박, 양파, 파) 상추 겉절이(상추, 쑥갓, 참기름 1/2작은술)

12주 프로젝트 식단 : 목 · 금 · 토 · 일

1,400~ 1,600kcal	목	금	토	일
아침	잡곡밥 1/2공기 된장국 1/2대접(꽃게, 양파, 호박, 파) 조기 구이(소) 1마리 삶은 두부 1/4모(간장 소스) 부추전 작은접시(올리브유 1작은술) 오이 소박이 1작은접시(오이, 부추)	현미밥 1/2공기 소고기 미역국 1/2대접(참기름 1큰술, 소고기50g) 스크램블드에그(달걀 1개, 올리브유 1큰술, 파 다진 것) 무생채 1작은접시 저지방 우유 1/2잔	현미밥 1/2공기 참치김치국 1/2대접(참치 1/4캔, 김치 조금) 연어 구이 1/2조각 도라지 나물무침 1작은접시 얼갈이김치 1작은접시	자유식사 – 소식
간식	천도복숭아 1개	자두(대) 1개, 방울토마토 5개	복숭아(중) 1개, 토마토 1개	
점심	보리밥 1/3공기 대구국 1/2대접(쑥갓, 무) 멸치 조림 5개 콩나물 무침 1작은접시(참기름 1작은술) 총각김치 작은접시 아몬드 5개	현미밥 1/3공기 들깨버섯국 1/3대접(새송이버섯 20g) 달걀찜 1/2컵(달걀 1개, 파, 당근) 참나물 1작은접시	잡곡밥 1/3공기 콩나물국 1대접 갈치 구이 1토막 취나물(참기름 1/2작은술) 나박김치 1/2작은접시 땅콩 10개	자유식사 – 소식
간식	저지방 우유 1잔	호두 1/2작은접시	저지방 우유 1잔	
저녁	현미밥 1/3공기 아욱국 1/2대접 버석볶음(표고버섯 20g, 식용유 1작은술) 풋고추 30g(초고추장) 배추김치 1작은접시	보리밥 1/3공기 소고기불고기(소고기 35g, 당근, 양파, 파) 멸치조림 5개 땅콩 5개 시금치 나물 35g 배추김치 1작은접시	잡곡밥 1/3공기 닭가슴살 샐러드(닭가슴살 1/2조각, 양상추, 파프리카, 올리브유, 발사믹식초)	자유식사 – 소식

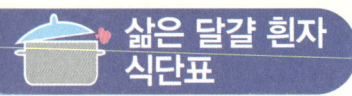
삶은 달걀 흰자 식단표

달걀 흰자 식단으로 한 달에 5kg 이상 다이어트할 수 있는 식단

	아침	점심	저녁
월	삶은 달걀 흰자 3개 식빵 1개 과일 샐러드 블랙커피	삶은 달걀 흰자 3개 식빵 1개 샐러드	삶은 달걀 흰자 3개 샐러드 (오이, 셀러리, 양상추, 레몬즙)
화	삶은 달걀 흰자 3개 과일 1개 블랙커피	삶은 달걀 흰자 2개 식빵 1개 샐러드 견과류	소고기 스테이크 샐러드 나물
수	삶은 달걀 흰자 3개 과일 1개 블랙 커피	삶은 달걀 흰자 3개 샐러드 토마토 1개 해조류	삶은 달걀 흰자 3개 나물
목	삶은 달걀 흰자 3개 과일 1개 블랙 커피	삶은 달걀 흰자 3개 샐러드 토마토 1개	삶은 달걀 흰자 3개 샐러드 나물
금	삶은 달걀 흰자 3개 토스트 1장 오이 1개 과일 1개	삶은 달걀 흰자 3개 샐러드 토마토 1개 해조류	구운 연어 샐러드 채소 샐러드
토	삶은 달걀 흰자 3개 샐러드 과일 1개	삶은 달걀 흰자 3개 샐러드 과일 견과류	소고기 스테이크 샐러드 토마토 1개
일	삶은 달걀 흰자 3개 샐러드 과일 1개	삶은 달걀 흰자 3개 샐러드 토마토 1개 견과류	소고기 스테이크 샐러드 나물

* 하루 물 2L 이상
* 달걀 노른자 하루에 1개

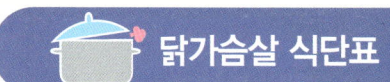

닭가슴살 식단으로 한 달에 3~5kg 이상 다이어트할 수 있는 식단

	아침	아침 간식	점심	점심 간식	저녁
월	닭가슴살 100g 고구마 1개, 우유 1잔 복합비타민	방울토마토 200g 과일 주스	닭가슴살 100g 브로콜리, 고구마 1개	저지방 우유 1잔	닭가슴살 100g 샐러드, 고구마 1개 오메가3
화	호밀빵 1개 고구마 1개, 사과 1개 복합비타민	찐 단호박 300g 과일 주스	닭가슴살 100g 샐러드, 고구마 2개 바나나 1개	견과류 1/2주먹	닭가슴살 100g 샐러드, 오메가3
수	닭가슴살 100g 우유 1잔 복합비타민	두유 1잔 과일 주스	현미밥, 된장국 나물, 김치	저지방 우유 1잔	닭가슴살 100g 샐러드, 바나나 1개 오메가3
목	닭가슴살 100g 우유 1잔, 사과 1개 복합비타민	찐 단호박 300g 과일 주스	닭가슴살 100g 샐러드, 고구마 1개	토마토 1개	닭가슴살 100g 방울토마토, 오메가3
금	잡곡밥, 북어국 삶은 달걀 흰자 3개 김치, 복합비타민	두유 1잔 과일 주스	닭가슴살 100g 샐러드, 바나나 1개	오이 1개	닭가슴살 100g 샐러드, 고구마 1개 오메가3
토	닭가슴살 100g 브로콜리 복합비타민	방울토마토 200g 과일 주스	현미밥, 콩나물국 나물, 김치	견과류 1/2주먹	닭가슴살 100g 샐러드, 오메가3
일	닭가슴살 100g 브로콜리, 사과 1개 복합비타민	저지방 우유 1잔 과일 주스	닭가슴살 100g 샐러드, 고구마 1개	토마토 1개	닭가슴살 100g 샐러드, 오메가3

* 1일 평균 섭취 칼로리 1,500kcal
* 영양소 비율 탄수화물 60%, 단백질 30%, 지방 10%

최강 동안 조영선의
베이근 트레이닝

1판 1쇄 2013년 9월 1일
    5쇄 2014년 6월 10일

지 은 이 조영선

발 행 인 주정관
발 행 처 북스토리(주)
주   소 경기도 부천시 원미구 상3동 529-2 한국만화영상진흥원 311호
대표전화 032-325-5281
팩시밀리 032-323-5283
출판등록 1999년 8월 18일 (제22-1610호)
홈페이지 www.ebookstory.co.kr
이 메 일 bookstory@naver.com

ISBN 979-11-5564-002-9 13510

※잘못된 책은 바꾸어드립니다.

이 도서의 국립중앙도서관 출판시도서목록(CIP)은 서지정보유통지원시스템 홈페이지(http://seoji.nl.go.kr)와
국가자료공동목록시스템(http://www.nl.go.kr/kolisnet)에서 이용하실 수 있습니다.
(CIP제어번호: CIP2013013326)